Motivierende Gesprächsführung in den Heilberufen

Core-Skills für Helfer

Motivierende Gesprächsführung in den Heilberufen

Core-Skills für Helfer

Stephen Rollnick
William R. Miller
Christopher C. Butler

Aus dem Amerikanischen von
Theo Kierdorf und Hildegard Höhr

G. P. PROBST VERLAG
Lichtenau/Westfalen

Dieses Buch dient der akkuraten und zuverlässigen Information über das beschriebene Thema. Es wird mit dem ausdrücklichen Hinweis zum Verkauf angeboten, daß der Verlag keine psychologischen, finanziellen, juristischen und anderweitigen Dienstleistungen anbietet. Falls Sie konkreten Rat oder eine allgemeine Beratung benötigen, wenden Sie sich bitte an entsprechende Experten.

Für die Inhalte der im Buch angegebenen externen Webseiten übernehmen wir trotz sorgfältiger inhaltlicher Prüfung keinerlei Haftung. Für die Inhalte dieser Seiten sind ausschließlich deren Betreiber verantwortlich.

3. Aufl. 2026

Zuerst erschienen in den USA bei: The Guilford Press, New York, NY/USA
Titel der amerikanischen Originalausgabe: *Motivational Interviewing in Health Care. Helping Patients Change Behavior*
Übersetzung aus dem Amerikanischen: Theo Kierdorf & Hildegard Höhr
Umschlaggestaltung: Mareile Gropengießer (Paderborn)
Frontcoverfoto: © WavebreakMediaMicro – stock.adobe.com
Druck & Bindung: Generál Nyomda Kft., Szeged/Ungarn

ISBN 978–3–9813389–7–3

Bibliographische Information der Deutschen Nationalbibliothek
Die Deutsche Nationalbibliothek verzeichnet diese Publikation in der Deutschen Nationalbibliografie; detaillierte bibliografische Daten sind im Internet über *http://dnb.d-nb.de* abrufbar.

Inhalt

Für meinen lieben Vater Julian.
Danke für so viele Dinge, darunter auch deine einleuchtenden Ratschläge während der Entstehung dieses Buches.

STEPHEN ROLLNICK

Für meinen Sohn Jayson.
Möge auch ich für dich immer jene Art liebevoller und geleitender Präsenz sein, mit der mich meine eigenen Eltern gesegnet haben.

WILLIAM R. MILLER

Für Judith und unsere Kinder Caitlin, Eva und Charles,
die mir so sehr halfen, einen Weg zu finden.

CHRISTOPHER C. BUTLER

Vorwort

Dieses Buch wendet sich an alle, die im Gesundheitswesen tätig sind und im Rahmen ihrer Arbeit mit Patienten über Verhaltensänderungen reden. Das betrifft viele Berufe im Gesundheitsbereich, unter anderem Pflegepersonal, Ärzte, Ernährungsberater, Psychotherapeuten, psychologische Berater, Gesundheitserzieher, Zahnärzte, Dentalhygieniker, Sozialarbeiter, Physiotherapeuten, Beschäftigungstherapeuten, Fußpfleger und gelegentlich sogar diejenigen, die in einer Praxis Telefonanrufe annehmen.* Auch die Liste der Verhaltensweisen, die bei Patienten manchmal verändert werden müssen, ist lang. Veränderungen betreffen unter anderem Rauchen, Ernährung, Körpertraining, Medikation, Alkoholkonsum, Flüssigkeitsaufnahme, das Erlernen neuer Vorgehensweisen, die Nutzung neuer Hilfsgeräte, die Bereitschaft, Dienstleistungen anzunehmen, und vieles mehr.

Auf die Möglichkeiten, die sich durch die Motivierende Gesprächsführung im Gesundheitsbereich ergeben, wurden wir durch Menschen, die in helfenden Berufen arbeiten, überhaupt erst aufmerksam gemacht. Sie treffen täglich mit Patienten zusammen, deren Gesundheitszustand erheblich besser werden könnte, wenn sie zur Veränderung bestimmter Verhaltensweisen bereit wären. Obwohl ihre Patienten sie gewöhnlich gar nicht um entsprechende Hilfe bitten, bemühen sich diese Helfer nach Kräften, die Patienten zu ermutigen, zu überzeugen, zu überreden, zu beraten oder ihnen bestimmte Verhaltensänderungen zu empfehlen. Nur selten sind sie für solche Aufgaben ausgebildet oder auch nur darauf vorbereitet worden, Patienten zu helfen, ihr Verhalten im Interesse ihrer Gesundheit zu verändern. Oft haben sie für eine entsprechende Einflußnahme nur wenige Minuten Zeit, da sie noch viele andere Aufgaben erledigen und Pflichten erfüllen müssen. Wir haben uns die Klagen solcher Helfer über ihre Probleme, ihre Frustration und die situationsbedingten Einschränkungen ihrer Handlungsmöglichkeiten genau angehört:

»Ich sage ihnen immer und immer wieder, was sie tun sollen, aber sie tun es einfach nicht.«

»Meine Aufgabe ist es, ihnen die Fakten zu erklären, und mehr kann ich auch nicht tun.«

---

* In der vorliegenden Übersetzung werden die Angehörigen all dieser Berufe, wenn sie summarisch erwähnt werden, häufig als »Helfer« bezeichnet. Anm. d. Übers.

»Diese Menschen haben in ihrem Leben große Schwierigkeiten, und ich kann nur zu gut verstehen, weshalb sie rauchen.«

»Ich bin kein psychologischer Berater; ich diagnostiziere gesundheitliche Probleme und versuche, das Bestmögliche aus der Situation eines Patienten zu machen.«

»Einige meiner Patienten leugnen völlig, wie es um sie steht.«

Wir stellten fest, daß Leidenschaft (und Mitgefühl) für diese Helfer eine große Rolle spielten, wenn sie mit den Schwierigkeiten ihrer Patienten und der Frage, wie sie mit diesen Problemen am besten umgehen sollten, fertig zu werden versuchten.

Als wir unser erstes Buch über Motivierende Gesprächsführung schrieben, glaubten wir, psychologische Berater würden unsere wichtigsten Leser sein, und wir konzentrierten uns in unserer Darstellung auf Patienten mit Alkohol- und Drogenproblemen. Diese Menschen hatten, wie wir wußten, ganz generell große Schwierigkeiten mit Verhaltensänderungen, und ihr Leben war oft ein riesiges Chaos. Doch beobachteten wir bei ihnen trotz der offensichtlich verheerenden Konsequenzen ihres Alkohol- oder Drogenkonsums eine erstaunliche Ambivalenz. Da wir ziemlich schnell merkten, daß sachliche Aufklärung, argumentative Auseinandersetzung und Warnungen bei so ambivalenten Patienten nicht viel brachten, entwickelten wir im Laufe der Zeit eine sanftere Methode, der wir schließlich den Namen *Motivational Interviewing* (»Motivierende Gesprächsführung« – MI) gaben. Wir setzten uns zum Ziel, diese Menschen dazu zu bringen, über ihre ambivalente Haltung zu einer Verhaltensänderung zu reden und diese Ambivalenz mit Hilfe ihrer eigenen Motivation, ihrer Energie und ihres Engagements aufzulösen.

Kurz nach der Veröffentlichung der ersten Auflage des Buches *Motivational Interviewing* (Miller & Rollnick 1991) wurde uns ebenso wie anderen klar, daß diese neue Methode auch außerhalb der Arbeit mit Alkohol- und Drogensüchtigen nützlich sein könnte. Ambivalenz im Hinblick auf eine Veränderung ist nicht nur für Suchtprobleme charakteristisch, sondern im Grunde »typisch menschlich«. Heute bemüht man sich in der Gesundheitspflege darum, Patienten zu helfen, mit langfristigen Gesundheitsproblemen besser fertig zu werden, und die Resultate solcher Bemühungen lassen sich durch Veränderung von Lebensgewohnheiten erheblich beeinflussen. Aber Patienten widersetzen sich oft gut gemeinten Bemühungen, sie von der Notwendigkeit einer Veränderung zu überzeugen. Zwar sind die Möglichkeiten eines Helfers, etwas zu verändern, bestimmten Einschränkungen unterworfen, doch steht dem andererseits ein großes Potential gegenüber, Veränderungen herbeizuführen. Natürlich sollte man die Veränderungsmotivation besser aus dem Patienten selbst hervorlocken, als sie ihm aufzuzwingen. Verständnisvolle, von Respekt geprägte Gespräche über Verhaltensänderungen haben in vielen Bereichen der Gesundheitspflege ihren Platz.

In den Jahren nach der Veröffentlichung der ersten Fassung unseres Buches erschienen immer neue Publikationen über die Nutzung der Motivierenden Gesprächsführung für die verschiedensten Zwecke: vom Umgang mit Bluthochdruck über Diabetes, Fettleibigkeit, Herzkrankheiten und Medikamentenadhärenz bis hin zu verschiedenen psychischen Problemen und psychiatrischen Störungen. Mittlerweile wurden mehr als 160 randomisierte klinische Untersuchungen zur Motivierenden Gesprächsführung veröffentlicht, und die Zahl entsprechender Publikationen verdoppelt sich alle drei Jahre (siehe *www.motivationalinterview.net*).

Wir haben mittlerweile Angehörige sehr vieler verschiedener Berufsgruppen mit der Motivierenden Gesprächsführung vertraut gemacht. Sie wurde von Hausärzten, in der kardialen und kognitiven Rehabilitation, in der Nephrologie, in der Diabetikerbetreuung, in der Physiotherapie, im Fitness-Coaching, in der Zahnpflege, in der psychologischen Beratung, in der Logopädie und in der allgemeinen gesundheitlichen Beratung eingesetzt. Die besondere Schwierigkeit bestand für uns darin herauszufinden, wie Menschen, die im Gesundheitswesen tätig sind, in ihrem meist sehr turbulenten klinischen Alltag Elemente der Motivierenden Gesprächsführung nutzen können.

Ein erster Schritt in diese Richtung war ein Buch mit dem Titel *Health Behavior Change* (Rollnick, Mason & Butler 1999). Doch aus Sorge, wir könnten die Motivierende Gesprächsführung bis zur Unkenntlichkeit entstellen, vermieden wir es darin, auch nur ihren Namen zu erwähnen. Das Buch beschrieb nur einige nützliche praktische Handlungsmöglichkeiten, die größtenteils im Gesundheitsbereich entwickelt worden waren und die dem Spirit der Motivierenden Gesprächsführung entsprachen – indem sie den Patienten durch Aufbau von Rapport halfen, ihre ambivalente Haltung zu Veränderungen zu erforschen und aufzulösen.

Forscherteams verfolgten ähnliche Ziele, indem sie vielfältige Adaptationen des Motivational Interviewing für die unterschiedlichsten Settings und Problembereiche entwickelten und testeten. Als die zweite, überarbeitete Ausgabe des Buches *Motivational Interviewing* (Miller & Rollnick 2002) erschien, existierten bereits Varianten mit Namen wie »Kurzverhandlung«, »Verhaltensveränderungsberatung«, »Verhaltens-Check-up« und »kurze motivierende Gesprächsführung«. All diesen Bemühungen lag die gleiche Idee zugrunde: Man wollte die Eigenmotivation des Patienten, sich zu verändern, wecken.

Das vorliegende Buch ist ein erneuter Versuch, das Wesen der Motivierenden Gesprächsführung in den Alltag von Gesundheitsdienstleistern zu integrieren. Nur wenige, die in diesem Bereich arbeiten, haben die Zeit, das Bedürfnis oder auch nur den Wunsch, eine umfassende Ausbildung zum psychologischen Berater zu durchlaufen. Deshalb werden wir von der Essenz der Motivierenden Gesprächsführung nur soviel darstellen, daß das Resultat leicht zu verstehen und zu erlernen, nützlich und im Gesundheitswesen anwendbar ist.

Wir haben versucht, die MI-Methode in ihren Grundzügen zu erfassen, ohne fremdartig klingenden Psychojargon zu benutzen. Wir kommen immer wieder auf den Begriff des *Geleitens* zurück, weil wir der Auffassung sind, daß Menschen den Verhaltensstil des Geleitens tagtäglich nutzen, um anderen zu helfen, insbesondere wenn sie bei der Veränderung eines Verhaltens oder beim Erlernen neuer Fertigkeiten Unterstützung benötigen. Wir vergleichen diesen Verhaltensstil mit zwei anderen, die Menschen ebenfalls oft im Alltag benutzen: Lenken und Folgen. Das Lenken hat im Gesundheitswesen heute eine so beherrschende Position wie in den 1970er und 1980er Jahren in der Suchtbehandlung und ist mit den gleichen vorhersehbaren Problemen und Unzulänglichkeiten verbunden. Die Kunst des Geleitens kann sich in der Hektik der modernen Gesundheitsinstitutionen nur zu oft nicht entfalten. Einige finden, heute sei für eine so diffizile Arbeit einfach nicht mehr die Zeit vorhanden. Wir hingegen meinen, daß gerade in einer Situation, in der die Zeit knapp ist, eine Verhaltensänderung aber dringend geboten, der Kommunikationsstil des Geleitens sowohl für die Patienten als auch für die Helfer selbst wesentliche Vorteile hat.

Aus dieser simplen Grundlage ergeben sich zahlreiche Konsequenzen für Ausbildung und Praxis. *Die Motivierende Gesprächsführung insgesamt ist eine verfeinerte Form des altbekannten Kommunikationsprozesses des Geleitens.* Ein Helfer ist dann geübt in dieser Kunst, wenn er in Reaktion auf die Bedürfnisse seiner Patienten flexibel zwischen den Kommunikationsstilen des Lenkens, Geleitens und Folgens wechseln kann. Mit anderen Worten: MI ersetzt die Ihnen bereits vertrauten Kommunikationsstile nicht, sondern ergänzt sie.

An der Verfeinerung der MI-Praxis können Sie Ihr ganzes Leben lang arbeiten, weil Sie von Ihren Patienten ständig Neues darüber lernen. Sobald Sie wissen, worauf Sie beim Zuhören achten müssen, führt jedes Gespräch mit einem Patienten Sie zu neuen Erkenntnissen, und Sie erhalten dadurch immer neues Feedback über Ihr eigenes Tun. Nach der Lektüre dieses Buches sind Sie noch lange kein Experte in der Anwendung des MI-Kommunikationsstils des Geleitens. Allerdings wissen Sie dann – sofern wir als Autoren gute Arbeit geleistet haben –, wie Sie von Ihren eigenen Patienten lernen können.

In Teil I des Buches vermitteln wir Ihnen zunächst einen Überblick über die Motivierende Gesprächsführung, über deren wissenschaftliche Grundlagen und über ihre Aufgabe im Kontext des Gesundheitswesens. Anschließend beschreiben wir die drei Kommunikationsstile Lenken, Geleiten und Folgen sowie drei für MI zentrale Fertigkeiten, die Core-Skills *Fragen*, *Informieren* und *Zuhören*. In Teil II erläutern wir, wie Sie diese Fertigkeiten verfeinern und im Dienste des MI-Kommunikationsstils des Geleitens nutzen können. In Teil III schließlich stellen wir einige praktische Beispiele vor und geben Tips zur Verbesserung Ihrer Fertigkeiten in der praktischen Anwendung der Motivierenden Gesprächsführung. Das letzte Kapitel lenkt den Blick über die Einzelberatung hinaus darauf, wie man auch über die formale Gestaltung der Dienstleistungssituation Veränderungen des Gesundheitsverhaltens fördern kann.

Stephen Rollnick, PhD
William R. Miller, PhD
Christopher C. Butler, MD

Literatur

Miller, W. R., & Rollnick, S. (1991). *Motivational interviewing: Preparing people to change addictive behavior*. New York: Guilford Press.

Miller, W. R., & Rollnick, S. (2002). *Motivational interviewing (2nd ed.): Preparing people for change*. New York: Guilford Press; dt. Ausg. (2004): *Motivierende Gesprächsführung*. Freiburg i. Br.: Lambertus.

Rollnick, S., Mason, P., & Butler, C. (1999). *Health behavior change: A guide for practitioners*. Edinburgh, UK: Churchill Livingstone.

Danksagung

Wir bedanken uns von Herzen für die Beiträge der vielen MI-Anwender, die wir in unseren Ausbildungen kennengelernt und die uns geholfen haben, in unserem Denken und Verstehen zu mehr Klarheit zu gelangen.

Die Inspirationen und Vorschläge unserer Kollegen aus dem *Motivational Interviewing Network of Trainers* (MINT) (*www.motivationalinterviewing.org*) waren uns eine wichtige und verläßlich Stütze. Es ist typisch für die Mitglieder dieser Gruppe, daß sie uns mit Ideen überhäuften, wenn wir ihnen auf unseren Konferenzen und über unsere Mailingliste Fragen stellten. Jeff Allison und Gary Rose halfen uns im Rahmen von Ausbildungsveranstaltungen und Diskussionen, Inhalte und Grenzen der drei Kommunikationsstile zu klären. Feedback und Vorschläge von Tom Barth und Pip Mason waren sehr aufschlußreich für die in Kapitel 10 beschriebenen Bestrebungen, Verhaltensänderungen zu ermöglichen. Bob Mash und seine Kollegen aus der südafrikanischen Trainergruppe MISA (*Motivational Interviewing in South Africa*) trugen Geschichten, Fallvignetten und Vorschläge bei, die wir zur Konstruktion von Fallberichten und Schilderungen über Konsultationen und Hilfsdienste im Bereich der HIV/Aids-Behandlung nutzten. Kollegen von PATA (*Pediatric Aids Treatment in Africa*) und unter ihnen insbesondere Dr. Paul Roux schilderten uns zahllose Beispiele für den Triumph von Hoffnung, Selbstverpflichtung und Kreativität trotz widriger Umstände. Ralf Demmel stellte uns Aufsätze über *parental scaffolding* zur Verfügung; Michael Robling schenkte uns seine Zeit und Erfahrung, um mit uns über die Betreuung von Diabetikern zu sprechen; und Claire Lane, Linda Speck und Adrienne Cook gaben uns Feedback über kardiale Rehabilitation und schilderten in sehr einleuchtenden Berichten ihre Bemühungen, die Kultur der Gesundheitsdienstleistungen zu verändern. Peter Prescott und Carolina Yahne schrieben uns mehrmals, um uns Prinzipien und Praxis des Übermittelns von Hoffnung zu erläutern. Gespräche mit Valerie Dougall aus der Welt der Software-Entwickler halfen uns sehr, darüber nachzudenken, wie man Lernenden Ideen vermitteln kann. Außerdem danken wir Carrie McCorkindale, Barbara B. Walker, Anne E. Kazak und Sheila K. Stevens für ihre Hilfe bei der Durchsicht einer früheren Fassung des Manuskripts.

Unsere Familien haben uns in verschiedenster Hinsicht geholfen. Wir danken unseren Partnerinnen Sheila, Kathy und Judith dafür, daß sie unsere Bemühungen, dieses Buch fertigzustellen, so sehr unterstützt haben. Und Jacob Rollnick danken wir dafür, daß er deutlich hervorgehoben hat, welche Rolle starke Emotionen bei der Motivierenden Gesprächsführung spielen, wenn man anderen (wir wollen keine Namen nennen) zu Hause hilft, sich zu verändern. Julian Rollnick hat jedes Wort von uns hinterfragt und uns Ratschläge und Ermutigungen von unschätzbarem Wert zukommen lassen. Zu guter Letzt danken wir den Herausgebern des Verlages *Guilford Press*, Jim Nageotte und Barbara Watkins, für ihre sachkundige Hilfe bei der Entwicklung von Struktur und Inhalt des vorliegenden Buches.

TEIL I | Verhaltensänderung und Motivierende Gesprächsführung

1 Motivierende Gesprächsführung: Prinzipien und Evidenz

Im 20. Jahrhundert hat die Heilung akuter Krankheiten erstaunliche Fortschritte erzielt. Erfolge bei der Behandlung von Infektionskrankheiten und daß es gelang, diese weitgehend unter Kontrolle zu bringen, führten zu einem deutlichen Anstieg der Lebenserwartung. Traumatische Verletzungen, die früher tödlich waren oder zu Dauerschädigungen führten, sind heute behandelbar. Einige Formen von Organversagen kann man nun mittels Dialyse, Organtransplantation und Bypass-Chirurgie bekämpfen. Angesichts der enormen Verbesserungen der medizinischen Versorgung müßten die Menschen in den entwickelten Ländern eigentlich gesünder sein als je zuvor.

Trotzdem werden die jungen Erwachsenen unserer Zeit wohl die erste Generation sein, die weniger gesund als ihre Eltern ist. Atemwegserkrankungen und Krebs, Diabetes und Fettleibigkeit, Herz- und Leberleiden und einige psychische Probleme wie Depression sind eng mit Gesundheitsverhalten und Lebensgewohnheiten verbunden. Die meisten Krankheiten, derentwegen Menschen heute die Dienste von Ärzten, Zahnärzten, Physiotherapeuten aller Art und Krankenpflegern in Anspruch nehmen, ließen sich durch Veränderungen des Gesundheitsverhaltens weitgehend vermeiden oder heilen.

In den Entwicklungsländern und in den weniger gepflegten Vierteln großer Städte auf der ganzen Welt, kämpfen Menschen unter äußerst schwierigen Lebensumständen mit massiven Gefahren für ihre Gesundheit. Sie verhalten sich nicht besonders gesundheitsbewußt und haben oft das Gefühl, ihre Lebenssituation nicht positiv beeinflussen zu können. Aber auch in solchen Situationen sind Verhaltensänderungen ein wichtiger Bestandteil sachgerechten Umgangs mit Gesundheitsrisiken, ob mit Rauchen, exzessivem Alkoholkonsum oder schlechter Ernährung, ob es um die Vermeidung von Schädigungen infolge von Wasserverunreinigungen oder um falsche Ernährung von Kindern oder um die Verhinderung von Infektionskrankheiten geht.

Im 21. Jahrhundert geht es in der Gesundheitspflege zunehmend darum, langfristig auf Beschwerden einzuwirken, und somit geht es um Verhaltensänderungen – also um das, was Menschen selbst tun können, um ihren Gesundheitszustand zu verbessern. Deshalb ist es kaum möglich, sich Situationen im Gesundheitswesen, berufliche Positionen im Gesundheitsbereich, klinische Diagnosen oder einfach gesundheitliche Probleme vorzustellen, bei denen Verhaltensänderungen der Patienten keine wichtige Rolle für Prävention, Behandlung und Gesunderhaltung spielen. Trotzdem scheinen die meisten Menschen, die wegen gesundheitlicher Probleme Hilfe suchen, nach wie vor in erster Linie auf den Erfolg einer medizinischen Behandlung zu hoffen. Sie erwarten, daß ein Arzt oder ein anderer Helfer ihnen eine Reihe von Fragen stellt und ihnen dann eine Behandlung verschreibt, die ihre Gesundheit wiederherstellt oder zumindest ihre Symptome lindert. Dies bedeutet, daß die Betreffenden, so schlecht sie sich auch selbst behandeln mögen, die Verantwortung für ihre Heilung ihrem Arzt, anderen Helfern oder gleich dem ganzen Gesundheitssystem überlassen.

Im 21. Jahrhundert geht es in der Gesundheitspflege zunehmend darum, langfristig auf Beschwerden einzuwirken, und somit geht es um Verhaltensänderungen – also um das, was Menschen selbst tun können, um ihren Gesundheitszustand zu verbessern.

Falls Sie Arzt, Pfleger, Physiotherapeut, Sozialarbeiter im Gesundheitsdienst, Zahnarzt, Zahnpfleger, Ernährungsberater, Podologe, psychotherapeutischer Berater, Gesundheitspsychologe oder Hilfsdienstleister im Gesundheitswesen in einer anderen Position sind, führen Sie im Laufe eines typischen Arbeitstages wahrscheinlich viele Gespräche über Verhaltensänderungen. Leider ist vielen, die sich in dieser Situation befinden, absolut nicht klar, wie sie mit dieser Herausforderung umgehen sollen. Sollen sie:

- den Patienten oder Klienten erklären, was diese in ihrem Leben im Interesse ihrer Gesundheit verändern könnten?
- den Patienten Ratschläge geben und sie davon überzeugen, daß sie ihr Verhalten verändern müssen?
- sie davor warnen, was ihnen bevorsteht, wenn sie ihre Lebensgewohnheiten nicht verändern?
- sich die Zeit nehmen, um ihren Patienten oder Klienten zu erklären, *wie* diese ihr Verhalten ändern könnten?
- sie an einen Spezialisten überweisen?

Das vorliegende Buch will Ihnen helfen, mit Ihren Patienten produktiv über Verhaltensänderungen zu sprechen. Konkret werden wir eine sanfte Form der Beratung beschreiben, die unter der Bezeichnung *Motivierende Gesprächsführung* (*Motivational Interviewing* – MI) bekannt geworden ist und die sich als nützlich für die Veränderung zahlreicher gesundheitsrelevanter Verhaltensweisen erwiesen hat.

Die *Motivational Interviewing* (MI) genannte klinische Methode, die erstmals im Jahre 1983 beschrieben wurde, wurde anfangs hauptsächlich als Kurzintervention bei Alkoholmißbrauch genutzt, denn bei diesem Problem verhindert die (mangelnde) Motivation des Patienten oft jede Veränderung. In den 1990er Jahren fing man an, MI auch im Rahmen der Behandlung anderer gesundheitlicher Probleme zu testen, insbesondere chronischer Krankheiten, bei denen Verhaltensänderungen entscheidend sind und die Patienten sehr oft eine völlig unzureichende Motivation haben. Positive Resultate wurden im Rahmen dieser Tests bei der Behandlung von Herz-Kreislauf-Erkrankungen, Diabetes, Ernährungsproblemen, Bluthochdruck, Psychosen, Spielsucht, HIV-Infektionen sowie bei der HIV-Prävention erzielt. Klinische Untersuchungen über MI wurden im Hinblick auf viele verschiedene Probleme durchgeführt, bei denen es um Verhaltensänderungen geht.

Die MI-Wirkung basiert auf der Aktivierung der Veränderungsmotivation und der Behandlungsadhärenz des Patienten. In mehreren klinischen Studien wurde festgestellt, daß Patienten, die eine MI-Behandlung (im Gegensatz zu einer Standardbehandlung) erhielten, die begonnene Behandlung eher durchhalten und abschließen, außerdem später an Follow-up-Untersuchungen teilnehmen, sich einem kontinuierlichen Glukosemonitoring unterziehen, ihren Blutzuckerspiegel regelmäßig kontrollieren lassen, ihr Körpertraining verbessern, mehr Obst und Gemüse essen, sich um Streßreduzierung bemühen, ihren Salzkonsum einschränken, ein Essenstagebuch führen, ungeschützten Sex und Needle-Sharing vermeiden, ihre Medikationsadhärenz verbessern, weniger Alkohol konsumieren, den Konsum illegaler Drogen einschränken, das Rauchen aufhören, sich weniger oft verletzen und sich seltener in stationäre Behandlung begeben müssen. Natürlich ist MI kein Allheilmittel; nicht alle wissenschaftlichen Untersuchungen über MI gelangten zu positiven Resultaten, und die Wirkung der Methode ist auch durchaus unterschiedlich stark. Leser, die sich für entsprechende Untersuchungen interessieren, finden eine Liste der vorliegenden Ergebnisstudien am Schluß dieses Buches sowie unter *www.motivationalinterview.org*.

Die MI-Wirkung basiert auf der Aktivierung der Veränderungsmotivation und der Behandlungsadhärenz des Patienten.

Das Märchen vom unmotivierten Patienten

Gespräche über Verhaltensänderung ergeben sich im Laufe einer Konsultation, wann immer Sie selbst oder Ihre Patienten darüber nachdenken, im Interesse der Gesundheit etwas anders zu machen als bisher. Dieses »machen« kann in der regelmäßigen Einnahme eines bestimmten Medikaments bestehen, in einer Veränderung der Ernährung, im Entschluß, eine Gehhilfe zu benutzen, im Pflegen der Zähne mit Zahnseide, im regelmäßigen Körpertraining und in vielen anderen konkreten Aktivitäten. Es kann auch darum gehen, bestimmte gesundheitsschädigende Verhaltensweisen zu reduzieren oder völlig aufzugeben, beispielsweise das Rauchen, starken Alkoholkonsum, Drogenmißbrauch, übermäßiges Arbeiten oder ungesunde Ernährungsgewohnheiten. Bezieht man sämtliche Bereiche der Gesundheitspflege ein, wird die Zahl der potentiell nützlichen Verhaltensänderungen noch wesentlich größer und schließt dann auch Dinge wie spezielles Schuhwerk (z. B. für Diabetiker), ausreichende Flüssigkeitsaufnahme (bei Nierenerkrankungen), das Benutzen von Kondomen, regelmäßige Arztbesuche, die Benutzung eines Hörgeräts und dergleichen mehr ein. Im Rahmen unserer Zielsetzung in diesem Buch halten wir eine genaue Definition von Gesundheitsverhalten für nicht erforderlich.

Gespräche über Verhaltensänderung ergeben sich im Laufe einer Konsultation, wann immer Sie selbst oder Ihre Patienten darüber nachdenken, im Interesse der Gesundheit etwas anders zu machen als bisher.

Wenn ein Patient so wirkt, als sei er nicht motiviert, sich zu verändern oder den sachkundigen Rat eines Arztes oder Gesundheitsberaters anzunehmen, wird häufig angenommen, mit ihm sei etwas nicht in Ordnung, und deshalb könne man nicht viel an der Situation ändern. Diese Annahme ist jedoch meist falsch. Kein Mensch ist völlig unmotiviert.

Wenn ein Patient so wirkt, als sei er nicht motiviert, sich zu verändern oder den sachkundigen Rat eines Arztes oder Gesundheitsberaters anzunehmen, wird häufig angenommen, mit ihm sei etwas nicht in Ordnung, und deshalb könne man nicht viel an der Situation ändern. Diese Annahme ist jedoch meist falsch. Das vorliegende Buch setzt bei der Tatsache an, daß die Veränderungsmotivation im Grunde recht formbar ist und sich besonders gut im Rahmen von Beziehungen formen läßt.

Wie Sie mit Patienten über deren Gesundheit reden, kann die persönliche Motivation der Betreffenden zu einer Verhaltensänderung stark beeinflussen.

Wie Sie mit Patienten über deren Gesundheit reden, kann die persönliche Motivation der Betreffenden zu einer Verhaltensänderung stark beeinflussen. Kein Mensch ist völlig unmotiviert. Wir alle haben Ziele und Absichten. Sie können diese Tatsache nutzen, um den Gesundheitszustand Ihres Patienten langfristig positiv zu beeinflussen. Doch wie soll man vorgehen, wenn Patienten ihr Verhalten und ihre Lebensweise dringend verändern müssen?

Der MI-»Spirit«

MI ist keine Technik, die zum Ziel hat, Menschen so zu überrumpeln, daß sie etwas tun, das sie eigentlich nicht tun wollten. Vielmehr handelt es sich um eine nützliche Möglichkeit, die Eigenmotivation von Menschen zu wecken, im Interesse ihrer Gesundheit ihr Verhalten zu verändern. Dabei geht es mehr darum, jemanden zu geleiten, als darum, ihn zu lenken, mehr darum zu tanzen als darum zu ringen, und mindestens so sehr ums Zuhören wie ums Erklären und Informieren. Der MI-Spirit wurde als *kollaborativ* und *evokativ* charakterisiert, und die *Autonomie des Patienten* wird dabei *in jedem Fall respektiert.*

▸ *Kollaborativ* MI basiert auf einer von Zusammenarbeit geprägten Partnerschaft zwischen Patient und Therapeut. Bezieht sich der patientenzentrierte klinische Ansatz auf die gesamte Beratungssituation, zielt MI auf die spezifische Situation, in welcher der Patient sein Verhalten ändern muß. Statt einer Beziehung zwischen ungleichen Partnern, in welcher der Therapeut als Experte den passiven Patienten zu bestimmten Aktivitäten anleitet, findet ein aktives und kollaboratives Gespräch und ein gemeinsamer Entscheidungsfindungsprozeß statt. Dies ist besonders wichtig, wenn gesundheitsrelevante Verhaltensänderungen erzielt werden sollen, weil letztlich nur der Patient selbst eine solche Veränderung herbeiführen kann.

▸ *Evokativ* Oft scheint es den Gesundheitsexperten überlassen zu bleiben, Patienten zu geben, was ihnen fehlt, ob dies nun Medikamente, Wissen, Erkenntnisse oder Fertigkeiten sein mögen. MI versucht statt dessen, bei den Patienten selbst zu aktivieren, was sie ohnehin schon haben, nämlich ihre eigene Motivation, sich zu verändern, und die Ressourcen, die sie dazu benötigen. Ein Patient ist nicht unbedingt dazu motiviert, das zu tun, was Sie sich von ihm wünschen, aber jeder Mensch hat persönliche Ziele, Werte, Bestrebungen und Träume. Ein Teil der MI-Kunst besteht darin, die angestrebte Veränderung des Gesundheitsverhaltens mit Dingen zu verbinden, die dem Patienten wichtig sind, also mit seinen eigenen Wertvorstellungen und Anliegen. Dies ist nur möglich, wenn man lernt, die Sichtweise des Patienten zu verstehen, und indem man seine eigenen guten Gründe für eine Veränderung aus ihm hervorlockt.

Oft scheint es den Gesundheitsexperten überlassen zu bleiben, Patienten zu geben, was ihnen fehlt, ob dies nun Medikamente, Wissen, Erkenntnisse oder Fertigkeiten sein mögen. MI versucht statt dessen, bei den Patienten selbst zu aktivieren, was sie ohnehin schon haben.

▸ *Die Autonomie des Patienten respektieren* MI erfordert auch, sich vom Resultat des eigenen Tuns ein wenig unabhängig zu machen – das hat nichts mit Empathiemangel zu tun, sondern bedeutet, daß man akzeptiert, daß andere Menschen durch Entscheidungen den weiteren Verlauf ihres Lebens beeinflussen können. Therapeuten mögen ihre Patienten informieren, ihnen Rat geben und sie sogar warnen, aber letztlich entscheidet der Patient selbst, was er tut. Diese Autonomie des Patienten anzuerkennen und zu respektieren ist ein weiteres wichtiges Element der Förderung von Verhaltensänderungen. Es liegt in der Natur des Menschen, sich zur Wehr zu setzen, wenn er genötigt und gezwungen wird, etwas Bestimmtes zu tun. Merkwürdigerweise macht oft ausgerechnet dieses Anerkennen des Rechts des anderen und seiner Freiheit, sich *nicht* zu verändern, Veränderungen überhaupt erst möglich.

Es liegt in der Natur des Menschen, sich zur Wehr zu setzen, wenn er genötigt und gezwungen wird, etwas Bestimmtes zu tun. Merkwürdigerweise macht oft ausgerechnet dieses Anerkennen des Rechts des anderen und seiner Freiheit, sich nicht zu verändern, Veränderungen überhaupt erst möglich.

Die soeben genannten drei Charakteristika machen den MI-Spirit aus, die Geisteshaltung, in der man Gespräche mit Patienten über Verhaltensänderungen führen sollte.

RULE – Die vier MI-Grundprinzipien

In enger Verbindung mit dem MI-Spirit stehen die vier MI-Grundprinzipien: (1) Widerstehe (*resist*) dem Reflex, den Patienten zu korrigieren. (2) Verstehe (*understand*) und erforsche die Motivation des Patienten. (3) Höre (*listen*) dem Patienten empathisch zu. (4) Befähige (*empower*) den Patienten, und fördere bei ihm Hoffnung und Optimismus. Diese vier Prinzipien kann man sich mit Hilfe des (englischen) Acronyms RULE merken: **R***esist*, **U***nderstand*, **L***isten* und **E***mpower*.

Resist – *Widerstehe dem Reflex, deinen Patienten zu korrigieren*

Menschen, die einen helfenden Beruf ergreifen, haben oft ein starkes Bedürfnis, Dinge richtigzustellen, zu heilen, Schädigungen zu verhindern und das Wohl anderer Menschen zu fördern. Wenn sie sehen, daß jemand auf dem besten Weg ist, ins Verderben zu laufen, möchten sie den Betreffenden am liebsten direkt ansprechen und ihm sagen: »He, Stopp! Kehr' sofort um. Es gibt bessere Möglichkeiten als das!« Die Motivation, die einem solchen Verhalten zugrunde liegt, ist lobenswert, und oft ist sie es, die Menschen dazu bringt, anderen helfen zu wollen. Durch diese

Motivation wird der Drang, das Handeln eines anderen Menschen zu korrigieren, oft automatisiert und manchmal sogar zum Reflex.

Problematisch ist, daß dieser ursprüngliche Drang zu helfen das Gegenteil von dem, was beabsichtigt war, bewirken kann. Der Grund dafür ist nicht, daß die Patienten unzulänglich, widerspenstig oder faul sind oder wider besseres Wissen leugnen, was eigentlich notwendig wäre. Vielmehr neigen Menschen von Natur aus dazu, sich den Überzeugungsversuchen anderer zu widersetzen. Dies gilt besonders, wenn man in einer Angelegenheit ambivalent ist. Problemtrinker beispielsweise wissen oft ganz genau, daß sie zuviel trinken und daß ihnen dies schadet. Andererseits trinken sie gern und sehen sich nicht gern als jemanden, der »ein Problem hat«, und deshalb ziehen sie es vor, ihre Trinkgewohnheiten als relativ normal darzustellen. Praktisch jeder Problemtrinker, den wir jemals behandelt haben, hatte bezüglich seines Trinkens zwei völlig verschiedene Empfindungen.

Nehmen wir einmal an, der Therapeut oder Helfer übernimmt die »gute« Seite des inneren Streitgesprächs eines solchen Patienten, und versucht so, den Betreffenden auf den »rechten Weg« zurückzuführen. Was passiert dann? Wenn Sie zu einem Trunksüchtigen sagen: »Ich glaube, daß Sie zuviel trinken; Sie sollten Ihren Alkoholkonsum entweder stark einschränken oder völlig aufgeben«, vertritt der Patient mit Sicherheit die gegenteilige Position und sagt: »Ach, so schlimm ist es doch gar nicht, und mit mir ist alles in Ordnung.« Die Versuchung ist groß, daraufhin »deutlicher« zu werden und dem Patienten unmißverständlich klarzumachen, daß er wirklich ein Problem hat und seine Situation verändern muß. Aber auch dann ist die Reaktion des Patienten absehbar.

THERAPEUT: Wenn Sie sich dazu durchringen könnten, mehr zu trainieren, würde das nicht nur Ihrem Knie gut tun, sondern Ihnen auch helfen abzunehmen, und außerdem würde Ihre Stimmungslage besser. Durch Körpertraining werden Menschen dünner und fitter und fühlen sich besser.

PATIENT: Das weiß ich doch alles. Aber mir geht ständig durch den Kopf, daß ich mir, solange mein Knie schmerzt, sogar durch ein leichtes Training wie Schwimmen noch mehr schade, auch wenn die Studien, die Sie erwähnt haben, zu einem völlig anderen Ergebnis kommen. …

Nun könnte man meinen, daß dieses Ausagieren des inneren Dilemmas des Patienten in irgendeiner Hinsicht therapeutisch wirke. Doch dem steht ein anderes gut erforschtes Prinzip der menschlichen Natur entgegen: Wir alle neigen dazu, das zu glauben, was wir uns sagen hören. Je intensiver Patienten über die Nachteile einer Veränderung reden, um so wichtiger wird es ihnen, ihren Status quo aufrechtzuer-

Wir alle neigen dazu, das zu glauben, was wir uns sagen hören. Je intensiver Patienten über die Nachteile einer Veränderung reden, um so wichtiger wird es ihnen, ihren Status quo aufrechtzuerhalten.

halten. Wenn Sie durch das, was Sie sagen, die Patienten dazu bringen, ihren Status quo zu verteidigen und gegen eine Veränderung zu argumentieren, können Sie dadurch unabsichtlich die Wahrscheinlichkeit einer Verhaltensänderung verringern, statt daß Sie sie, wie Sie eigentlich vorhaben, erhöhen.

Kurz gesagt: Wenn Sie selbst Argumente für eine Veränderung vorbringen und Ihr Patient darauf reagiert, indem er Gegenargumente anführt, befinden Sie sich in der falschen Rolle, weil Sie die »gute« Seite des inneren Konflikts Ihres Patienten vertreten. Überlassen Sie es *dem Patienten selbst*, die Argumente vorzutragen, die für eine Veränderung sprechen. MI versucht, dem Patienten diese Argumente zu entlocken, und um das zu können, muß man unterdrücken, was einem selbst als das einzige Richtige erscheint: den Reflex, den Patienten zu korrigieren.

Hinsichtlich vieler, wenn nicht sogar der meisten Aspekte gesundheitsrelevanter Verhaltensänderungen sind Patienten ambivalent. Sie wollen; sie könnten in der Lage sein, es zu tun; sie sehen gute Gründe, es tatsächlich zu tun; sie wissen, daß sie es tun müssen; und letztendlich kommen sie dann trotzdem mit irgendeinem »aber«. An solchen Punkten kommt das Denken des Patienten zum Stillstand, wenn man ihm nicht über seine Ambivalenz hinweghilft. Zum Glück kann man viel tun, um dies zu schaffen, und der erste Schritt besteht in jedem Fall darin, das nächste Grundprinzip zu beherzigen.

Understand – Die Motivationen des Patienten verstehen

Die Gründe, die *der Patient selbst* hat, sich zu verändern, *nicht Ihre*, führen bei ihm wahrscheinlich zu einer Verhaltensänderung. Deshalb lautet ein zweites MI-Grundprinzip, daß man sich für die Sorgen, Werte und Motivationen des Patienten interessieren sollte. MI evoziert und erforscht die Wahrnehmungen des Patienten über seine aktuelle Situation und seine eigene Veränderungsmotivation. Dies mag sich so anhören, als sei es ein langwieriger Prozeß, aber das muß nicht so sein. Man kann es in der normalen Sitzungszeit schaffen. Wenn Ihre Beratungszeit begrenzt ist, halten wir es tatsächlich für besser, daß Sie Ihre Patienten fragen, warum sie eine Veränderung erreichen und wie sie diese realisieren wollen, statt daß *Sie* den Patienten erklären, wie sie dies schaffen können. Nicht Sie als

Wenn Ihre Beratungszeit begrenzt ist, halten wir es tatsächlich für besser, daß Sie Ihre Patienten fragen, warum sie eine Veränderung erreichen und wie sie diese realisieren wollen, statt daß Sie den Patienten erklären, wie sie dies schaffen können.

Therapeut oder Helfer, sondern der Patient selbst sollte die Argumente vorbringen, die für eine Verhaltensänderung sprechen. Mit dem Wie der Anwendung dieser und anderer Prinzipien werden wir uns in Teil II dieses Buches beschäftigen.

Listen – Dem Patienten gut zuhören

Bei der Motivierenden Gesprächsführung ist das Zuhören mindestens so wichtig wie das Informieren. Die normale Erwartung, mit der Menschen an eine Gesundheitsberatung herangehen, ist oft, daß der Arzt oder Helfer weiß, was zu tun ist, und es dem Patienten erklärt. Vielfach können Sie als Arzt oder Helfer tatsächlich Antworten geben, und die Patienten wenden sich wegen dieses Expertenwissens an Sie. Doch wenn es um Verhaltensänderungen geht, ist die Antwort sehr wahrscheinlich im Patienten selbst zu suchen, und um sie zu finden, muß man zuhören können.

Gutes Zuhören ist eine komplexe klinische Kunst. Es erfordert mehr, als Fragen zu stellen und dann zu schweigen, bis der Patient geantwortet hat. Thomas Gordon und der Chirurg Sterling Edwards haben sich in ihrem Buch *Patientenkonferenz – Ärzte und Kranke als Partner* damit auseinandergesetzt, daß gutes Zuhören immer ein wichtiger Bestandteil einer guten medizinischen Betreuung ist.[*] Es setzt voraus, daß man empathisches Interesse daran hat sicherzustellen, daß man richtig versteht, wobei man Hypothesen über die Bedeutung entwickelt – eine Fertigkeit, mit der wir uns in Kapitel 5 ausführlicher beschäftigen werden.

Empower – Den Patienten befähigen

Es wird zunehmend klar, daß sich bessere Behandlungsresultate erzielen lassen, wenn Patienten sich dafür interessieren, wie *sie selbst* aktiv etwas zur Verbesserung ihrer Gesundheit beitragen können. Das vierte Grundprinzip der MI ist die Befähigung – womit gemeint ist, daß man Patienten zu erforschen hilft, wie *sie selbst* ihre Gesundheit positiv beeinflussen *können*. Auch hierbei sind die eigenen Gedanken und Ressourcen des Patienten das Entscheidende. Als Arzt oder Helfer wissen Sie zwar, daß regelmäßiges Körpertraining wichtig ist, aber Ihre Patienten wissen besser als Sie, wie sie ein solches Training am sinnvollsten in ihr Alltagsleben integrieren können. Die Patienten übernehmen so im Grunde Ihnen gegenüber für alle Fragen, die ihr eigenes Leben und die bestmögliche Durchführung einer Ver-

---

* Gordon, T., & Edwards, W. S. (1997): *Patientenkonferenz – Ärzte und Kranke als Partner*. Hamburg: Hoffmann und Campe.

haltensänderung betreffen, die Rolle von Beratern. Eine wichtige Aufgabe, die Sie selbst in diesem Prozeß übernehmen können, besteht darin, die Hoffnung der Patienten auf die Möglichkeit einer solchen Veränderung und darauf, daß diese sich positiv auf ihre Gesundheit auswirken kann, zu unterstützen. Ein Patient, der sich während eines Beratungsgesprächs sehr aktiv verhält und der laut darüber nachdenkt, warum er sich verändern sollte und wie er dies erreichen kann, macht sich anschließend eher daran, dieses Ziel in die Tat umzusetzen. Sie als Arzt, Therapeut oder Helfer sind Experte darin, Patienten dazu zu bringen, ihr Expertenwissen über sich selbst für die Beratung fruchtbar zu machen.

Ein Patient, der sich während eines Beratungsgesprächs sehr aktiv verhält und der laut darüber nachdenkt, warum er sich verändern sollte und wie er dies erreichen kann, macht sich anschließend eher daran, dieses Ziel in die Tat umzusetzen.

Die Veränderung von Gesundheitsverhalten zu fördern, indem Sie MI innerhalb weniger Minuten nutzbringend anwenden und gleichzeitig Ihre sonstigen Aufgaben erfüllen, setzt ein hohes Maß an Kompetenz voraus. Aufgrund unserer eigenen Arbeit im Gesundheitsbereich und weil wir im Laufe der Jahre zahllose Konsultationen miterlebt haben, bewundern wir zutiefst die Beratungskompetenz, die viele Therapeuten schon jetzt Tag für Tag erkennen lassen. Durch das vorliegende Buch wollen wir diese im Alltag entstandenen Fertigkeiten und Instinkte nicht ersetzen, sondern Sie in Ihrem Bemühen unterstützen, Ihre Fähigkeiten zu nutzen, um Ihren Patienten zu ermöglichen, sich zu verändern.

Zum Abschluß

In diesem Kapitel wurde begründet, weshalb es sinnvoll ist, die Motivierende Gesprächsführung zu nutzen, wenn man mit Patienten über Verhaltensänderungen spricht. In den nächsten Kapiteln werden wir uns eingehender damit befassen, wie sich MI in den normalen Kommunikationsprozeß im Gesundheitsbereich integrieren läßt. Kapitel 2 beschreibt den Kommunikationsstil des *Geleitens (guiding)* in Zusammenhang mit anderen Kommunikationsstilen, die Sie normalerweise in der Praxis benutzen. In diesem Rahmen stellen wir die Motivierende Gesprächsführung als verfeinerte Form des Geleitens dar. Außerdem befassen wir uns mit drei zentralen Kommunikationsfertigkeiten, die ebenfalls normale Bestandteile der Beratungstätigkeit im Gesundheitsbereich sind. All dies soll Ihnen helfen, MI in den Kontext Ihrer täglichen Arbeit einzubeziehen. In Teil II erklären wir, wie Sie diese grundlegenden Fertigkeiten nutzen können, um Patienten zu helfen, ihr Verhalten zu ändern.

2 *Wie sich die Motivierende Gesprächsführung in die praktische Arbeit im Gesundheitsbereich einbeziehen läßt*

Wie können Sie die Motivierende Gesprächsführung, die von Psychologen für Beratungszwecke entwickelt wurde, im Alltag des Gesundheitswesens nutzen? Sie haben in Ihrem Beruf oft wenig Zeit, und bei dem, was wir Ihnen hier nahebringen wollen, geht es nicht nur darum, ein paar »Techniken« zu erlernen, sondern es geht um die Aneignung einer völlig anderen Sichtweise der Förderung von Veränderungen bei Patienten. MI erscheint manchmal als beruhigend vertraut, in anderen Fällen jedoch als schwer integrierbar. Handelt es sich dabei um etwas völlig anderes als das, was Sie normalerweise tun? Unsere Antwort lautet nein.

> *MI erscheint manchmal als beruhigend vertraut, in anderen Fällen jedoch als schwer integrierbar. Handelt es sich dabei um etwas völlig anderes als das, was Sie normalerweise tun? Unsere Antwort lautet nein.*

Wir werden in diesem Kapitel versuchen, MI mit dem Alltag im Gesundheitswesen zu verbinden, indem wir drei in diesem Bereich sehr wichtige Kommunikationsstile genauer untersuchen: *Lenken (directing)*, *Geleiten (guiding)* und *Folgen (following)*. MI ist im Grunde eine verfeinerte Form des Geleitens. Außerdem befassen wir uns mit drei für die Kommunikation zentralen Fertigkeiten: *Fragen*, *Informieren* und *Zuhören*. So simpel und grundlegend diese Fertigkeiten für sich genommen sind, machen sie doch, miteinander kombiniert, unser Lenken, Geleiten und Folgen effektiv oder ineffektiv.

»Aber ich benutze diese Methode doch sowieso schon jeden Tag …«

»MI ist doch nichts Neues. Ich mache das jeden Tag.« So reagieren viele Therapeuten, Ärzte und Helfer, die zum ersten Mal hören, was es mit der Motivierenden Gesprächsführung auf sich hat. Vielleicht haben auch Sie in einigen Erläuterungen in Kapitel 1 Dinge wiedererkannt, die Sie sowieso tun, und vielleicht erinnern Sie sich sogar an einige Ihrer Beratungsgespräche, in denen Sie die in Kapitel 1 beschriebenen Prinzipien wiedererkennen. Vielleicht hat einer Ihrer Patienten konstruktiv über Verhaltensänderungen gesprochen, und Sie selbst hatten in diesem Gespräch kaum Mühe. Vielleicht haben Sie in der betreffenden Situation gar nicht versucht, den Patienten von der Notwendigkeit einer Veränderung zu überzeugen, und Ihre Rolle war eine leisere, eher unterstützende. Im 17. Jahrhundert schrieb der französische Universalgelehrte Blaise Pascal in seinen *Pensées*: «Man überzeugt sich im allgemeinen besser durch Gründe, die man selbst gefunden hat, als durch die, die anderen eingefallen sind.«*

Tatsächlich ist es keine völlig neue Idee, bei den Patienten selbst die Veränderungsmotivation zu aktivieren, und ebensowenig ist jener unterstützende Ansatz neu, den wir Geleiten nennen. MI basiert auf diesen Grundlagen.

Drei Kommunikationsstile

Eines der erstaunlichsten Merkmale der Motivierenden Gesprächsführung ist ein fast physisch spürbares Gefühl, das man bei Anwendung dieser Methode während eines Beratungsgesprächs bekommt, nämlich daß die eigene Position dem Patienten gegenüber leicht und weniger stark von Konflikten geprägt ist. Ein Kollege sagte einmal: »Es gleicht eher dem Tanzen als dem Ringen.« Diese Erlebensweise spiegelt Einstellung und Verhalten nicht nur des Patienten sondern auch von Ihnen selbst. Und es geht darum, wie man sich der Thematik der Verhaltensänderung grundsätzlich nähert. Sobald Sie Ihren Kommunikationsstil verändern, fühlt sich die gesamte Beratung anders an.

Übrigens erfaßt der Begriff »Stil« diesen strategischen Ansatz, Patienten zu helfen, sehr gut. Unter einem Kommunikationsstil verstehen wir im vorliegenden Buch eine Einstellung und eine Art, Patienten zu helfen und mit ihnen zu sprechen, die für die Beziehung des Helfers zum betreffenden Patienten charakteristisch ist. Die einzelnen Kommunikationsstile dienen unterschiedlichen Zwecken. So scheint sich der Stil des Geleitens besonders gut für schwierige Gespräche über Verhaltensänderungen zu eignen. Andere hingegen eignen sich besser für andere Dinge. Dazu nun einige konkrete Beispiele.

Stellen Sie sich vor, Sie sitzen mit einer guten Freundin zusammen und reden mit ihr über etwas, das sie belastet. Sie ist hin- und hergerissen, ob sie eine Beziehung zu jemandem fortsetzen soll, der ihr seit Jahren sehr wichtig ist. Die Entscheidung hat weitreichende Konsequenzen. Wie würden Sie in solch einem Fall reagieren?

---

* Blaise Pascal (1956): *Gedanken*, I, 22(10), S. 27. Stuttgart: Reclam.

Die *erste* Möglichkeit ist, genau zuzuhören, dem, was Ihre Freundin über ihre Situation berichtet, genau zu folgen und zu versuchen, verständnisvoll zu sein und sie bei ihren Bemühungen herauszufinden, was sie tatsächlich will, zu unterstützen. Indem Sie ihr zuhören und sich die Zeit nehmen, ihre Empfindungen zu verstehen, helfen Sie ihr gleichzeitig, ihre eigenen Gefühle auszudrücken und zu klären. Sie bieten ihr keine Antworten an, sondern versuchen, ihr auf der Reise, die einzig und allein sie vollziehen kann, ein guter Gefährte zu sein.

Nehmen wir nun einmal an, Sie haben eine sehr klare Meinung darüber, was Ihre Freundin tun sollte. In diesem Fall würde sich eine *zweite* Vorgehensweise empfehlen, nämlich Ihrer Freundin unumwunden einen Rat zu geben. Indem Sie ihr erklären, wie *Sie* ihre Situation sehen, indem Sie ihr klare Empfehlungen geben und ihr auch erläutern, *warum* Sie zu Ihrer Auffassung kommen, hoffen Sie, ihr zu helfen, ihrer Zwickmühle zu entkommen und einen für sie gesünderen und glücklicheren Kurs einzuschlagen. Sie reagieren auf die schwierige Situation Ihrer Freundin, indem Sie ihr sagen, was sie tun sollte (oder zumindest tun könnte), um ihr Problem zu lösen.

Eine *dritte* Möglichkeit ist eine Art Mittelweg zwischen den beiden bereits genannten, denn sie verbindet positive Aspekte beider miteinander. Sie hören sorgfältig und verständnisvoll zu, um das Dilemma Ihrer Freundin zu verstehen, fragen sie dann, über welche Möglichkeiten sie selbst nachdenkt, und untersuchen schließlich mit ihr gemeinsam das Für und Wider der verschiedenen Optionen. Dabei können Sie hier und da ein wenig einfließen lassen, was Sie über sie als Person und über Menschen und Beziehungen generell wissen, und dabei immer wieder klarmachen, daß es letztlich um *ihr* Leben geht und nur *sie* entscheiden kann. Tritt dann eine gewisse Klärung ein, helfen Sie ihr, sich in die von ihr selbst gewählte Richtung zu bewegen.

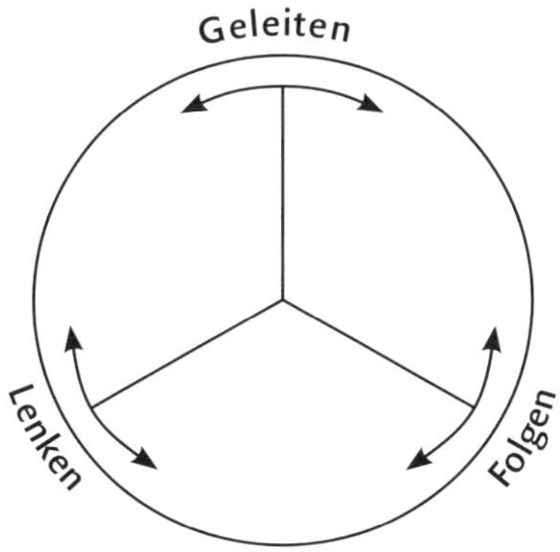

ABBILDUNG 2.1 Drei Kommunikationsstile

Die drei geschilderten Beispiele entsprechen den drei Kommunikationsstilen, mit denen wir uns in diesem Kapitel beschäftigen werden: Folgen, Lenken und Geleiten. Alle drei sind legitime und wichtige Arten der Kommunikation, und alle drei spielen im Alltagsleben eine ebenso wichtige Rolle wie in der Gesundheitspflege. Jeder dieser drei Kommunikationsstile ist in bestimmten Zusammenhängen am besten geeignet. Deshalb äußern wir uns nicht über den Wert jedes einzelnen Stils, sondern wir vertreten die Auffassung, daß Probleme entstehen, wenn der gewählte Kommunikationsstil nicht der anstehenden Aufgabe entspricht. Man kann sich diese drei Stile unter anderem auf einem Spektrum vorstellen, wobei das Folgen den einen Extrempunkt bildet, das Lenken den anderen und das Geleiten in der Mitte steht. Sie können sich aber auch vorstellen, daß Sie sich im Zentrum eines Kreises befinden und von dort aus alle drei Stile gleich gut erreichen können, wenn Sie sie brauchen (siehe Abbildung 2.1).

Man könnte sagen, daß diese drei Stile unterschiedliche Einstellungen zu Ihrer Rolle in einer Beziehung spiegeln. Für Menschen, die in einem Helferberuf arbeiten, spiegeln sie unterschiedliche Annahmen darüber, wie man in verschiedenartigen Situationen helfen kann.

Folgen (following)

Jeder Mensch mag es, wenn jemand ihm gut zuhört, und die meisten Menschen halten sich für gute Zuhörer. Ein wirklich guter Zuhörer hält sich mit dem, was ihn selbst interessiert, zurück und konzentriert sich darauf zu verstehen, was der Erzähler erlebt hat. Bei gutem Zuhören haben Belehren und Lenken, Zustimmen oder Ablehnen, Überzeugen oder Ratgeben, Warnen oder Analysieren nichts zu suchen. Gutes Zuhören hat nichts anderes im Sinn, als die Welt durch die Augen des Gesprächspartners zu sehen und zu verstehen.

> *Einige Synonyme für »Folgen«:*
>
> - *der gleichen Meinung sein*
> - *jemandem beipflichten*
> - *zulassen*
> - *Aufmerksamkeit schenken*
> - *erlauben*
> - *annehmen*
> - *ansprechbar sein*
> - *verfolgen*
> - *vertrauen auf*
> - *verstehen, beobachten*

Der Kommunikationsstil des Folgens wird geprägt vom Zuhören. Man folgt dem, was das Gegenüber zu sagen hat. Bezogen auf etwaige Verhaltensänderungen kommuniziert der Stil des Folgens: »Ich werde nicht versuchen, dich zu verändern, und dich nicht drängen. Ich vertraue darauf, daß sich deine innere Weisheit deiner Situation annimmt, und ich werde es dir überlassen, dieses Problem in einem Tempo, das dir paßt, zu lösen.« Wenn ein Patient weint, nachdem Sie ihm eine schlechte Nachricht überbracht haben, sollten Sie bei ihm den Kommunikationsstil des Folgens benutzen. Ebenso hilft eine kurze Zeit des Folgens zu Beginn eines Beratungsgesprächs, die Symptome des Patienten und deren Rolle im Zusammenhang seines Lebens und seiner Gesundheit zu verstehen.

Lenken (directing)

Der lenkende (oder direktive) Kommunikationsstil verweist auf eine völlig andere Art von interpersonaler Beziehung. Hier nehmen Sie zumindest für eine bestimmte Zeit »das Heft in die Hand«. Wenn Sie lenken, besteht zwischen Ihnen und Ihrem Gesprächspartner eine Beziehung unter Ungleichen, soweit es um Wissen, Kompetenz, Autorität oder Macht geht. Manchmal vermag dieser Kommunikationsstil Leben zu retten. Ein Lenkender (bzw. direktiv Kommunizierender) sagt einem anderen Menschen im Grunde, was dieser tun soll, wobei er manchmal die Begründung mitliefert, in anderen Fällen jedoch nicht. Im Alltagsleben ist ein mit lenkenden Funktionen betrauter Vorgesetzter dafür verantwortlich, darauf zu achten, daß Sie Ihre Arbeit gut ausführen, er muß Ihre Leistung beurteilen und sich darüber im klaren sein, welche Konsequenzen es hat, ob eine Arbeit gut oder schlecht erledigt wird. Natürlich gibt es noch andere Möglichkeiten, mit solchen Situationen umzugehen, doch als Lenkender – ob als Direktor, Manager, Vorgesetzter oder Chef – braucht man eine klar definierte Autorität. Bezogen auf Verhaltensänderungen kommuniziert der direktive bzw. lenkende Stil: »Ich weiß, wie Sie dieses Problem lösen können. Ich weiß, was Sie tun sollten.« Als Reaktion auf direktive Kommunikation wird erwartet, daß der Angesprochene sich an den Rat hält. Viele, die im Gesundheitswesen arbeiten, werden merken, daß die direktive Kommunikation eines der Fundamente dessen ist, was sie in ihrer Ausbildung gelernt haben. In vielen Situationen, in denen ein Patient auf Ihre Entscheidungen, Ihr Handeln und Ihren Rat angewiesen ist, erscheint der direktive Kommunikationsstil als angemessen. Patienten erwarten sogar häufig von Ihnen, daß Sie auf diese Art »das Heft in die Hand nehmen«, und wollen dies deshalb auch wirklich.

Einige Synonyme für »Lenken«:

- Managen
- führen
- das Heft in die Hand nehmen
- herrschen
- dirigieren
- festlegen
- steuern
- vorschreiben
- anordnen
- festlegen
- bestimmen
- bewilligen
- kommandieren
- den Weg weisen

Einige Synonyme für »Geleiten«:

- erläutern
- sich um jemanden kümmern
- jemanden ermutigen
- mitnehmen
- motivieren
- begleiten
- unterstützen
- aufwecken
- jemandem etwas vorschlagen
- aus jemandem etwas hervorlocken

Geleiten (guiding)

Jemand, der Sie geleitet, hilft Ihnen, Ihren eigenen Weg zu finden. Er hat nicht die Aufgabe zu entscheiden, was Sie sehen oder tun sollen. Sie selbst bestimmen, in welche Richtung Sie gehen, und geben einem erfahrenen Reiseführer den Auftrag, Sie sicher an Ihr Ziel zu bringen. Versuchen Sie sich einmal vorzustellen, welche Rollen Geleiten und Lenken in der Erziehung spielen. In der lenkenden Rolle entscheidet eine medizinische Fakultät, was die Studenten, die ihr anvertraut sind, lernen werden, mit Hilfe welcher Aktivitäten dies geschehen soll und nach welchen Maßstäben eine Leistung als akzeptabel bewertet wird. Eher geleitenden Charakter hat die Rolle eines Tutors, der Studenten hilft, ihre Lernziele in Eigenregie zu erreichen. Ein gut Geleitender weiß, was möglich ist, und kann Ihnen Alternativen nennen, zwischen denen Sie sich entscheiden können. Wenn es um Verhaltensänderungen geht, kommuniziert der Stil des Geleitens: »Ich kann dir helfen, dieses Problem selbst zu lösen.«

Mischen und auf einander abstimmen

Alle drei genannten Kommunikationsstile – Folgen, Lenken und Geleiten – werden im Alltagsleben benutzt. Sie eignen sich jeweils für verschiedene Arten von Situationen und Beziehungen, und wenn man sie im falschen Zusammenhang benutzt, können Probleme entstehen. Benutzt beispielsweise ein Schüler seinem Lehrer gegenüber den lenkenden Kommunikationsstil, so paßt das nicht zu seiner Schülerrolle, und dadurch kann er in Schwierigkeiten geraten. Und wenn ein Vater oder eine Mutter nichts unternimmt, um ihr wild gewordenes Kind, das in einem Restaurant herumtobt, zu bändigen, so ist dieses Verhalten für einen Vater oder eine Mutter verantwortungslos.

Alle drei genannten Kommunikationsstile – Folgen, Lenken und Geleiten – werden im Alltagsleben benutzt. Sie eignen sich jeweils für verschiedene Arten von Situationen und Beziehungen, und wenn man sie im falschen Zusammenhang benutzt, können Probleme entstehen.

Oft werden diese drei Kommunikationsstile miteinander vermischt, und Gewandtheit in der Kommunikation erfordert, daß man flexibel zwischen ihnen wechseln kann. Wenn Sie einmal eine erfahrene Mutter dabei beobachten, wie sie mit ihrem kleinen Kind umgeht, stellen Sie wahrscheinlich fest, daß sie alle drei Kommunikationsstile nutzt. Um gut mit ihren Kindern umzugehen, müssen Eltern gut folgen können – sie müssen bereit und in der Lage sein, sich anzuhören, welche Gefühle und Vorstellungen, Hoffnungen und Ängste ihr Kind hat und welche Erfolge und Abenteuer es erlebt hat. Ebenso gut müssen sie ihre Kinder lenken bzw. direktiv mit ihnen umgehen können, beispielsweise wenn ein kleines Kind auf dem Sprung ist, auf eine stark befahrene Straße zu laufen. Konsequentes Grenzensetzen erfordert einen direktiven Kommunikationsstil: »Komm' jetzt aus der Toilette!« – »Zuerst machst du deine Hausaufgaben. Danach können wir spielen.«

Und kompetente Eltern können auch geleiten. Im Alter von ca. sechs Jahren lernen Kinder gewöhnlich, sich selbst zu steuern, Pläne zu entwickeln und sich so zu verhalten, daß sie ihre Pläne umsetzen können, ohne von jemandem dazu gezwungen zu werden. Allerdings sind Kinder sehr unterschiedlich gut in der Lage, sich selbst zu steuern, und der Umgang ihrer Eltern mit ihnen hat darauf erheblichen Einfluß. Untersuchungen haben gezeigt, daß Eltern, deren Kinder eine gute Selbstregulation entwickeln, meist den Kommunikationsstil des Geleitens benutzen, um ihren Kindern beim Lernen zu helfen. Stellen Sie sich einmal vor, daß ein Vater oder eine Mutter mit einem vierjährigen Kind zusammen am Tisch sitzt. Das Kind soll aus Bauklötzen verschiedener Größe, die auf dem Tisch liegen, einen möglichst hohen Turm bauen. Was macht der Vater oder die Mutter? Bevorzugt der anwesende Elternteil den *lenkenden* (direktiven) Kommunikationsstil, erklärt er dem Kind jeden Schritt auf dem Weg zum Ziel, korrigiert Fehler umgehend und legt sogar manchmal für das Kind einen Block an einen geeigneten Platz: »Laß mich das mal machen!« Bevorzugt ein Elternteil den Kommunikationsstil des *Folgens*, beobachtet er, wie das Kind durch Versuch und Irrtum lernt, bietet ihm aber keine Hilfe an. Und ein Elternteil, der den Kommunikationsstil des *Geleitens* bevorzugt, kombiniert beides miteinander, indem er einerseits geduldig und interessiert zuschaut, aber andererseits auch gelegentlich eingreift und dem Kind etwas ins Ohr flüstert wie: »Versuch doch mal, die großen Klötze unten zu verwenden!« und sich dann wieder zurückzieht und das Kind weiter ausprobieren läßt.

Auch ein Kunstlehrer könnte eine der vielen Positionen dieses Spektrums der Möglichkeiten besetzen. Ein stark *lenkender* Lehrer könnte einen Schüler auffordern, ein Bild in allen Einzelheiten zu kopieren, oder er führt sogar die Hand des Schülers, in der sich der Pinsel oder Meißel befindet, bei der Arbeit. Ein Lehrer, der zum Folgen neigt, könnte die Rohmaterialien zur Verfügung stellen und sich dann zurückziehen und den Schüler frei erforschen lassen, ohne ihm Direktiven oder Anleitungen zu geben. Zwischen diesen beiden Möglichkeiten liegt der Kommunikationsstil des *Geleitens*, der im geschilderten Beispielfall beinhaltet, daß der Lehrer durch den Unterrichtsraum geht, aufmerksam beobachtet, hin und wieder ermutigt, einen Schüler fragt, worauf er mit seiner Arbeit hinaus will, und gelegentlich auch einen Vorschlag macht, wenn der Schüler dies zuläßt. Ein und derselbe Lehrer kann auch im Laufe des Unterrichts alle drei Kommunikationsstile benutzen, oder er tendiert anfangs stärker zum Lenken und verlagert den Schwerpunkt seiner Kommunikations später, wenn der Schüler Fortschritte erkennen läßt, zum Folgen und Geleiten.

Denken Sie einmal an Ihren eigenen Lieblingslehrer zurück – an denjenigen, in dessen Unterricht Sie besonders motiviert und engagiert waren, an den Lehrer, der sah, welche Möglichkeiten in Ihnen steckten, und der das Beste aus Ihnen hervorzulocken verstand. Dieser Lehrer war vermutlich sehr geschickt darin, Sie zu geleiten.

Ein kompetenter Helfer kann flexibel zwischen den drei Kommunikationsstilen wechseln, je nachdem, wie es für den behandelten Patienten und dessen Situation am besten ist.

Die vielen verschiedenen Situationen und Umstände, mit denen Sie im Alltag Ihrer Arbeit im Gesundheitssystem konfrontiert werden, geben Ihnen wahrscheinlich Gelegenheit, alle drei Kommunikationsstile zu nutzen. Ein kompetenter Helfer kann flexibel zwischen den drei Kommunikationsstilen wechseln, je nachdem, wie es für den behandelten Patienten und dessen Situation am besten ist. Gut mit Kranken umgehen zu können beinhaltet wohl wesentlich mehr, als daß man ihnen gegenüber freundlich ist. Ein Helfer sollte zwischen den drei wichtigsten Kommunikationsstilen flexibel wechseln können und wissen, welche Art von Kommunikation für einen bestimmten Patienten in einem bestimmten Augenblick die beste ist.

Der übermäßige Gebrauch des lenkenden Kommunikationsstils

Es gibt in der modernen klinischen Praxis viele erfahrene Ärzte, Therapeuten und Helfer und zweifellos zahlreiche unbesungene Helden. Doch sowohl in der Praxis als auch in der Organisation tendiert die Kommunikation im Gesundheitswesen sehr stark zur Direktivität, und der Wert des Folgens und Geleitens wird weitgehend ignoriert. Die besten Absichten entspringenden Bemühungen von Gesundheitsdienstleistern, Behandlungsziele einzuschätzen, Prioritäten festzulegen, Diagnosen zu erstellen, Behandlungen durchzuführen, Ergebnisse zu messen, Veränderung zu fördern, anzustreben und schließlich Ziele zu erreichen – all dies kann im Rahmen eines direktiven Kommunikationsstils geschehen, der die Betreuungsqualität verringert, die meisten Gespräche mit Patienten prägt und diese nur zu oft zu passiven Empfängern streng dosierter Betreuung macht. Wenn man unter Zeitdruck auf Formularen Kästchen abhaken, standardisierte Messungen durchführen, sich an Kompetenzrahmen orientieren und zu allem Überfluß auch noch Kosten reduzieren muß, gewinnt manchmal eine handlungsorientierte Kultur Oberhand – was

Sowohl in der Praxis als auch in der Organisation tendiert die Kommunikation im Gesundheitswesen sehr stark zur Direktivität, und der Wert des Folgens und Geleitens wird weitgehend ignoriert.

bedeutet, daß der direktive Stil dominiert. Doch viele Probleme lassen sich effektiver lösen, wenn man die verschiedenen Kommunikationsstile in einem ausgewogenen Verhältnis verwendet. Oft ist es besser, zunächst ein wenig zu folgen und zu reflektieren, zu unterstützen und zu geleiten, bevor man sich dem lenkenden Stil zuwendet.

> Stefan ist 14 Jahre alt. Er sucht regelmäßig alle paar Monate eine Diabetesklinik auf, wo freundliche Menschen jeweils sein Gewicht und seinen Blutzuckerspiegel messen. Er hat sein Tagebuch vergessen (hat er es überhaupt sorgfältig geführt?). Stefans Gespräch mit dem Arzt beginnt mit einem freundlichen Plausch und wendet sich dann Fragen zu, die sich auf sein Hauptproblem beziehen: Das Resultat des Blutzuckertests ist schlecht. Man rät ihm dringend, sein Tagebuch sorgfältiger zu führen und sich regelmäßig Insulin zu injizieren. Als er wieder aufbricht, fühlt er sich schuldig. Er hatte nicht erwartet, daß seine Kämpfe mit der Pubertät und mit der Diabetes angesprochen würden, und das ist auch nicht geschehen. Aber zumindest hat ihn diesmal niemand aufgefordert, weniger zu essen und regelmäßiger seinen Körper zu trainieren. Das hat ihn sehr erleichtert.

Ein direktiver Kommunikationsstil ist in vielen Fällen angemessen und kann kompetent genutzt werden, aber er sollte nicht ausschließlich für die Interaktion mit Patienten genutzt werden. Es gibt Situationen, in denen es nicht wichtig oder gar nicht möglich ist, sich als Experte im Lenken zu erweisen. Das gilt besonders für Gespräche über die Lebensweise des Patienten und über eventuelle Verhaltensänderungen, in denen der Patient dazu angeregt werden soll, seine eigene Motivation und Energie zu aktivieren und sich selbst zu engagieren. Wahrscheinlich ist in solchen Situationen der Kommunikationsstil des Geleitens die beste Wahl, und womöglich hätte Stefan auf ihn besser angesprochen. Wenn Sie möchten, daß Ihre Patienten sich kooperativ verhalten, ist das Lenken nicht Ihre einzige Möglichkeit.

Es gibt Situationen, in denen es nicht wichtig oder gar nicht möglich ist, sich als Experte im Lenken zu erweisen. Das gilt besonders für Gespräche über die Lebensweise des Patienten und über eventuelle Verhaltensänderungen, in denen der Patient dazu angeregt werden soll, seine eigene Motivation und Energie zu aktivieren und sich selbst zu engagieren. Wahrscheinlich ist in solchen Situationen der Kommunikationsstil des Geleitens die beste Wahl.

Lenken, MI und Verhaltensänderungen

Die Ethik der Gesundheitspflege mißt der menschlichen Autonomie einen hohen Wert bei – dem Recht des Menschen, sich gut zu informieren und dann selbst über den Verlauf seines Lebens zu entscheiden. So sehr man sich auch wünschen mag, in eine Situation einzugreifen und *für* einen Patienten (bzw. ein Kind oder einen Schüler) die »richtigen« Entscheidungen zu treffen, sind die Möglichkeiten, dies tatsächlich zu tun, doch sehr beschränkt. Der Gesundheitszustand eines Menschen wird häufig erheblich durch Entscheidungen des Betreffenden über sein Verhalten beeinflußt – dadurch, ob er etwas Neues oder etwas anders als bisher tut. Rauchen, Trinken, Ernährung, Körpertraining und Medikationsadhärenz sind Beispiele für gesundheitsrelevante Verhaltensweisen, die sich sehr stark auf den Gesundheitszustand oder die Krankheit eines Patienten auswirken und die professionelle Helfer kaum oder gar nicht direkt beeinflussen können. Verabschiedet man sich jedoch bewußt von einem Teil der (ohnehin nicht existenten) Kontrolle, so bedeutet das nicht, daß man gar keine Einflußmöglichkeiten hat. In menschlichen Beziehungen können wir Dinge durchaus auch dann beeinflussen, wenn wir sie nicht verläßlich kontrollieren können.

Der Kommunikationsstil des Geleitens eignet sich gut, um Menschen zu helfen, Probleme zu lösen, die Verhaltensänderungen betreffen. Die Motivierende Gesprächsführung ist eine verfeinerte Form des Geleitens.

Der Kommunikationsstil des Geleitens eignet sich gut, um Menschen zu helfen, Probleme zu lösen, die Verhaltensänderungen betreffen. Die Motivierende Gesprächsführung ist eine verfeinerte Form des Geleitens. Wenn ein Helfer ein Gespräch im Einklang mit dem Stil des Geleitens führt, *achtet er besonders darauf, wie er dem Patienten helfen kann, Entscheidungen über Verhaltensänderungen selbständig zu treffen*. Demnach kann man die Motivierende Gesprächsführung zwar generell als eine Form des Geleitens verstehen, doch wäre es falsch, das Geleiten in jedem Fall als eine Form der Motivierenden Gesprächsführung anzusehen! Im Gegensatz zu einem geleitenden Kommunikationsstil ist die Motivierende Gesprächsführung im allgemeinen

- konkret zielorientiert. Häufig haben Helfer ein bestimmtes Ziel in Form einer Verhaltensänderung vor Augen, und sie leiten den Patienten sanft dazu an, darüber nachzudenken, warum und wie er dieses Ziel verfolgen kann;
- achtet der Helfer besonders auf bestimmte Eigenarten der sprachlichen Äußerungen des Patienten, und außerdem versucht er, den Patienten selbst dazu zu bringen, seine Gründe für eine Veränderung auszudrücken;
- außerdem beinhaltet die MI-Praxis, daß man ganz bestimmte klinische Fertigkeiten und Strategien anwenden kann, die den Patienten dazu bringen sollen, sein Verhalten zu ändern.

Damit Sie das Wesen dieser Art, mit Patienten zu reden, besser zu verstehen lernen, werden wir uns nun mit drei grundlegenden Kommunikationsfertigkeiten beschäftigen. Insgesamt sind diese Fertigkeiten Ihre Werkzeuge für die Arbeit an der Pflege der drei beschriebenen Kommunikationsstile und der Motivierenden Gesprächsführung insgesamt.

Drei zentrale Kommunikationsfertigkeiten

Fragen, Informieren und Zuhören sind drei fundamentale und sehr wichtige Kommunikationsfertigkeiten. Mit ihrer Hilfe können Sie die drei zuvor beschriebenen Kommunikationsstile praktisch anwenden. Es handelt sich um beobachtbare Verhaltensweisen, also um die Dinge, die Sie tun, wenn Sie einen bestimmten Kommunikationsstil anwenden wollen. Im Gesundheitsbereich Tätige nutzen bei ihren Gesprächen mit Patienten regelmäßig das Fragen, Zuhören und Informieren. Wenn Sie mit diesen Werkzeugen gut umgehen können, sind Sie besser in der Lage, ein solches Gespräch rasch und produktiv zu führen. Diese Fertigkeiten sind für die Kommunikation das, was spieltechnische Fertigkeiten für den Musiker sind; je besser Sie damit umgehen können, um so mehr Anwendungsmöglichkeiten erschließen Sie sich, um so geschickter werden Sie und um so mehr Freude macht Ihnen diese Tätigkeit. Es folgen nun zunächst kurze, skizzenhafte Beschreibungen der drei Fertigkeiten:

> *Fragen, Zuhören und Informieren sind für die Kommunikation das, was spieltechnische Fertigkeiten für den Musiker sind; je besser Sie damit umgehen können, um so mehr Anwendungsmöglichkeiten erschließen Sie sich, um so geschickter werden Sie und um so mehr Freude macht Ihnen diese Tätigkeit.*

- *Fragen* Wenn ein Helfer Fragen stellt, geht es ihm gewöhnlich darum, die Probleme des Patienten besser zu verstehen. Bestimmte Nuancen, Funktionen und Konsequenzen der Anwendung dieses Werkzeugs in Zusammenhang mit dem Kommunikationsstil des Geleitens werden in Kapitel 4 beschrieben.
- *Zuhören* Gutes Zuhören ist ein aktiver Prozeß. Man überprüft dabei, ob man das, was der Kommunikationspartner auszudrücken versucht, richtig versteht, und übermittelt ihm außerdem implizit die Botschaft »Was du sagst, ist mir wichtig. Ich möchte mehr darüber hören«. Gutes Zuhören ermutigt den Patienten dazu, intensiver zu forschen und mehr zu offenbaren, und manchmal tut er dies dann auch in erstaunlich kurzer Zeit. Gutes Zuhören ist eine Fertigkeit, die für das Geleiten in vielerlei Hinsicht von zentraler Bedeutung ist.

- *Informieren* Die wichtigste Art, Wissen über eine Krankheit und deren Behandlung zu übermitteln, ist, den Patienten darüber zu informieren. Gewöhnlich teilt der Arzt oder Helfer dem Patienten eine Anzahl von Fakten sowie Diagnosen und Empfehlungen mit. Wird ein Patient nicht gut informiert, kann es sein, daß er während des Gesprächs unaufmerksam wird oder in Gedanken abdriftet.

Was bevorzugen Sie?

Bevorzugen Sie im Rahmen Ihrer Arbeit eine dieser drei Kommunikationsfertigkeiten besonders? Natürlich benutzen Sie alle drei, aber vielleicht spielt eine dieser drei Möglichkeiten in Ihren Gesprächen mit Patienten eine wichtigere Rolle als die beiden anderen. Therapeuten und Helfer entwickeln in ihren Beratungsgesprächen meist bestimmte feste Gewohnheiten. Verlassen Sie sich in Ihren Gesprächen mit Patienten hauptsächlich auf eines dieser drei Kommunikationswerkzeuge oder auf eine Kombination von zweien? Die gleiche Frage stellt sich auch bezogen auf die drei Kommunikationsstile. Neigen Sie in Ihren Beratungsgesprächen stärker zum Lenken, Geleiten oder Folgen?

Therapeuten und Helfer entwickeln in ihren Beratungsgesprächen meist bestimmte feste Gewohnheiten. Verlassen Sie sich in Ihren Gesprächen mit Patienten hauptsächlich auf eines dieser drei Kommunikationswerkzeuge oder auf eine Kombination von zweien?

Wenn wir Helfer fragen, welche Werkzeuge sie bevorzugt benutzen, lautet die Antwort meist: »Fragen und anschließend Informieren«, und die Befragten berichten, daß sie diese Fertigkeiten hauptsächlich im Dienste des Lenkens (also eines direktiven Kommunikationsstils) nutzen. Beispielsweise: »Ich untersuche, was mit dem Patienten nicht in Ordnung ist [*Fragen und Zuhören*], stelle dann eine Diagnose und empfehle schließlich eine Behandlung [*Informieren*].« Diese Eins-zwei-drei-Kombination ist in der ärztlichen Praxis sicher nützlich, aber wenn es um eine Verhaltensänderung geht, kann dieses Vorgehen unbeabsichtigte Konsequenzen haben; doch darüber später mehr.

Ein Helfer, den wir kennenlernten, reagierte konsterniert, als wir ihn auf die Möglichkeit hinwiesen, neue Erkenntnisse bezüglich des Umgangs mit einem bestimmten Problem in sein Vorgehen einzubeziehen. »Na, herzlichen Dank!«, sagte er lachend, »jetzt soll ich mir also ein völlig neues Schema überlegen«. Er erklärte, er habe sich für seine Beratungsgespräche eine Art »Gesprächsroutine« zurechtgelegt. Sie bestand darin, daß er zunächst einige Fragen nach bestimmten Symptomen stellte und dem Patienten dann bestimmte Informationen über die Diagnose und zur Behandlung gab, die seiner Situation entsprachen. Diesen Prozeß, der hauptsächlich im Fragen und Informieren bestand, beherrschte er im Schlaf. Nun fühlte er sich verpflichtet, sein Repertoire zu erweitern. Sein Skript für den Umgang mit Patienten und seine Einstellung dazu, was es bedeutete, Patienten zu helfen, fingen an, sich zu verändern.

Kommunikationsstile und Kommunikationsfertigkeiten: Ihre Einstellung und Ihr Verhalten

Alle drei Fertigkeiten (Fragen, Zuhören, Informieren) können in Verbindung mit allen drei Kommunikationsstilen (Folgen, Geleiten, Lenken) benutzt werden, doch *wie* die Fertigkeiten jeweils kombiniert werden, hängt vom Kommunikationsstil ab und kann sehr unterschiedlich sein. Die wichtigsten Unterschiede zwischen den drei Stilen sind die Einstellung, die ihnen zugrunde liegt, und die Annahmen darüber, wie man sich dem Problem des Patienten nähern sollte. Natürlich kommt Ihre Einstellung nicht nur durch die Kombination von Fertigkeiten, die Sie benutzen, zum Ausdruck, sondern auch durch die ergänzenden Signale in Form des Stimmcharakters, der Qualität des Blickkontakts, der Körpersprache und von Details wie der Sitzordnung im Beratungsraum.

Abbildung 2.2 stellt ein Modell der Beziehung zwischen Kommunikationsstilen und Kommunikationsfertigkeiten dar. Grundsätzlich tendiert der direktive Stil (das Lenken) stark zum Informieren, und der Kommunikationsstil des Folgens bevorzugt das Zuhören. Bei allen drei Stilen spielt das Fragen eine gewisse Rolle. Beim Geleiten ist die Nutzung der drei Fertigkeiten wohl am ausgewogensten.

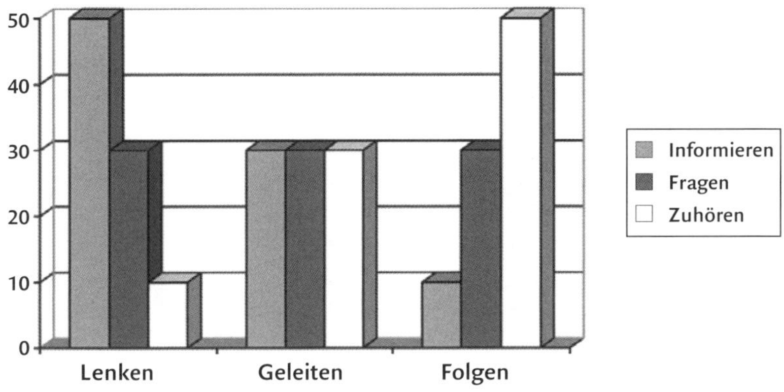

ABBILDUNG 2.2 Kommunikationsstile und Kommunikationsfertigkeiten: Wie oft werden die drei Fertigkeiten jeweils zusammen mit den drei Kommunikationsstilen benutzt? Das Diagramm wird in adaptierter Form mit Genehmigung von Barbara B. Walker wiedergegeben.

Abbildung 2.2 gibt Auskunft über die *Häufigkeit* der Nutzung der drei Fertigkeiten in Verbindung mit jedem der drei Kommunikationsstile. Allerdings gibt es noch einen weiteren wichtigen Unterschied zwischen den drei Stilen: wie und zu welchem Zweck sie benutzt werden. Beispielsweise wirkt und klingt Fragen im Dienste des Lenkens oft völlig anders als im Dienste des Folgens oder Geleitens. Und beim Zuhören und Informieren verhält es sich ähnlich. Die Frage »Wieviel Rauchen Sie pro Tag?« wird häufig auf eine für den lenkenden Stil charakteristische Art vorgetragen, wogegen die Frage »Was würde Sie vom Rauchen abbringen?« eher dem Kommunikationsstil des Geleitens entspräche. Tabelle 2.1 enthält entsprechende Beispiele.

Beispielsweise wirkt und klingt Fragen im Dienste des Lenkens oft völlig anders als im Dienste des Folgens oder Geleitens. Und beim Zuhören und Informieren verhält es sich ähnlich.

Tabelle 2.1 *Fragen, Informieren und Zuhören werden in Verbindung mit den drei Kommunikationsstilen unterschiedlich oft benutzt.*

Fragen

- »Wie oft ist das passiert?« [*Lenken*]
- »Welche Art von Veränderung erscheint Ihnen sinnvoll?« [*Geleiten*]
- »Wie ist es Ihnen seit dem Tod Ihres Sohnes ergangen?« [*Folgen*]

Informieren

- »Das Beste, was Sie tun können, ist, diese Tabletten einzunehmen.« [*Lenken*]
- »Ihre Ernährung zu verändern wäre medizinisch sinnvoll, aber was empfinden Sie, wenn Sie sich das vorstellen?« [*Geleiten*]
- »Ja, das empfinden viele so. Und viele Patienten fühlen sich außerdem geschockt und verunsichert, wenn es um so einfache Dinge geht, wie zur Toilette zu gehen.« [*Folgen*]

Zuhören

- »Ihnen ist also klar, was heute Morgen geschehen wird, aber Sie möchten von mir mehr darüber hören, was danach passiert.« [*Lenken*]
- »Sie machen sich Sorgen wegen Ihres Gewichts, und Sie wissen nicht, was Sie jetzt tun sollen.«[*Geleiten*]
- »Das war wohl ein ziemlicher Schock.« [*Folgen*]

Lenken und Core-Skills

Manchmal ist der direktive Kommunikationsstil genau das, was Patienten erwarten, und für die klinische Situation eignet er sich sehr gut. Lenken ist dann gut, wenn es zum richtigen Zeitpunkt geschieht, auf die persönliche Situation des Klienten gut abgestimmt und außerdem klar und von Mitgefühl geprägt ist. Um dies zu erreichen, müssen Sie möglicherweise zunächst das Folgen benutzen.

> *Lenken ist dann gut, wenn es zum richtigen Zeitpunkt geschieht, auf die persönliche Situation des Klienten gut abgestimmt und außerdem klar und von Mitgefühl geprägt ist. ... Es kann jedoch auch ungeschickt benutzt werden.*

Schlechtes Lenken

Wenn Lenken ungeschickt benutzt wird, fühlen sich die Patienten nicht gehört und sind deshalb unzufrieden. Das folgende Beispiel zeigt, wie Lenken sich ungünstig auswirken kann. Ein Patient mit einem Hüftproblem konsultiert einen Spezialisten, der die neuesten Röntgenaufnahmen vorliegen hat:

ARZT: Wie ist es Ihnen mit Ihrer Hüfte ergangen? [*Fragen*]

PATIENT: Seit der Operation ist es für mich die Hölle, um ehrlich zu sein. Der Schmerz ist immer noch kaum zu ertragen, und manchmal helfen mir die Tabletten überhaupt nicht. Ich frage mich, ob da immer noch etwas nicht in Ordnung ist.

ARZT: Haben Sie schon einmal mit Ihrer Hausärztin darüber gesprochen? [*Fragen*]

PATIENT: Ja, sie hat mir die Tabletten verschrieben, die Sie empfohlen haben.

ARZT: Gut. Ich denke, daß sie Ihnen helfen werden. Nach den Röntgenaufnahmen zu schließen, machen Sie sehr gute Fortschritte, und Ihre Hüfte befindet sich in einem sehr guten Zustand. [*Informieren*]

PATIENT: Na ja, aber sie tut immer noch höllisch weh, Herr Doktor, das kann ich Ihnen sagen. Gestern waren die Schmerzen unerträglich.

ARZT: Wenn Sie alles so machen, wie ich es Ihnen erklärt habe, wird das mit der Zeit besser werden. Nehmen Sie Ihre Medikamente weiter ein, und gehen Sie zweimal täglich spazieren. Ich möchte Sie in drei Monaten wiedersehen. [*Informieren*]

PATIENT: Ja, gut. Aber haben Sie irgendeine Idee, warum das so höllisch weh tut?

ARZT: Also, nach meiner Untersuchung und den Röntgenaufnahmen zu schließen heilt Ihre Hüfte gut, und manchmal braucht so etwas einfach seine Zeit. [*Informieren*]

PATIENT: Gibt es vielleicht noch ein anderes Mittel, das mir besser helfen könnte?

Arzt: Wir haben Ihnen sowieso schon eines der besten existierenden Mittel gegeben. Der Mobilisierungsprozeß ist am Anfang oft sehr schmerzhaft. Ich könnte Ihnen zusätzlich ein paar Physiotherapiesitzungen verschreiben, wenn Sie das möchten. Sie erhalten deswegen nächste Woche einen Brief oder einen Telefonanruf.

In diesem Beispiel benutzt der Arzt ausschließlich den direktiven Kommunikationsstil. Was offensichtlich völlig fehlt, ist das Zuhören. Dies ist ein Zeichen für mangelndes Interesse des Arztes am Patienten als Person, und man könnte sogar sagen, daß er sich dem Patienten gegenüber respektlos verhält. Außerdem versäumt er es aufgrund seines Verhaltens, sich wichtige diagnostische Information zu erschließen.

Besseres Lenken

Der routinemäßige Gebrauch der Fertigkeitensequenz »Fragen-Informieren, Fragen-Informieren« kann auf Patienten sehr abstoßend wirken. Man kann mit solchen Situationen aber auch anders umgehen (es handelt sich um die gleiche Situation wie im vorigen Beispiel):

Arzt: Wie ist es Ihnen mit Ihrer Hüfte ergangen? [*Fragen*]

Patient: Seit der Operation ist es für mich die Hölle, um ehrlich zu sein. Der Schmerz ist immer noch kaum zu ertragen, und manchmal helfen mir die Tabletten überhaupt nicht. Ich frage mich, ob da immer noch etwas nicht in Ordnung ist.

Arzt: Das klingt, als ob Sie im Moment große Schwierigkeiten hätten. [*Zuhören*]

Patient: Es ist wirklich schrecklich. Ich hatte ja erwartet, daß ich Schmerzen bekommen würde, aber das, was ich jetzt erlebe, kommt mir ziemlich unverhältnismäßig vor. Mein Sohn meint sogar, daß bei der Operation etwas schiefgegangen sein muß. Er hat mich gedrängt, Sie zu fragen, ob das stimmt.

Arzt: Wenn ich mir Ihre Hüfte und die Röntgenaufnahmen anschaue, glaube ich das nicht. [*Informieren*] Aber berichten Sie doch einmal, wann Sie besonders starke Schmerzen haben und wie diese sich anfühlen. [*Fragen*]

Patient: Ach wissen Sie, ich nehme ja regelmäßig die Tabletten, die Sie und meine Hausärztin mir empfohlen haben, aber die reichen nicht. Wenn ich von einem Stuhl oder aus dem Bett aufstehe, ist das jedesmal die Hölle. Und ich bin kein Mensch, der schnell klagt.

Arzt: Ich schlage vor, wir schauen uns einmal zusammen die Röntgenaufnahmen an. Sehen Sie hier. Wir müssen prüfen, ob sich das Gelenk an der richtigen Stelle befindet und ob die Knochen okay sind. Und auf dieser Aufnahme sieht alles wirklich sehr gut aus.

PATIENT: Sie erkennen also kein Problem?

ARZT: Nein. Die Mobilisierung ist nach solchen Operationen manchmal ziemlich schwierig, aber wenn Sie tapfer durchhalten, wird es ganz sicher allmählich besser werden. [*Informieren*] Allerdings scheint mir, daß Sie sich wohler fühlen würden, wenn wir Ihre Fortschritte genauer verfolgen und noch ein wenig zusätzliche Hilfe organisieren würden, um Sie wieder richtig gut auf die Beine zu bringen.

PATIENT: Das wäre mir sehr recht.

ARZT: Ich werde die Physiotherapeutin bitten, noch einmal einen Termin mit Ihnen zu machen und Ihnen noch ein wenig zu helfen. Sie wird Ihnen erklären, wie Sie Ihr Hüftgelenk so aktivieren können, daß Ihre Schmerzen nicht zu stark werden. [*Informieren*]

PATIENT: Dann glauben Sie also wirklich, daß meine Hüfte in Ordnung ist?

ARZT: Aufgrund dessen, was ich hier sehe, habe ich nicht den Eindruck, daß etwas nicht stimmt. Aber ich denke, daß wir Ihre Fortschritte genau verfolgen sollten. [*Informieren*]

PATIENT: Gibt es ein Medikament, das mir vielleicht besser helfen würde?

(Patient und Arzt sprechen über Medikamente und Physiotherapie als mögliche Unterstützungsmaßnahmen.)

Die leichte Steigerung des Zuhörens, die auf dem ehrlichen Wunsch basiert, auf die Sorgen und Erlebnisse des Patienten einzugehen, kommt den diagnostischen Bemühungen eindeutig zugute. Aufgrund der Nutzung des Lenkens in diesem Beispiel fühlt der Patient sich besser verstanden, und außerdem wird dadurch ein sinnvollerer Plan zur Förderung seiner Genesung entwickelt.

Die leichte Steigerung des Zuhörens, die auf dem ehrlichen Wunsch basiert, auf die Sorgen und Erlebnisse des Patienten einzugehen, kommt den diagnostischen Bemühungen eindeutig zugute.

Folgen und Core-Skills

Folgen und Informationen sammeln

Man erkennt den Wert des Folgens als Kommunikationsstil schnell, wenn man mit einem Patienten arbeitet, der sich in einer schwierigen Situation befindet. Häufiger wird dieser Stil jedoch vermutlich zu Beginn einer Konsultation benutzt:

THERAPEUT: Wie geht es Ihnen denn so?

PATIENT: Also ehrlich gesagt nicht so gut. Ich hatte starke Schmerzen.

THERAPEUT: Erzählen Sie mir, wie es Ihnen ergangen ist. [*Fragen*]

PATIENT: Na ja, Arthritis zu haben ist eine Sache, aber das hier ist etwas völlig anderes. *(Beugt sich zu einer Seite und reibt sich über das linke Knie.)*

THERAPEUT: Ich sehe, daß Sie sogar jetzt, während Sie reden, Schmerzen haben. [*Zuhören*]

PATIENT: Ja, das stimmt, und es macht mich langsam aber sicher völlig verrückt.

THERAPEUT: Die Arthritis, die Sie eine Zeitlang hatten, ist sicher etwas völlig anderes als das hier. [*Zuhören*]

PATIENT: Nein, eigentlich war sie nicht völlig anders; es ist ja auch das gleiche verdammte Knie. Aber die Schmerzen, die ich jetzt habe, sind schon ein völlig anderes Kaliber, einfach unerträglich.

THERAPEUT: Sie sind für Sie kaum zu ertragen und dominieren alles, was sonst noch in Ihrem Leben geschieht. [*Zuhören*]

PATIENT: Genau. Meine Frau hat mich hierhin gebracht, aber Sie hätten sehen müssen, wie ich in die Klinik gehumpelt bin.

THERAPEUT: Können Sie mir ein wenig genauer beschreiben, wie Sie diesen Schmerz erleben und was daran für Sie so schwer zu ertragen ist? [*Fragen*]

PATIENT: Ich weiß nicht genau. Ich komme kaum vom Stuhl hoch. Ich kann nicht mehr einkaufen gehen. Und wenn ich es schaffe, machen die Schmerzen mich restlos fertig. ...

THERAPEUT: Die Schmerzen sind also die meiste Zeit da und machen Sie völlig mürbe. [*Zuhören*]

PATIENT: Das trifft es genau. Der Schmerz ist wirklich ständig da und macht mich allmählich verrückt.

(Das Gespräch geht weiter, und der Patient redet darüber, daß der Schmerz fast sein ganzes Leben beeinflußt.)

THERAPEUT: *(wechselt zum lenkenden Stil)* Kann ich nun mit Ihnen darüber sprechen, wie man Ihre Schmerzen lindern könnte? Bitte, sagen Sie mir, ... [*Fragen*]

Einer Bitte um eine Behandlung folgen

Das Folgen eignet sich auch als Kommunikationsstil, wenn ein Patient eine Bitte vorträgt und Sie bereit und in der Lage sind, diese Bitte zu erfüllen.

PATIENTIN: Ich habe von diesen Pflastern gehört, die einem helfen, das Rauchen aufzugeben. Ich möchte es einmal damit versuchen. Würden Sie mir so etwas verschreiben?

THERAPEUT: Sie wollen also wirklich mit dem Rauchen aufhören. [*Zuhören*]

PATIENTIN: Ganz bestimmt. Ich habe mich dazu entschlossen, und wenn Sie mir diese Pflaster verschreiben, gehe ich es morgen an.

THERAPEUT: Gut für Sie. Sie haben also das Gefühl, daß Nikotinpflaster Ihnen helfen werden, das Rauchen aufzugeben. [*Zuhören*]

PATIENTIN: Ja, ohne Nikotinpflaster könnte ich den Entzug wohl nicht ertragen. Das habe ich schon einmal versucht. Mir war damals schlecht, ich habe mich sogar übergeben; ich war ziemlich nervös und wurde einfach nicht mit der Situation fertig. Ein anderes Mal habe ich es sogar mit Hypnose versucht. Das war rausgeworfenes Geld. Mein Partner hat es mit den Pflastern probiert, und das hat bei ihm funktioniert. Deshalb möchte ich das jetzt auch versuchen.

THERAPEUT: Es hat also bei Ihrem Partner funktioniert, und Sie sind entschlossen, es auch auszuprobieren. [*Zuhören*]

PATIENTIN: Genau. Wenn er es kann, kann ich es auch. Im Grunde war er süchtiger als ich. Er unterstützt mich jetzt sehr, und ich denke, daß wir es diesmal, wenn wir uns gegenseitig anspornen, schaffen werden.

THERAPEUT: Sehr gut. Ich möchte nur vorher noch ein paar Dinge mit Ihnen überprüfen ... [*Informieren*].

Einem aufgebrachten Patienten folgen

Die meisten Helfer und Ärzte würden wohl bestätigen, daß der Kommunikationsstil des Folgens sehr zu empfehlen ist, wenn ein Patient stark leidet oder wenn er sehr wütend oder ängstlich ist.

PATIENT: Ich bin völlig fertig. Sie wissen ja wohl, daß man mir gestern gesagt hat, ich hätte wahrscheinlich nur noch ein paar Monate zu leben.

THERAPEUT: Es muß ein ziemlicher Schock für Sie gewesen sein, das zu hören. [*Zuhören*]

PATIENT: Es war schrecklich. Ich hatte große Angst vor dieser Nachricht (*bricht in Tränen aus*).

THERAPEUT: Ihre schlimmsten Befürchtungen sind eingetroffen. [*Zuhören*]

PATIENT: Genau. Es ist nicht so, daß ich nicht selbst schon daran gedacht hatte, aber es dann tatsächlich von jemandem zu hören – einfach so –, ist etwas völlig anderes. Ich war fassungslos.

THERAPEUT: Sie hätten sich gewünscht, daß man Ihnen die Nachricht etwas schonender übermitteln würde. [*Zuhören*]

PATIENT: Nein, im Grunde wußte ich schon, was los war, als ich das Gesicht des Arztes sah. Ich höre innerlich jetzt noch immer wieder, daß er es zu mir sagt.

Therapeut: Sie liegen hier die meiste Zeit allein, und ständig geht Ihnen dieser Gedanke durch den Kopf. [*Zuhören*]

Patient: Es ist schrecklich. Ich weiß wirklich nicht, was ich tun soll.

Therapeut: Könnte ich Ihnen irgendwie helfen? [*Fragen*]

Patient: Ich glaube nicht. Es ist einfach ein ziemlicher Schock. Aber danke dafür, daß Sie es mir angeboten haben.

Therapeut: Ich bin ja tagsüber meist hier in der Nähe und werde später noch einmal vorbeischauen. Mir ist klar, daß Ihre Schmerzmedikamente überprüft werden müssen, und ich würde das gern mit Ihnen besprechen. [*Informieren*]

Geleiten und Core-Skills

Als nächstes werden wir an einem kurzen Beispiel demonstrieren, wie man die drei Core-Skills in Verbindung mit dem Kommunikationsstil des Geleitens benutzen kann. Die Teile II und III dieses Buches enthalten weitere Beispiele für das Geleiten.

Eine Empfehlung, sich an einen Kollegen zu wenden, unterstützen

Einem Patienten zu helfen, sich an einen Kollegen zu wenden, ist ein Beispiel für eine Verhaltensänderung. Die Motivation des Patienten, einen Termin bei einem anderen Behandler zu vereinbaren, können Sie durch Ihren Kommunikationsstil beeinflussen. Im hier beschriebenen Fall möchte der Helfer (ob Sozialarbeiter, Krankenpfleger, Berater oder Arzt) einen Patienten mit Diabetes zu einem Ernährungsberater schicken, der mit ihm ein Gespräch über seine Koch- und Eßgewohnheiten führen soll. Natürlich könnte man dem Patienten einfach sagen: »Sie müssen mit einem Ernährungsberater über Ihre Eßgewohnheiten sprechen. Rufen Sie diese Telefonnummer an.« Wie könnte man sich der gleichen Aufgabe mit dem Kommunikationsstil des Geleitens nähern?

Therapeut: Nach den Testergebnissen ist Ihr Blutzuckerspiegel immer noch ziemlich hoch, und das gefällt mir nicht. [*Informieren*] Wären Sie bereit, mit mir ein paar Minuten über diese Sache zu sprechen und mir ein wenig über Ihre Eßgewohnheiten zu berichten? [*Fragen*]

Patient: Ich versuche, vorsichtig zu sein, und ich halte mich von Süßigkeiten und Junkfood fern, so gut ich kann.

Therapeut: Sie meiden bestimmte Nahrungsmittel, die Ihren Blutzuckerspiegel besonders stark in die Höhe treiben. [*Zuhören*] Wie sieht es aus, wenn Sie sich zu Hause etwas kochen? [*Fragen*]

Patient: Ich koche meistens für die ganze Familie. Alle haben andere Vorlieben, und das macht die Sache ziemlich schwierig für mich. Wahrscheinlich ginge es mir ein wenig besser, wenn ich gesünder kochen würde.

THERAPEUT: Sie sehen also einen gewissen Spielraum, Ihre Kochgewohnheiten zu verbessern. [*Zuhören*]

PATIENT: Ich glaube schon.

THERAPEUT: Das geht Diabetikern oft so, und es ist ein guter Ansatzpunkt, um ein paar Dinge zu verändern. Hätten Sie Lust, sich mit mir zusammen ein wenig Gedanken darüber zu machen, wie Sie Ihre Ernährung für Ihre Diabetes günstiger gestalten könnten? [*Fragen*]

PATIENT: Ich denke, die Grundregeln kenne ich, aber ich kann sicherlich noch ein bißchen dazulernen.

THERAPEUT: Gut! Ich kann Ihnen selbst schon ein paar Dinge erklären, aber wir haben Mitarbeiter, die darauf spezialisiert sind, Diabetikern bei der Änderung ihrer Koch- und Eßgewohnheiten zu helfen. [*Informieren*] Wie wäre es für Sie, mit jemandem zu reden, der über diese Dinge gut Bescheid weiß? [*Fragen*]

PATIENT: Das wäre sicher eine gute Idee. Allerdings arbeite ich tagsüber, und ich habe mir schon frei nehmen müssen, um heute zu Ihnen zu kommen.

THERAPEUT: Sie wären also bereit, es einmal zu versuchen, wenn Sie die Möglichkeit hätten, in Ihrer Freizeit zu kommen. [*Zuhören*]

PATIENT: Ich kann natürlich nicht ständig tagsüber kommen, aber nach der Arbeit ginge es schon.

THERAPEUT: Okay, gut. Ich weiß, daß es ein paar Abendtermine gibt. Wir müssen dort anrufen und nachfagen, ob ein Termin frei ist, der für Sie paßt. Ist das für Sie in Ordnung? [*Fragen*]

PATIENT: Klar.

Sich ein wenig Zeit zu nehmen, um im Kommunikationsstil des Geleitens über eine Empfehlung zu sprechen, kann den Ausschlag geben, ob der Patient tatsächlich bereit ist, die Empfehlung anzunehmen. Wenn Sie den Spezialisten selbst anrufen oder einen Kollegen bitten, dies zu tun, während der Patient sich noch im Gebäude befindet, wird die Verbindlichkeit der Maßnahme noch verstärkt. Der obige kurze Dialog veranschaulicht drei wichtige Prinzipien der Motivierenden Gesprächsführung, die in Kapitel 1 erläutert wurden: Die Motivation des Patienten verstehen, dem Patienten zuhören und den Patienten befähigen. Das Resultat, das in den Antworten des Patienten zum Ausdruck kommt, ist *Change-talk* (= »Veränderungssprech«), womit wir uns im nächsten Kapitel gründlicher beschäftigen werden. Change-talk erhöht die Wahrscheinlichkeit, daß der Patient die Empfehlung des Helfers oder Arztes beherzigt.

Flexibilität während einer Konsultation

Im Gesundheitswesen kann der Kommunikationsstil während einer Konsultation mehrmals gewechselt werden, und wenn dies geschieht, ist es ein Zeichen für gute Arbeit. Dazu folgendes Beispiel:

Einem Helfer stehen 20 Minuten für ein Beratungsgespräch zur Verfügung, und er beschließt, in den ersten fünf bis sieben Minuten eines Gesprächs mit einer älteren, ängstlich und abgelenkt wirkenden Frau den *Stil des Folgens* zu benutzen. Er stellt offene Fragen und gibt der Patientin Zeit, eine Geschichte über ihre Erlebnisse zu erzählen. Er verlangsamt das Tempo der Beratung ganz bewußt, wodurch die Patientin sich beruhigt und sich beim Erzählen ihrer Geschichte deutlich stärker engagiert. Der Helfer hört ihr zu und versucht, sie zu verstehen. Hin und wieder verstärkt er mit Hilfe des Informierens Dinge, die sie gesagt hat. Seine Äußerungen beschränken sich im Wesentlichen darauf, Dinge zu sagen wie: »Ich sehe, daß Sie sich sorgen, Sie könnten umfallen« [*Zuhören*] oder: »Könnten Sie mir sagen, was genau Sie wegen dieser Medikamente beunruhigt?« [*Fragen*]

Anschließend wendet er sich ziemlich entschieden dem Kommunikationsstil *des Lenkens* zu. Diesen Wechsel signalisiert er, indem er zusammenfaßt, was die Patientin gesagt hat. »Sie sorgen sich wegen der Nebenwirkungen dieses Mittels und weil Sie unsicher sind, ob die Dosis, die Sie davon einnehmen, richtig ist ...« Weil die Patientin sich aufgrund dessen verstanden fühlt, kann der Helfer sich aktiver engagieren. »Ich würde nun gern eine andere Richtung einschlagen und Ihnen ein paar Fragen über Ihren Medikamentenkonsum und dessen Auswirkungen stellen. Ist das für Sie in Ordnung?« Dann stellt er durch Fragen, Zuhören und Informieren fest, wie sich Behandlung und Medikation sinnvoll ändern lassen. Die Fragen sind nun gezielter, die Information ist klar und einfach, und durch Zuhören stellt der Helfer fest, ob die Patientin die Zusammenhänge verstanden hat, so daß er seine Informationen inhaltlich und durch Dosierung der Menge ihrem Aufnahmevermögen anpassen kann. »Zu welcher Tageszeit nehmen Sie Ihre Tabletten ein?« – »Was ist Ihnen kurz nach der Einnahme aufgefallen?« Er gibt Ratschläge und Anweisungen. »Ich schlage Ihnen vor, einmal dieses neue Mittel auszuprobieren; es ist etwas stärker, aber ich glaube nicht, daß es auch stärkere Nebenwirkungen hat.« [*Informieren*] »Ja, es ist wichtig, daß Sie diese Tabletten jeden Tag zur gleichen Zeit einnehmen« [*Informieren*]

Im Gesundheitswesen kann der Kommunikationsstil während einer Konsultation mehrmals gewechselt werden, und wenn dies geschieht, ist es ein Zeichen für gute Arbeit.

Dann findet ein Wechsel zum Kommunikationsstil des *Geleitens* statt, weil der Helfer die Patientin darin unterstützen will, sich mit den Veränderungen der Behandlung zu arrangieren und darüber nachzudenken, wie Sie zu Hause damit zurechtkommen könnte. Zielrichtung und Inhalt der Fragen ändern sich, und in der Nutzung des Zuhörens und des Informierens spiegelt sich die Überzeugung, daß es die Motivation stärkt, wenn Patienten möglichst viele Lösungen selbst finden. »Wie schätzen Sie in diesem Fall Ihre Erfolgschancen ein?« – »Welche Regelung wäre für Sie die beste?« – »Was verwirrt Sie am meisten?« Auch die übrigen Werkzeuge werden benutzt. »Ja, das stimmt, und es könnte Ihnen auch helfen, häufiger etwas zu sich zu nehmen« [*Informieren*] und: »Sie sorgen sich wegen der Veränderung, sind aber nicht bereit, die Sache anzugehen.« [*Zuhören*] Er faßt das Gesagte zusammen, und die Patientin erklärt sich einverstanden, später noch einmal zu einem Gespräch zu kommen.

Ein weniger flexibles Vorgehen kann sich negativ auf das Resultat auswirken. Hätte sich dieser Helfer während der Beratung starrer am direktiven Kommunikationsstil orientiert, sich aus dieser Grundhaltung heraus der Patientin zugewandt und sich mit ihren Gedanken und Gefühlen befaßt, hätte er ihr Engagement unterminiert, und eine verbindliche Verpflichtung des Patienten wäre unwahrscheinlicher geworden. Flexibles Wechseln zwischen den Kommunikationsstilen spiegelt den Wunsch, die eigene Kompetenz möglichst optimal zu nutzen und für die Person, die Sie betreuen, das Bestmögliche zu erreichen.

Zum Abschluß

Wenn Patienten mit ihren Problemen zu einem Helfer kommen, sind diese Probleme so gut wie nie hübsch abgepackt und lassen sich auch nicht mit Hilfe eines formelhaften Kommunikationsansatzes bewältigen. Fragen, Informieren und Zuhören mögen Ihnen als recht simpel erscheinen, und vielleicht denken Sie, daß es maßlos übertrieben ist, sie als »Fertigkeiten« zu bezeichnen. Verglichen mit den komplizierten Dingen, die Sie in Ihrer Praxis unbedingt richtig machen müssen, kommen Ihnen diese drei Aktivitäten vermutlich eher unscheinbar vor.

Man kann diese einfachen Aktivitäten aber sehr unterschiedlich einsetzen und damit viele Ziele verfolgen. Es ist eine sehr anspruchsvolle Aufgabe, so zu fragen, zuzuhören und zu informieren, daß man damit in einer konkreten klinischen Situation Ziele erreicht, die für einen bestimmten Patienten wichtig sind. Die konkrete

Wortwahl in Verbindung mit dem körpersprachlichen Ausdruck, der Nutzung von Stille (bzw. Schweigen) und die allgemeine Atmosphäre während der Konsultation können ebenfalls sehr nützliche Werkzeuge sein. Wie Sie mit Patienten kommunizieren, beeinflußt nicht nur erheblich, wie diese sich fühlen, sondern auch, was sie tun und wie sich ihr Gesundheitszustand entwickelt. Ihre Kommunikationsfertigkeiten sind selbst eine Art »Werkzeugkasten für die Behandlung«. Die Werkzeuge des Fragens, Informierens und Zuhörens lassen sich mehr oder weniger effizient, effektiv und kunstvoll miteinander kombinieren. Ihre zweckmäßigste Nutzung hängt von Ihren Zielen ab, und man kann sie außerdem im Dienste der Kommunikationsstile Lenken, Geleiten und Folgen unterschiedlich einsetzen.

Die Werkzeuge des Fragens, Informierens und Zuhörens lassen sich mehr oder weniger effizient, effektiv und kunstvoll miteinander kombinieren.

TEIL II | Core-Skills: Zentrale MI-Fertigkeiten

3 Die Praxis der Motivierenden Gesprächsführung

In diesem zweiten Teil des Buches stellen wir die Core-Skills der Motivierenden Gesprächsführung vor, die Ihnen aus Ihrem Alltag bestens vertraut sein dürften. Nur werden diese Fertigkeiten im MI-Zusammenhang auf bestimmte Arten und mit dem klaren Ziel, das Gesundheitsverhalten zu verändern, eingesetzt. Die beschriebenen Methoden sind speziell für den (häufig vorkommenden) Fall gedacht, daß der Weg eines Patienten zum optimalen Gesundheitszustand eine Verhaltensänderung erfordert, eine Situation, in der kompetentes Geleiten oft besonders nützlich und wirksam ist. Wie im vorigen Kapitel erklärt wurde, eignen sich bestimmte Kommunikationsformen besonders gut für das Geleiten, weshalb wir ihnen in diesem Teil des Buches jeweils ein eigenes Kapitel widmen.

Ein guter Geleitender tut folgendes:

- Er *fragt*, um herauszufinden, wohin der Klient oder Patient will, und um ihn ein wenig kennenzulernen.
- Er *informiert* den Hilfesuchenden über seine verschiedenen Möglichkeiten, so daß dieser selbst entscheiden kann, welche davon ihm als am sinnvollsten erscheint.
- Er *hört zu*, respektiert, was der Ratsuchende selbst will, und bietet ihm Hilfe dabei an, es zu erreichen.

Wie bereits in Kapitel 1 erklärt wurde, beruht die Wirkung des Geleitens beim MI darauf, daß die Selbstverpflichtung des Klienten oder Patienten, sich zu verändern und die Erfordernisse der Behandlung zu erfüllen, dadurch verstärkt wird. Wie ist das möglich? Wie kann eine relativ kurze Beratung zu einer dauerhaften Veränderung des Gesundheitsverhaltens führen? Um dies zu verstehen, muß man das Phänomen der Ambivalenz kennen.

Ambivalenz

Daß Menschen gegenüber Veränderungen ambivalente Gefühle haben, ist normal. Dies gilt insbesondere für Veränderungen, die in irgendeiner Hinsicht »gut für sie« sind. Die meisten Menschen möchten gesund sein und sind deshalb bereit, im Interesse ihrer Gesundheit einiges zu tun. Andererseits schätzen sie die ihnen vertrauten Gewohnheiten, und Veränderungen sind immer auch mit Nachteilen verbunden. Einige für die Gesunderhaltung wichtige Verhaltensweisen sind unangenehm oder sogar schmerzhaft: mit einer Nadel in einen Finger stechen, um den Blutzuckerspiegel zu prüfen, Körpertraining nach einem chirurgischen Eingriff und Ertragen ständiger Nebenwirkungen, die bei strikter Durchführung einer notwendigen Behandlung auftreten. Wahrscheinlich kennt Ihr Patient schon einige gute Gründe für die Verhaltensänderung, die Sie ihm nahezubringen versuchen, beispielsweise einer Intensivierung des Körpertrainings, der Rauchentwöhnung oder einer gesünderen Ernährung. Vielleicht *genießt* er den Status quo sogar – ein Leben, das er hauptsächlich im Sitzen verbringt, zu rauchen und ungesund zu essen – und er nimmt von vornherein an, daß jede Veränderung auch Nachteile mit sich bringt. Widersprüchliche Motivationen – daß man etwas gleichzeitig will und nicht will – sind völlig normal und sehr verbreitet. Beachten Sie die Ambivalenz, die in den folgenden Äußerungen von Patienten zum Ausdruck kommt:

»Ich muß ein wenig abnehmen, aber ich hasse Körpertraining.«
»Ich möchte aufstehen, aber das tut weh.«
»Ich sollte mit dem Rauchen aufhören, aber ich schaffe es einfach nicht.«
»Ich will meine Medikamente ja einnehmen, aber ich vergesse es immer wieder.«

Das »aber« in der Mitte der Aussage ist das verräterische Wahrzeichen der Ambivalenz. Die Argumente zu beiden Seiten des »aber« neutralisieren einander, so daß sich im Endeffekt nichts verändert. Ambivalenz äußert sich oft, indem man zunächst an einen Grund, sich zu verändern, denkt, dann an einen Grund, sich *nicht* zu verändern, und irgendwann völlig aufhört, über die Angelegenheit nachzudenken.

Allerdings können Dinge geschehen, die einen Menschen einer Verhaltensänderung näherbringen oder ihn weiter davon entfernen. Manche brauchen nur eine

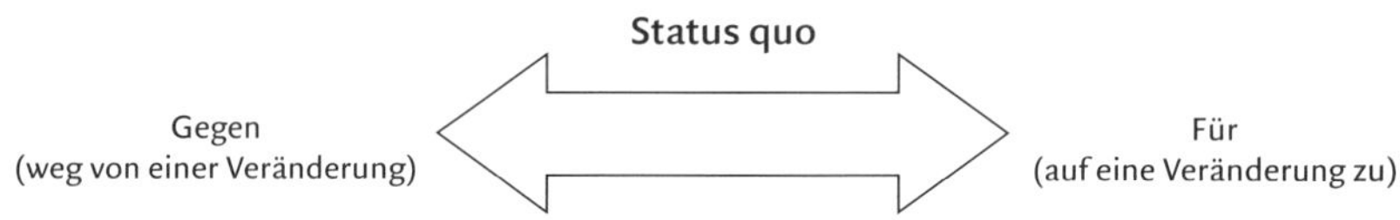

Abbildung 3.1 Menschen können sich in ihre Ambivalenz verstricken und tun dies auch oft.

Diagnose und ein wenig Beratung, um ihre Lebensweise entscheidend zu ändern. Doch viele Patienten durchlaufen bewußt oder unbewußt einen Reflexionsprozeß – ein Abwägen des Für und Wider einer Verhaltensänderung. Stellen Sie sich vor, daß Ihre Patienten sich während einer Gesundheitsberatung in die eine oder andere Richtung bewegen, wie Abbildung 3.1 veranschaulicht.

Vielleicht haben Sie manchmal das Gefühl, daß Ihre Beratungen Patienten unberührt lassen: »Ich habe es ihm so oft gesagt, aber er verändert sich einfach nicht.« Diese Frustration ist in den Heilberufen leider sehr verbreitet. Sie erklären Ihren Patienten immer wieder, was sie tun müssen, wie sie es tun könnten, warum sie es tun sollten, und doch passiert nichts. Erinnern Sie sich an den in Kapitel 1 beschriebenen Korrekturreflex? Wenn Sie in der Kommunikation mit einem Menschen, der Ambivalenz zeigt, direktiv (im Sinne des lenkenden Kommunikationsstils) vorgehen, ergreifen Sie für die Veränderungsbereitschaft des Betreffenden Partei.

»Wenn Sie Ihren Körper trainieren und abnehmen würden, könnten Sie die Gefahr eines Herzinfarkts deutlich verringern.«

»Es ist wichtig für Sie, aus dem Bett aufzustehen und sich zu bewegen.«

»Ich möchte, daß Sie mit dem Rauchen aufhören.«

»Dieses Medikament wird Ihnen nicht helfen, wenn Sie es nicht wirklich regelmäßig nehmen.«

Wenn man gegenüber Patienten solche *für* eine Veränderung sprechenden Argumente anführt, reagieren sie häufig, indem sie die Gegenposition dazu vertreten und so ihre Ambivalenz ausleben: »Ja, aber ...« Sie machen sich dann *gegen* Veränderung stark und reden sich die Notwendigkeit einer Veränderung buchstäblich aus. Ihr Ziel ist jedoch, daß Ihre Patienten sich in eine für sie wichtige Veränderung selbst *hineinreden*, sofern diese ihren persönlichen Werten und Bestrebungen entspricht. Mit anderen Worten: Ihre Aufgabe ist es, bei Ihren Patienten oder Klienten *Change-talk* hervorzurufen, statt sie in den Widerstand zu treiben.

> *Ihre Aufgabe ist es, bei Ihren Patienten oder Klienten Change-talk hervorzurufen, statt sie in den Widerstand zu treiben.*

Change-talk hören

Wenn Sie Ihren Patienten oder Klienten helfen wollen, Argumente für eine Veränderung zu finden, müssen Sie Change-talk erkennen können, sobald Sie ihn hören. Über die intuitive Fähigkeit dazu verfügen Sie bereits, denn diese haben Sie in der täglichen sozialen Interaktion entwickelt.

Nehmen wir einmal an, Sie fragen sich, ob ein Freund etwas Bestimmtes für Sie tun wird. Für Verhandlungen dieser Art gibt es ein umfangreiches und sehr differenziertes Vokabular, das Menschen durch Lebenserfahrung erlernen. Stellen Sie sich die folgenden Reaktionen Ihres Freundes vor, nachdem Sie ihn gebeten haben, Ihnen einen Gefallen zu tun:

»Ja, ich werde es tun.«
»Vielleicht kann ich es tun.«
»Ich wünschte mir, ich könnte es.«
»Ich werde versuchen, es hinzubekommen.«
»Wenn ich kann, werde ich dir helfen.«
»Ich verspreche dir, es morgen für dich zu erledigen.«
»Ich werde darüber nachdenken.«

Was kommunizieren diese Reaktionen? Und vor allem: Wie wahrscheinlich ist es in den einzelnen Fällen, daß Ihr Freund *tatsächlich* tun wird, worum Sie ihn gebeten haben? Jede der obigen Äußerungen läßt ein anderes Maß an echter Absicht erkennen, und wir verstehen die konkrete Bedeutung einer bestimmten Formulierung aufgrund der uns allen gemeinsamen Lebenserfahrung. Andererseits sind die Signale, die dabei angewendet werden, kulturspezifisch. Ein Mensch aus einer anderen Kultur kann die feinen Nuancen solcher Äußerungen leicht übersehen und die Botschaft mißverstehen.

Solche Kommunikationen sind deshalb nützlich, weil sie tatsächlich Verhalten voraussagen – wenn auch nicht hundertprozentig zuverlässig. Andere Menschen mögen Sie absichtlich täuschen oder Ihnen aus anderen Gründen etwas sagen, wovon sie annehmen, daß Sie es hören wollen. Doch in einer von gutem Willen und Vertrauen geprägten Beziehung übermitteln solche Äußerungen wertvolle Informationen, sofern Sie wissen, worauf Sie achten müssen. Wenn Sie sich genau anhören, wie sich Ihre Patienten ausdrücken, können Sie relativ sicher voraussagen, ob die Betreffenden sich verändern werden. Und wenn Sie Change-talk hören, machen Sie Ihre Sache richtig. Merken Sie hingegen, daß Sie verbal für eine Veränderung eintreten und der Patient seinen Status quo verteidigt, wissen Sie, daß Sie nicht auf dem richtigen Weg sind.

Wenn Sie Change-talk hören, machen Sie Ihre Sache richtig. Merken Sie hingegen, daß Sie verbal für eine Veränderung eintreten und der Patient seinen Status quo verteidigt, wissen Sie, daß Sie nicht auf dem richtigen Weg sind.

Aber was genau ist Change-talk? Wenn Sie mit einem Patienten über eine Verhaltensänderung sprechen, können in den Äußerungen Ihres Gesprächspartners sechs verschiedene Themen anklingen, und das sind sechs unterschiedliche Arten von Change-talk. Diese werden

TABELLE 3.1 *Sechs Arten von Change-talk*

Wunsch	Äußerungen darüber, daß man eine Veränderung bevorzugt »Ich *will* ...« »Ich *würde* gern ...« »Ich *wünsch(t)e* mir ...«
Fähigkeit	Äußerungen über die Befähigung »Ich *könnte* ...« »Ich *kann* ...« »Ich *könnte in der Lage sein zu* ...«
Gründe	Konkrete Argumente für eine Veränderung »Ich *würde* mich wahrscheinlich besser fühlen, wenn ich ...« »Ich *bräuchte* mehr Energie, um mit meinen Kindern spielen zu können.«
Bedürfnis/Notwendigkeit	Äußerungen über das Gefühl, zu einer Veränderung verpflichtet zu sein »Ich *sollte* ...« »Ich *muß* ...« »Ich *sollte wirklich* ...«
Selbstverpflichtung	Äußerungen über die Wahrscheinlichkeit einer Veränderung »Ich *werde* ...« »Ich *will* ...« »Ich *beabsichtige* ...«
Schritte einleiten	Äußerungen über tatsächlich ausgeführte Handlungen »Ich bin wirklich losgegangen und ...« »Diese Woche habe ich angefangen zu ...«

in Tabelle 3.1 anhand von Beispielen veranschaulicht. Und jede dieser Arten von Change-talk sagt Ihnen etwas über die Motivation des Menschen, von dem die Äußerung stammt.

Wunsch

Das erste Thema für Change-talk ist der Wunsch. Entsprechende Verben sind *wollen*, *mögen* und *wünschen*. Diese sagen Ihnen etwas darüber, was der betreffende Mensch will. Es folgen einige entsprechende Äußerungen:

»Ich *wünschte* mir, ich könnte ein wenig abnehmen.«
»Ich *will* diesen Schmerz loswerden.«
»Ich *mag* die Vorstellung, mehr zu trainieren.«

Solche Äußerungen sagen Ihnen etwas über die Präferenzen eines Menschen entweder bezüglich Veränderungen oder bezüglich des von ihm bevorzugten Status quo.

Fähigkeit

Eine zweite Art von Change-talk gibt Auskunft darüber, was jemand sich selbst zutraut. Das charakteristische Verb ist in diesem Fall *können* bzw. *kann* und die Konjunktivform *könnte*.

»Ich nehme an, daß ich zweimal pro Woche kommen *kann*.«
»Ich *könnte* wahrscheinlich vor dem Abendessen einen Spaziergang machen.«
»Ich bin *möglicherweise* in der Lage, ein wenig zurückzustecken.«
»Ich *kann* mir vorstellen, diese Veränderung herbeizuführen.«

Beachten Sie, das auf die Fähigkeit bezogener Change-talk auch über die Stärke der Motivation Aufschluß gibt. »Ich kann definitiv« spiegelt ein viel stärkeres Selbstvertrauen als »Ich könnte wahrscheinlich« oder »Ich bin möglicherweise in der Lage.«

Gründe

Change-talk kann auch konkrete Gründe für eine bestimmte Veränderung zum Ausdruck bringen. Für diese Art von Äußerungen gibt es keine charakteristischen Verben; allerdings können Gründe in Verbindung mit Wunsch-Verben geäußert werden.

»Ich bin sicher, daß es mir besser ginge, wenn ich regelmäßig trainieren würde.«
»Ich möchte meine Enkelkinder aufwachsen sehen.«
»Dieser Schmerz hält mich davon ab, Klavier zu spielen.«
»Mit dem Rauchen aufzuhören wäre gut für meine Gesundheit.«

Bedürfnis/Notwendigkeit

Eine zwingende Situation beschreibende sprachliche Äußerungen verweisen auf ein Bedürfnis oder eine Notwendigkeit. Charakteristische Verben sind in diesem Fall *müssen*, *brauchen* und *sollen*.

»Ich *muß* ein wenig schlafen.«
»Ich *muß* dafür sorgen, daß ich wieder ein wenig zu Kräften komme.«
»Ich *brauche* wirklich etwas mehr Körpertraining.«

Ambivalenz entsteht oft, weil zwischen den vier motivationsrelevanten Aspekten Wunsch, Fähigkeit, Gründe und Bedürfnis/Notwendigkeit Konflikte bestehen. In den folgenden Beispielen verweist jeweils der erste Teil auf eine Veränderung, und der zweite, durch ein *»aber«* vom ersten getrennte Teil ist auf die Erhaltung des Status quo gerichtet:

»Ich *sollte* das wirklich tun [Bedürfnis/Notwendigkeit], aber ich *kann* es nicht [Fähigkeit].«
»Ich *möchte* ja gern [Wunsch], aber es tut so weh [Grund].«
»Ich *würde gern* mein Cholesterol senken [Wunsch], aber ich mag nun einmal Eier und Käse so gern [Wunsch].«

Die ersten vier Arten von Change-talk kann man sich mit Hilfe der Anfangsbuchstaben der jeweiligen englischen Bezeichnungen merken: DARN (engl.: »verflixt!«) – **D***esire* (Wunsch), **A***bility* (Fähigkeit), **R***easons* (Gründe) und **N***eed* (Bedürfnis/Notwendigkeit) – und sie alle haben gemeinsam, daß es sich dabei um Formen von Change-talk handelt, die *vor* einer Selbstverpflichtung zur Veränderung auftauchen. Sie führen *in Richtung* einer Verhaltensänderung, initiieren aber allein noch keine Veränderung.

Wenn jemand sagt: »Ich will ...«, so ist das nicht das gleiche, wie wenn er sagt: »Ich werde ...«
Wenn jemand sagt: »Ich kann«, so ist das nicht das gleiche, wie wenn er sagt: »Ich werde ...«
Gründe für eine Veränderung zu nennen ist nicht das gleiche, wie sich verbindlich darauf festzulegen, daß man diese Veränderung herbeiführen wird.
Zu sagen »Ich brauche« ist nicht das gleiche, wie zu sagen »Ich habe ... vor«.

Stellen Sie sich zur Veranschaulichung jemanden vor, der bei Gericht als Zeuge vereidigt wird*: »Schwören Sie, die Wahrheit, die ganze Wahrheit und nichts als die Wahrheit zu sagen?« Was fehlt den folgenden Antworten?

* Wir danken Dr. Theresa Moyers für dieses Beispiel.

»Das würde ich gern [*Wunsch*].«
»Das könnte ich [*Fähigkeit*].«
»Es würde Ihnen sicher helfen, wenn ich es täte [*Grund*].«
»Ich sollte es tun [*Bedürfnis/Notwendigkeit*].«

Keine dieser Antworten ist befriedigend. Was fehlt, ist eine fünfte Form von Change-talk.

Selbstverpflichtung (Commitment)

Wie klingt eine Selbstverpflichtung? Das charakteristische Verb ist in diesem Fall *wollen*, doch Selbstverpflichtungen können viele Formen annehmen. Äußerungen, die von einer starken Selbstverpflichtung zeugen, sind beispielsweise:

»Ich *werde*.«
»Ich *verspreche* es.«
»Ich *garantiere* es.«
»Ich *bin bereit*, es zu tun.«
»Ich *habe vor*, es zu tun.«

Man sollte aber auch die schwächeren Formen der Selbstverpflichtung nicht geringschätzen, denn auch sie sind wichtige Schritte auf dem Weg. Durch Äußerungen wie die folgenden signalisieren Menschen, daß sich eine Tür öffnet:

»Ich werde darüber *nachdenken*.«
»Ich werde mir die Sache *überlegen*.«
»Ich *habe vor*, ... zu tun.«
»Ich *hoffe*, daß ich ... tun werde.«
»Ich werde es *versuchen*.«

Dies sind wichtige Äußerungen, die man fördern sollte. Die beiden letzten (»Ich *hoffe*, daß ich ... tun werde« oder »Ich werde es *versuchen*«) deuten auf den Wunsch, sich zu verändern, signalisieren aber auch gewisse Zweifel an der eigenen Fähigkeit, dies zu tun. Gespräche über Veränderung sind reich an solchen Signalen.

Schritte einleiten

Es gibt noch eine sechste Form von Change-talk, mit der Sie insbesondere dann konfrontiert werden können, wenn Sie mit Patienten im Laufe der Zeit mehrfach Kontakt haben. Diese Art von Äußerungen deutet darauf hin, daß der Betreffende, wenn auch zögerlich, einen Schritt in Richtung Veränderung gewagt hat. Er hat etwas getan, das ihn der Veränderung näher bringt.

»Ich habe diese Woche ein paar Tage versucht, auf Alkohol zu verzichten.«
»Ich habe mir in der Bibliothek ein Buch über Aerobics ausgeliehen.«
»Ich habe mir ein paar Kondome gekauft.«
»Wir haben den ganzen Monat Februar kein Fleisch gegessen.«
»Ich habe eine Woche lang nicht geraucht, aber danach wieder damit angefangen.«
»Ich habe mir eines von diesen neuen Testgeräten zugelegt.«
»Ich bin heute zu Fuß die Treppe hinaufgegangen, statt den Aufzug zu nehmen.«

Äußerungen wie die obigen können eine gewisse Skepsis auslösen:

»Ja, aber haben Sie das Buch [über Aerobics] auch gelesen?«
»Und benutzen Sie sie [die Kondome] auch?«
»Ah, im Februar, dem kürzesten Monat!« [kein Fleisch gegessen]

Man sollte nicht übersehen, daß Handlungen wie die beschriebenen wichtige versuchsweise Verhaltensschritte in Richtung einer Veränderung sind, und solche Schritte sollte man fördern.

Machen Sie sich keine Sorgen, ob Sie Change-talk, den Sie hören, der richtigen Kategorie zuordnen. Sie werden merken, daß es zwischen den verschiedenen Kategorien Überschneidungen gibt. Die gleiche Äußerung kann zwei oder mehr Aspekte von Change-talk zum Ausdruck bringen.

»Ich wünschte mir, ich könnte mit dem Rauchen aufhören [*Wunsch*], weil dann meine Zähne heller blieben [*Grund*].«
»Ich könnte wahrscheinlich zehn Pfund abnehmen [*Fähigkeit*], und ich würde dann besser aussehen.«
»Ich werde es versuchen [*kommuniziert einen Wunsch, aber gleichzeitig Unsicherheit bezüglich der Fähigkeit*].«
»Ich muß etwas tun, um wieder zu Kräften zu kommen, und ich denke, daß ich das kann [*Bedürfnis/Notwendigkeit, Fähigkeit und Grund*].«

Entscheidend ist, daß Sie Ihre Ohren auf Change-talk einstellen und daß Sie diesen erkennen und bestätigen, wenn Sie ihn hören.

Wie passen diese sechs Arten von Change-talk zusammen? Der Prozeß beginnt mit den vier Change-talk-Arten, die der Entstehung einer Selbstverpflichtung vorangehen (DARN). Menschen reden zuerst darüber, was sie tun wollen (*Wunsch*), warum sie sich verändern wollen (*Gründe*), wie sie dies erreichen könnten (*Fähigkeit*) und wie wichtig ihnen dies ist (*Bedürfnis/Notwendigkeit*). Wenn es Ihnen gelingt, bei einem Klienten die Wünsche, Fähigkeiten und Gründe für sowie das Bedürfnis nach Veränderung zu wecken, tanken Sie den menschlichen »Veränderungsmotor« auf. Der Ausdruck der DARN-Motivationen stärkt allmählich die Bereitschaft zur Selbstverpflichtung, und der Patient oder Klient ist dann irgendwann so weit, daß er die ersten Schritte in Richtung einer Veränderung gehen kann. *Selbstverpflichtung* und *Schritte einleiten* kündigen eine dauerhafte Verhaltensänderung an. Wie bereits erwähnt wurde, können DARN-Äußerungen selbst keine Veränderung auslösen, sie geben aber Aufschluß darüber, wie stark die Voraussetzungen für eine Selbstverpflichtung mittlerweile geworden sind. Abbildung 3.2 stellt dies dar.

An dieser Stelle erscheint uns der Hinweis geboten, daß Sie durch die Auseinandersetzung mit den DARN-Change-talk-Arten die Werte und Bestrebungen des Patienten kennenlernen. Wenn Sie DARN-Äußerungen hören, erfahren Sie etwas darüber, was die Patienten sich erhoffen und was ihnen wichtig ist. Sie erhalten Hinweise auf ihre Werte. Wenn ein Patient sagt: »Ich will für meine Enkelkinder da sein« oder: »Ich will meiner Familie keine Last sein«, verdeutlich das den Stellenwert der Familie in der Prioritätenliste des Betreffenden. Dies sind wichtige Themen, und es lohnt, sich ein wenig mit ihnen zu beschäftigen, statt sie zu übergehen. Ein Wert, der einem Menschen wichtig ist, kann ihn stark dazu motivieren, sich zu verändern. Sprechen Sie mit Ihren Patienten oder Klienten darüber, ob eine beabsichtigte Verhaltensänderung mit dem, was ihnen wichtig ist, in Einklang steht. Kollidiert ein Verhalten wie Rauchen wirklich mit einem wichtigen Wert des Betreffenden, kann es zu einer Veränderung kommen. Deshalb ist es sinnvoll, nach DARN-Äußerungen zu fragen:

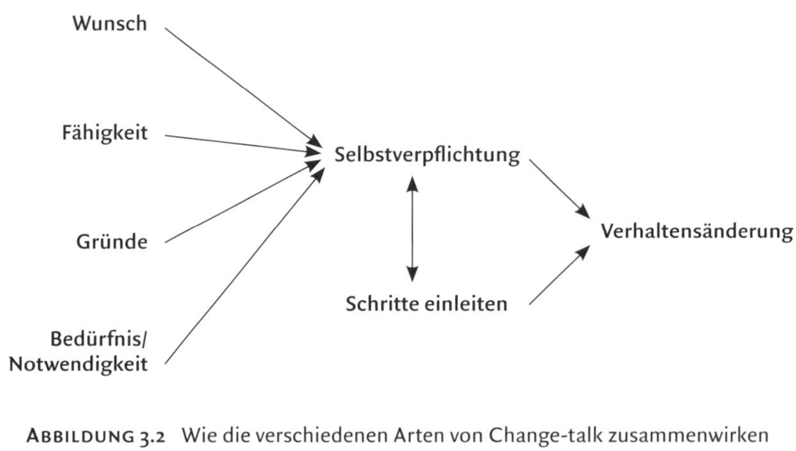

Abbildung 3.2 Wie die verschiedenen Arten von Change-talk zusammenwirken

»Warum *wollen* Sie denn mit dem Rauchen aufhören?« [*Wunsch*]
»Wie würden Sie vorgehen, wenn Sie sich dazu entschließen würden?« [*Fähigkeit*]
»Was sind für Sie persönlich die drei wichtigsten Gründe, mit dem Rauchen aufzuhören?« [*Gründe*]
»Wie wichtig ist es Ihnen, mit dem Rauchen aufzuhören?« [*Bedürfnis/Notwendigkeit*]

Geleiten mit Hilfe von Change-talk

Stellen Sie sich eine Wiese auf einer Lichtung vor, die von Wald umgeben ist. Sie haben eine Art Teppich aus grünem Gras vor sich, auf dem farbenprächtige Wildblumen wachsen. Auch gibt es Büschel von Grünpflanzen, die man in einem Garten als Unkraut ansehen würde. Weil Sie Farben sehen, können Sie die Blüten von dem grünen Teppich und von den Grünpflanzenbüscheln unterscheiden.

Der Grasteppich gleicht dem Hintergrund gesprochener Äußerungen, den Sie hören, wenn andere Menschen reden. Die Eigenmotivation des Patienten oder Klienten, sich zu verändern, entspricht den aus dem Gras aufragenden Blumen. Das Unkraut verkörpert die Argumente, die nach Ansicht des Patienten gegen eine Veränderung sprechen und die, wenn sie gefördert werden, die Blumen ersticken können. Den charakteristischen MI-Kommunikationsstil des Geleitens könnte man mit dem Zusammenstellen eines Blumenstraußes vergleichen. Während der Patient selbst die für eine Veränderung sprechenden Argumente vorbringen sollte, fällt Ihnen die Aufgabe zu, Change-talk zu sammeln. Jede DARN-Change-talk-Äußerung gleicht einer Blume. Sie stellen diese Blumen zu einem Strauß zusammen, den Sie dem Patienten hin und wieder vor Augen halten und den Sie anschließend weiter ergänzen.

Noch ein anderer Vergleich bietet sich an: Man könnte die Change-talk-Äußerungen, die Sie von den Patienten sammeln, mit kleinen Gewichten vergleichen, die Sie auf die »Für Veränderung«-Seite einer Waage legen. Indem Sie Ihren Patienten helfen, »Für Veränderung«-Argumente vorzutragen, sorgen Sie dafür, daß sich die Waage allmählich in Richtung der Veränderung neigt.

Das Hervorlocken von Change-talk muß nicht besonders lange dauern. Manchmal gelingt es, in einem Gespräch von wenigen Minuten genügend Change-talk zu generieren. Und wahrscheinlich werden Sie erneut Möglichkeiten dazu haben, wenn Sie mit dem Patienten mehrmals zusammentreffen. Dauerhafte Veränderungen gesundheitsrelevanten Verhaltens können über einen längeren Zeitraum allmählich entstehen, wenn Sie den Patienten geduldig geleiten und immer wieder ermutigen. Ob es Ihnen gelingt, eine Verhaltensänderung herbeizuführen, hängt mehr von Ihrer Kompetenz im Geleiten ab als von der Zeitspanne, die Ihnen zur Verfügung steht.

Wenn Sie sich darin üben, Change-talk zu erkennen, verbessern Sie dadurch gleichzeitig Ihre Kompetenz im Geleiten. Wir können Ihnen hier zwar gewisse Anhaltspunkte für die MI-Praxis geben, aber Ihre wirklich wichtigen Lehrer sind Ihre Patienten. Jedesmal wenn Sie den Kommunikationsstil des Geleitens anwenden, erhalten Sie umgehend Feedback. Hören Sie daraufhin erneut Change-talk, wissen Sie, daß Sie richtig liegen. Fördern Sie beim Patienten Argumente zutage, die gegen eine Veränderung sprechen, gibt er Ihnen damit zu verstehen, daß Sie anders vorgehen sollten.

Wir können Ihnen hier zwar gewisse Anhaltspunkte für die MI-Praxis geben, aber Ihre wirklich wichtigen Lehrer sind Ihre Patienten. Hören Sie daraufhin erneut Change-talk, wissen Sie, daß Sie richtig liegen.

Zum Abschluß

Wir haben in Kapitel 1 den allgemeinen MI-Spirit erläutert (Zusammenarbeit, Evozieren und Respekt vor der Autonomie des Patienten), die Grundprinzipien dieser neuen Methode erklärt und als Merkhilfe dazu das Akronym RULE herangezogen: Widerstehe (*resist*) dem Korrekturreflex. (2) Verstehe (*understand*) und erforsche die Motivation. (3) Höre (*listen*) empathisch zu. (4) Befähige (*empower*) den Patienten, und fördere bei ihm Hoffnung und Optimismus. In Kapitel 2 wurde die Bedeutung des geleitenden Kommunikationsstils in der Motivierenden Gesprächsführung erklärt, wie er im normalen Alltagsleben üblich ist. In Kapitel 3 wurde die Rolle der Ambivalenz erläutert und erklärt, wie man Patienten helfen kann, sich aus einem Zustand der Stagnation zu befreien, indem man auf Manifestationen von Change-talk achtet. Weiterhin wurden sechs Arten von Change-talk beschrieben und wie sie einander so ergänzen, daß es schließlich zu einer wichtigen Verhaltensänderung kommt. In den nächsten drei Kapiteln werden wir uns noch einmal intensiver mit den drei Core-Skills *Fragen*, *Zuhören* und *Informieren* befassen, um noch besser zu verstehen, wie man sie nutzen kann, um Patienten zu helfen, über Veränderungen ihres Gesundheitsverhaltens zu sprechen, sich zu einer Veränderung zu verpflichten und sie dann auch wirklich umzusetzen.

4 Fragen

Fragen scheinen auf den ersten Blick etwas ziemlich Simples zu sein. Sie stellen eine Frage, und der Patient beantwortet sie. So sammelt man nun einmal Informationen. Ach, wenn es doch nur so einfach wäre!

Dieses Kapitel ist in zwei Abschnitte unterteilt. Der erste beschäftigt sich mit dem Fragen ganz generell, der zweite damit, welche Rolle Fragen im MI-Rahmen spielen.

Fragen: Einige allgemeine Überlegungen

Diagnostische Entscheidungsbäume erfordern oft, daß man die *richtigen* Fragen stellt, denn nur dann kann man auch die richtigen Entscheidungen treffen und Empfehlungen aussprechen. Dieser Vorgang dürfte Ihnen sehr vertraut sein. Patienten, die sich ihrer Gesundheit wegen an Sie wenden, erwarten von Ihnen, daß Sie ihnen eine Anzahl von Fragen stellen, teilweise auch unerwartete, und daß Sie auf diese Weise herauszufinden versuchen, wie es um die Gesundheit der Ratsuchenden bestellt ist. Indem Sie jemandem eine Frage stellen, konfrontieren Sie ihn mit der Forderung, eine Antwort zu geben. Der Patient seinerseits erwartet von Ihnen, daß Sie ihm, nachdem Sie Ihre Fragen gestellt haben, sagen werden, wie er sein Problem lösen kann. Dies gilt besonders dann, wenn Sie eine Reihe sogenannter *geschlossener Fragen* stellen, die gewöhnlich mit »ja« oder »nein« oder der Nennung einer simplen Tatsache beantwortet werden. Indem Sie solche Fragen stellen, nehmen Sie »das Heft in die Hand« und akzeptieren damit stillschweigend, daß *Sie* für die Lösung des Problems verantwortlich sind.

Geschlossene Fragen

Geschlossene Fragen sind sehr effizient, wenn man konkrete Informationen sammeln will. Die Antwort, die auf eine geschlossene Frage hin erwartet wird, ist in der Regel kurz. Hier einige Beispiele:

»Wie lautet Ihre Adresse?«
»Wo haben Sie Schmerzen?«
»Hatte Ihre Tochter Fieber?«
»Wie lange fühlen Sie sich schon benommen?«
»Sind die Buchstaben bei Linse Nummer 1 oder bei Linse Nummer 2 klarer?«
»Wie oft behandeln Sie Ihre Zähne mit Zahnseide?«
»Haben Sie Ihre Medikamente eingenommen?«
»Wenn Sie Alkohol trinken, wie viele Gläser sind es dann normalerweise?«
»Haben Sie das Gefühl, daß es morgens oder daß es abends schlimmer ist?«

Offene Fragen

Offene Fragen lassen mehr Spielraum für die Antwort. Während geschlossene Fragen auf konkrete Informationen zielen, die der Fragesteller für wichtig hält, laden offene Fragen den Befragten ein, zu sagen, was *ihm* als wichtig erscheint. Das Stellen offener Fragen hilft Ihnen zu verstehen, was die andere Person erlebt und wahrnimmt. Sowohl geschlossene als auch offene Fragen erschließen neue Informationen. Allerdings fördern offene Fragen oft nützlichere Informationen zutage als geschlossene Fragen, und außerdem fördern sie die Beziehung zwischen dem Fragesteller und dem, den er befragt.

»Wie fühlen Sie sich heute?«
»Erzählen Sie mir von Anfang an, wie Ihr Schmerz entstanden ist.«
»Wie kann ich Ihnen helfen?«
»Wie schaffen Sie es, das Zähneputzen und die Behandlung der Zähne mit Zahnseide in Ihren Alltag zu integrieren?«

Ein paar offene Fragen und das aufmerksame Registrieren der Antworten, die der Patient gibt, können die Qualität einer gesundheitsbezogenen Beratung deutlich verbessern. Patienten nehmen offene Fragen mit Recht als Ausdruck von persönlichem Interesse und von Fürsorglichkeit wahr. Wenn Therapeuten einige offene Fragen stellen und sich die Antworten genau anhören, registrieren die Patienten in der Regel als positiv, daß ihr Arzt oder Helfer ihnen Zeit schenkt, und sie sind über den Austausch mit ihm zufrieden. Ein erfahrener Helfer, der offene Fragen stellt, erweckt den Eindruck, daß er sich sehr viel Zeit nimmt, obwohl ihm genau dies hilft, relativ schnell Fortschritte zu erzielen.

Ein erfahrener Helfer, der offene Fragen stellt, erweckt den Eindruck, daß er sich sehr viel Zeit nimmt, obwohl ihm genau dies hilft, relativ schnell Fortschritte zu erzielen.

Wenn Sie offene Fragen stellen, geben Sie Ihrem Patienten mehr Gelegenheit, auf den Verlauf einer Konsultation einzuwirken. Offene Fragen geben Patienten auch die Möglichkeit, Ihnen über Dinge zu berichten, nach denen Sie gar nicht gefragt haben, die aber trotzdem wichtig sind. Sich selbst verschaffen Sie durch offene Fragen ein wenig »Luft«, so daß Sie an einem ereignisreichen Tag ein wenig Atem schöpfen, innehalten, einfach schauen und zuhören können. Beim Stellen offener Fragen ist es wichtig, Blickkontakt herzustellen, (statt beispielsweise gleichzeitig etwas in ein Krankenblatt oder eine Karteikarte zu schreiben) und sich genau anzuhören, was der Patient zu sagen hat.

Auf offene Fragen gibt es keine naheliegende, kurze Antwort. Vielmehr wird der Befragte dadurch eingeladen, über eigene Erlebnisse und Wahrnehmungen zu berichten. Hier noch ein paar Beispiele:

»Wie hat sich dies störend auf Ihr Leben ausgewirkt?«
»Erzählen Sie mir doch einmal, wie bei Ihnen ein typischer Tag aussieht, an dem Sie Alkohol trinken.«
»Erzählen Sie mir von Ihren Kopfschmerzen.«
»Bevor wir mit der Untersuchung beginnen, möchte ich gern wissen, was Ihnen heute am meisten Sorgen macht.«
»Wie ist die Situation im Moment in Ihrer Familie?«
»Worüber machen Sie sich die meisten Sorgen?«
»Was gefällt Ihnen am Rauchen und was nicht?«
»Diese Diagnose muß für Sie ein ziemlicher Schock gewesen sein. Wie kommen Sie damit zurecht?«

Kompetentes Fragen

Prüfen Sie den Unterschied zwischen den beiden im folgenden wiedergegebenen Konsultationen. In beiden Fällen sorgt sich der Helfer, daß eine ältere Patientin ihre Medikamente gegen Asthma nicht regelmäßig und in der verschriebenen Dosierung einnimmt. In beiden Gesprächen spielen Fragen eine wichtige Rolle – im ersten Fall geschlossene, im zweiten offene.

Negatives Beispiel: Auf geschlossene Fragen setzen

Der folgende Dialog beginnt mit dem, was wir »verdorbene« offene Frage nennen – mit einer Frage, die zunächst offen ist, aber als geschlossene Frage endet.

Helfer: Arzt, Pfleger

Setting: ambulanter Patient, Primärversorgung oder Termin in einer Asthmaklinik

Aufgabenstellung: kurze Überprüfung der Medikamenteneinnahme; Förderung des eigenverantwortlichen Umgangs mit der Krankheit

HELFER: Wie kommen Sie mit Ihren Medikamenten zurecht? [*offene Frage*] Haben Sie sie regelmäßig eingenommen? [*geschlossene Frage*]

PATIENTIN: Ich nehme sie meistens, und ich fühle mich okay, außer wenn ich einen Anfall bekomme.

HELFER: Die präventive Inhalation müssen Sie wirklich jeden Tag durchführen. Tun Sie das regelmäßig? [*geschlossene Frage*]

PATIENTIN: Ja, meistens.

HELFER: Was bedeutet das denn genau: meistens? Jeden Tag? Oder vergessen Sie es auch schon mal mehrere Tage hintereinander? Das kann nämlich ein Problem werden. [*geschlossene Frage*]

PATIENTIN: Ich glaube nicht, daß ich es viele Tage versäume, aber es ist nicht immer so leicht, daran zu denken.

HELFER: Wir haben Ihnen eine ziemlich hohe Dosis verschrieben, und es ist wichtig, daß Sie sie wirklich jeden Tag einnehmen. Ist das okay?

PATIENTIN: Ja, ich weiß, daß es wichtig ist, und ich gebe mir wirklich Mühe, immer daran zu denken, mein Ehrenwort.

HELFER: Und was passiert, wenn Sie Ihre Anfälle bekommen? [*offene Frage*] Hilft Ihnen dann die Benutzung des anderen Inhalationsgeräts? [*geschlossene Frage*]

PATIENTIN: Schon irgendwie. Mein Mann bekommt es dann mit der Angst zu tun.

HELFER: Es ist jedenfalls gut, daß er da ist und Ihnen notfalls helfen kann. Werden Sie in Zukunft daran denken, die präventive Inhalation jeden Tag durchzuführen, also nicht nur bei akuten Anfällen das andere Mittel inhalieren? [*geschlossene Frage*]

PATIENTIN: Ja.

Der Therapeut in diesem Beispiel ist offensichtlich in der Lage, nützliche offene Fragen zu formulieren, doch leider verbindet er mit den offenen Fragen geschlossene, wodurch er den Wert der offenen Fragen »verdirbt«. Dieser unnötige Gebrauch zusätzlicher Äußerungen läßt sich anschaulich am folgenden Beispiel demonstrieren: »Und was passiert, wenn Sie Ihre Anfälle bekommen? [*offene Frage*] Hilft Ihnen die Benutzung des anderen Inhalationsgeräts?« [*geschlossene Frage*] Wäre die zweite Frage vermieden worden, wäre durch die erste, offene Frage geklärt worden, wie der

Patient das Inhalationsgerät benutzt hatte, und wahrscheinlich wären dann auch völlig andere Dinge zur Sprache gekommen. Angehende MI-Therapeuten berichten häufig über eine interessante Beobachtung, wenn sie über ihre Nutzung geschlossener Fragen nachdenken: »Das ist ziemlich anstrengend. Ich fühle mich gehetzt und muß immer die nächste Frage schon parat haben.«

Positives Praxisbeispiel: Sorgfältig ausgewählte kurze offene Fragen

THERAPEUT: Wie ist es Ihnen ergangen? [*offene Frage*]

PATIENTIN: Nicht so schlecht, danke der Nachfrage. Ich fühle mich die meiste Zeit über okay, aber wenn ich einen Anfall bekomme, ist es anders, verstehen Sie?

THERAPEUT: Was passiert dann? [*offene Frage*]

PATIENTIN: Mein Mann bekommt dann eine Heidenangst, und er brüllt mich an, ich solle mein Inhalationsgerät nehmen. Er sagt, daß er eines Tages so weit sein wird, Sie anzurufen, weil er so starke Angst bekommt.

THERAPEUT: Was tun Sie in solchen Fällen? [*offene Frage*]

PATIENTIN: Ich benutze dann mein Inhalationsgerät für akute Anfälle, und daraufhin beruhigt sich mein Zustand meist. Ich denke, wir kommen so ungefähr zurecht, falls Sie wissen, was ich meine. Ich mache mir nicht allzu große Sorgen, aber ich muß dann auch ihn beruhigen!

THERAPEUT: Benutzen Sie auch den Inhalator für die präventive Behandlung? [*geschlossene Frage*]

PATIENTIN: Ja, irgendwie schon.

THERAPEUT: Wie kommen Sie damit zurecht? [*offene Frage*]

PATIENTIN: Ehrlich gesagt, mag ich ihn nicht besonders. Mich stört der Gedanke an all diese Steroide in meinen Körper. Ich bekomme davon blaue Flecken, und das ist mir peinlich. Meine Hände sehen schrecklich aus, und die Flecken machen meinen Enkeln Angst, und meine Haut wird sehr empfindlich. Aber ich weiß, daß ich dieses Mittel benutzen sollte, und mein Mann nörgelt, wenn ich es nicht tue. Vielleicht können Sie sich die Situation vorstellen.

THERAPEUT: Und wie könnte ich Ihnen heute am besten helfen? [*offene Frage*]

PATIENTIN: Könnten Sie mir sagen, was passieren würde, wenn ich das präventive Mittel nicht in so hohen Dosen einnehme? Ist es wirklich so wichtig, jeden Tag die gleiche hohe Dosis zu inhalieren? Wie wäre es, wenn ich versuchen würde, die Dosis zu verringern, und Ihnen dafür garantiere, daß ich das dann auch wirklich jeden Tag tue?

Für kompetentes Fragen sind bestimmte Qualitäten charakteristisch, von denen viele im vorigen Beispiel zu erkennen sind: Die Fragen sind kurz und einfach aufgebaut; die Patientin gewinnt den Eindruck, es handle sich um ein normales Gespräch darüber, wie es ihr inzwischen ergangen ist. Wichtige Informationen (z. B. darüber, daß ihr die blauen Flecken an ihren Händen peinlich sind) werden mit Hilfe offener Fragen gewonnen, was die Dauer des Gesprächs nicht unbedingt verlängern muß. Vor allem ermöglichen offene Fragen einem Therapeuten zu bekunden, daß er echtes Interesse am Patienten hat. Im ersten Beispiel war der Therapeut zwar möglicherweise auch an der Patientin interessiert, aber seine unzulänglichen Kommunikationsfertigkeiten hinderten ihn, dieses Interesse zum Ausdruck zu bringen.

Natürlich erfordern die meisten Konsultationen sowohl offene als auch geschlossene Fragen. Eine häufig angewandte Methode besteht darin, den Austausch auf zu Beginn gestellte zentrale offene Schlüsselfragen zu beschränken und geschlossene Fragen ausschließlich zu benutzen, um im Bedarfsfall bestimmte Informationen zu übermitteln oder dem Patienten zu entlocken.

Einige nützliche offene Fragen

Wenn Sie nur ein paar Fakten benötigen, beispielsweise darüber, ob bestimmte Symptome aufgetreten sind, reichen ein paar geschlossene Fragen gewöhnlich aus. Doch leider ist es im Gesundheitsbereich oft etwas komplizierter. Gute offene Fragen erfüllen viele verschiedene Zwecke. Vielleicht brauchen Sie ja nicht nur Informationen über das Auftreten bestimmter Symptome, sondern auch darüber, wie unwohl sich ein Patient gefühlt hat, ob er etwas Bestimmtes erlebt oder empfunden hat (z. B. ob seine Schmerzen nachgelassen haben), wie er sich das, was geschehen ist, erklärt (z. B. daß sich der Gesundheitszustand eines Kindes verändert hat), oder Sie möchten etwas über seine Sorgen und tiefen Empfindungen herausfinden (etwa nach der Überbringung einer schlechten Nachricht).

Es folgen einige Beispiele für Fragen, die viele verschiedene Zwecke erfüllen können, die kurz sind und die in Verbindung mit gutem Zuhören (siehe Kapitel 5) Ihren Zielen wesentlich besser dienen als eine Folge geschlossener Fragen.

1. *»Was macht Ihnen heute wegen dieser Krankheit am meisten Sorgen?«* Diese Frage ist nützlich, weil sie den Patienten in den Mittelpunkt stellt. Gehen Sie anschließend auf die geäußerten Sorgen respektvoll ein, wird Ihr Rapport besser, und Sie schaffen eine gute Voraussetzung für die Arbeit an den Themen, die Ihnen wichtig sind.

2. *»Was macht Ihnen wegen dieser Medikamente die größten Sorgen?«* Wenn der Patient seine Medikamente nicht regelmäßig einnimmt und sie ihm nicht behagen, kann man durch eine Frage wie diese viel über seine Einstellung, sein Verhalten und über die Wurzel des Problems ans Licht bringen.

3. *»Was genau passiert, wenn Sie diese Schmerzen bekommen?«* Damit erhält der Patient die Möglichkeit, seine Geschichte zu erzählen. Das Wort »genau« signalisiert die Bereitschaft, den Sorgen des Patienten auf den Grund zu gehen. Wenn Sie sich seinen Bericht eine Weile anhören, erhalten Sie Informationen über alle möglichen Fakten und andere, noch gar nicht gestellte Fragen.

4. *»Was ist Ihnen am Zustand Ihres Kindes zuerst aufgefallen?«* Das Wort »aufgefallen« (oder auch »bemerkt«) kann sehr nützlich sein. Gewöhnlich reagieren Befragte sehr positiv darauf, weil es sie als Experten für bestimmte eigene Erlebnisse und Verhaltensweisen anspricht. Häufig liefern sie dann bereitwillig große Mengen von Informationen und fühlen sich angehört.

5. *»Erzählen (Berichten) Sie mir mehr über ...«* Eine offene Frage ist eine *Einladung*. »Darf ich Sie fragen ...?« ist eine Frage, die sehr gut den höflichen und respektvollen Charakter einer Hilfeleistung andeutet, die den Bedürfnissen des Patienten gerecht werden soll.

Die Frage-und-Antwort-Falle

Man vergißt leicht, wie verängstigt, fassungslos oder in Gedanken versunken Patienten manchmal sind, wenn sie zu einem Beratungsgespräch kommen. Gesellen sich dazu noch Ihre eigenen Probleme in einer solchen Situation – z. B. daß Sie müde oder gelangweilt sind oder zum x-ten Mal eine sattsam bekannte Prozedur abspulen –, besteht die Gefahr, daß ein Gespräch dieser Art nicht im Sinne der Zielsetzung verläuft. In solchen Fällen entsteht oft ein Muster, das wir *Frage-und-Antwort-Falle* nennen.

Fragen zu stellen ist leicht; es kann zu einer Routinehandlung werden, gängelnd wirken und bei übermäßigem Gebrauch auf Kosten des Informierens und insbesondere des Zuhörens gehen – und dies alles bedeutet, daß das, was *Sie* beabsichtigen, für Sie an erster Stelle steht und der Patient zum passiven Empfänger einer Untersuchung wird. Sie selbst werden dabei auf die Rolle des Experten festgelegt, der alle Antworten kennt. Bei bestimmten Formen der Akutversorgung ist das durchaus sinnvoll, aber wenn ein Patient dazu gebracht werden soll, sein Verhalten zu verändern, ist ein weniger direktiver Kommunikationsstil sinnvoller.

Eine Form der Frage-und-Antwort-Falle, die in Gesprächen über das Gesundheitsverhalten von Patienten oft eine Rolle spielt, ist die sogenannte *Quantity-Frequency*-Untersuchung, die mit der Frage »Wieviel rauchen Sie?« beginnt, woran sich eine ganze Reihe weiterer Fragen anschließt, beispielsweise: »Wann haben Sie mit dem Rauchen angefangen?« und »Raucht Ihr Partner auch?« So vorzugehen ruft beim Patienten Widerstand hervor und erzeugt beim Helfer Frustration. Das Verfahren kann zu einer schweren Arbeit werden, wenn man sich für den passiven Patienten immer wieder neue Fragen ausdenken muß. Kettenfragen treiben außerdem in eine Defensivhaltung, und das führt oft dazu, daß die Antworten nur noch Halbwahrheiten beinhalten, weil der Patient versucht, sein Selbstwertgefühl zu schützen.

Kettenfragen treiben in eine Defensivhaltung, und das führt oft dazu, daß die Antworten nur noch Halbwahrheiten beinhalten, weil der Patient versucht, sein Selbstwertgefühl zu schützen.

In manchen Situationen muß man natürlich viele Fragen stellen, und die Patienten sind dann oft auch erstaunlich duldsam. Falls Sie einmal in einer Situation sind, in der Sie eine ganze Reihe von Fragen in Folge stellen müssen, können Sie den Patienten darauf vorbereiten, indem Sie ihm mitteilen, daß nun aus ganz bestimmten Gründen ein ziemlich »fragenlastiges« Gespräch beginne. Dies signalisiert ihm, daß es eigentlich nicht Ihre Art ist, zu anderen Menschen hauptsächlich in Beziehung zu treten, indem Sie ihnen Fragen stellen.

Routineeinschätzung: »Darf ich Sie einmal fragen ...?« (gähn...)

Einer von uns (S. Rollnick) war einmal wegen eines unangenehmen akuten Problems bei einem Hausarzt, und dieser begann das Gespräch wie folgt: »Wie lange ist es her, daß Sie mit dem Rauchen aufgehört haben?« Darauf angesprochen, weshalb er diese Frage stelle, reagierte der Arzt etwas defensiv und sagte dann mit einem verschmitzten Lächeln: »Eigentlich bin ich gar nicht derjenige, der das wissen will, sondern der Computer!« Dieser Arzt war verpflichtet, routinemäßig Einschätzungen der Lebensgewohnheiten seiner Patienten durchzuführen.

Eine bekannte Situation, in der oft viele Fragen nacheinander gestellt werden, ist der Gebrauch eines standardisierten Einschätzungs- oder Aufnahmeformulars. Gewöhnlich gibt es gute Gründe dafür, solche Verfahren anzuwenden, aber wenn sie routinemäßig durchgeführt werden, können die Bedürfnisse und Sorgen des Patienten dabei unter den Tisch fallen. Auf die Frage, warum Patienten in einer Diabetesklinik sich halbnackt ausziehen mußten, gewogen wurden und eine Anzahl von Fragen beantworten sollten, *bevor* ein herkömmliches Beratungsgespräch stattfand, sagte ein Service-Manager: »So haben wir das hier schon immer gemacht.« Weil eine bestimmte Routinehandlung dem Personal so vertraut ist, kann der Eindruck, den diese Verfahrensweise auf die Patienten macht, völlig übersehen werden.

Und wenn Routinefragen unumgänglich sind, kann man den Vorgang zumindest so organisieren, daß das Stellen dieser Fragen nicht zum dominierenden Element der Konsultation wird. Muß ein Fragenkatalog durchgearbeitet werden, kann man zumindest am Anfang durch das Stellen einiger offener Fragen eine Gesprächsatmosphäre schaffen, verbunden mit dem Hinweis, daß noch einige gezieltere Fragen folgen werden. Oft lassen sich aus den Antworten, die Patienten auf offene Fragen geben, Informationen ableiten, die einige geschlossene Fragen überflüssig machen. Anschließend kann man mit Hilfe einer verringerten Zahl geschlossener Fragen die noch erforderlichen Informationen sammeln.

Es gibt auch Möglichkeiten, das zu vermeiden, was ein Berater einmal – vielleicht zu Unrecht – »Tod durch Begutachtung« genannt hat. Eine besonders nützliche Art, Routineeinschätzungen durchzuführen, ist die Strategie »typischer Tag«, die man beim Durcharbeiten eines Formulars als Rahmen nutzen kann. In Tabelle 4.1 wird beschrieben, wie man dabei vorgeht. Natürlich kann man diesen Rahmen, wenn man ein wenig Erfahrung damit gesammelt hat, in einem Beratungsgespräch immer dann, wenn man irgendwelche Informationen braucht – also nicht nur am Anfang –, benutzen. Beispielsweise kann man auf diese Weise nach einer »typischen Schmerzepisode«, dem »aktuellen Medikamentenkonsum« und ähnlichen Dingen fragen.

Zusammenfassung

Die Fähigkeit, Fragen umsichtig und effektiv einzusetzen und zu nutzen, ist für eine gute Patientenversorgung von zentraler Bedeutung, ganz gleich, um welches Problem es geht und welcher Kommunikationsstil zur Anwendung kommt. Stimmlicher Ausdruck, Sprechgeschwindigkeit, Wortwahl und Klarheit der Fragestellung in Verbindung mit echtem Interesse und gutem Zuhören sind einige der Grundelemente qualitativ hochwertiger Kommunikation. Wir werden uns nun damit befassen, wie das Fragen konkret im Rahmen des MI-typischen Kommunikationsstils des Geleitens verwendet wird.

TABELLE 4.1 *Routineeinschätzung anhand eines »typischen Tags«*[*]

Ziele

Es geht um eine lebendige und patientenzentrierte Einschätzung, in der viele Ihrer Standardfragen beantwortet werden. Dies soll im Rahmen eines normalen Gesprächs von zwei bis zehn Minuten Dauer geschehen, in dem der Rapport verstärkt wird, hauptsächlich der Patient redet und Sie viel über die persönliche und soziale Situation Ihres Gegenübers erfahren (einschließlich der Stärke der Veränderungsbereitschaft). Die formale Einschätzung kann unmittelbar danach zum Abschluß kommen.

Prinzipien

1. *Vermitteln Sie dem Patienten, daß Sie ihn akzeptieren.* Fällen Sie kein Urteil. Stellen Sie alles, was der Patient sagt oder tut, als akzeptabel hin oder zumindest als etwas, das Sie nicht überrascht.
2. *Behalten Sie Ihr Einschätzungsvorhaben im Blick.* Merken Sie sich während des freien Gesprächs, welche für die Einschätzung wichtigen Punkte darin angesprochen werden und welche nicht.
3. *Passen Sie die Einschätzung in das Gespräch ein, nicht das Gespräch in die Einschätzung.* Dabei empfiehlt es sich, Papier und Stift auf dem Schreibtisch zur Seite zu legen.
4. *Bleiben Sie neugierig.* Zögern Sie nicht, den Patienten zu unterbrechen und ihn zu bitten, zu einem bestimmten Punkt genauere Einzelheiten zu berichten.
5. *Widerstehen Sie dem Impuls, den Dingen nachdrücklich auf den Grund zu gehen.* Wenn Sie den Patienten während seiner Schilderung mit Fragen über bestimmte Probleme bombardieren, kann die Atmosphäre des Akzeptierens und der Neugierde zerstört werden.
6. *Fokussieren Sie sowohl auf das Verhalten* (»Was ist danach passiert?«) *als auch auf die Gefühle/Empfindungen* (»Wie haben Sie sich gefühlt, nachdem Sie die Haustür hinter sich geschlossen und sich zum Einkaufen aufgemacht hatten?«).

Praxis

1. *Stehen Sie dazu, daß Sie eine Einschätzung durchführen wollen, und bitten Sie den Patienten um Erlaubnis, dies zu tun.* »Auf diesem Formular stehen ziemlich viele Fragen, die Sie beantworten sollen. Ich glaube aber, für uns beide wird es einfacher, wenn wir diesen Fragebogen erst einmal zur Seite legen und ich Sie bitte, mir fünf bis zehn Minuten lang einen typischen Tag in Ihrem Leben zu schildern. Vielleicht komme ich später noch einmal auf das Formular zurück, und wir versuchen dann, das, was mir noch nicht klar geworden ist, zu ergänzen. Ist das für Sie okay?«

---

[*] Anmerkung: Diese Technik wurde ursprünglich veröffentlicht in S. Rollnick, P. Mason & C. Butler (1999): *Health Behavior Change: A Guide for Practitioners.* Edinburgh: Churchill Livingston.

2. *Lassen Sie den Patienten einen bestimmten Tag auswählen.* »Fällt Ihnen ein Tag aus der letzten Zeit ein, der ziemlich typisch für Ihr Leben ist, eine Art Durchschnittstag?«
3. *Gehen Sie mit dem Patienten den »typischen Tag« durch.* Behalten Sie die Zeit im Auge, und achten Sie auf das Tempo. Wenn der Patient die Geschichte nach Ihrer Meinung zu schnell durcheilt, können Sie ihn auffordern, »einen Gang herunterzuschalten«. Gewinnen Sie hingegen den Eindruck, er könnte mehr als zehn Minuten brauchen, sollten Sie ihn dazu anhalten, die Darstellung zu beschleunigen.
4. *Stellen Sie fest, ob der Patient noch etwas hinzufügen möchte.* »Wollen Sie zum gestrigen Tag noch etwas sagen?«
5. *Stellen Sie auch Fragen, die Ihnen selbst in den Sinn kommen.*
6. *Nehmen Sie sich Ihren Fragebogen wieder vor, um die verbliebenen Lücken zu füllen, oder tun Sie dies zu einem späteren Zeitpunkt.* Die meisten Patienten haben nichts dagegen, wenn Sie dies tun, nachdem Sie mit ihnen über einen für sie »typischen Tag« gesprochen haben. Wenn Sie dem Fragebogen während des freien Gesprächs wirklich keine Beachtung schenken und Sie nicht in einen »Ermittlermodus« wechseln, sind viele Patienten bereit, Ihnen zu helfen, die fehlenden Informationen zu ergänzen.
7. *Üben Sie.* Sie werden besser, wenn Sie immer weniger in den Bericht über den »typischen Tag« eingreifen. Wie wohl sich der Patient beim Erzählen seiner Geschichte fühlt, ist ein guter Maßstab für Ihren Erfolg.

Fragen in der Motivierenden Gesprächsführung

Carlos, ein erfahrener professioneller Football-Coach, war mit seiner vierjährigen Tochter im Park. Als sie im Gras mit ihrem Fahrrad umfiel, fing sie an zu weinen. Carlos kniete sich auf den Boden, um sie zu trösten, blieb in dieser Haltung, stellte ihr einige Fragen und wartete jedesmal geduldig auf ihre Antwort.

»Warum bist du hingefallen?«
»Weil ich langsam gefahren bin.«
»Genau, du bist zu langsam gefahren. Und wie könntest du schneller fahren?«
»Auf dem Fahrweg.«
»Und was würde dann passieren?«
»Es würde weh tun, wenn ich falle.«
»Was möchtest du denn am liebsten tun?«
»Ich fahre auf dem Weg, tschüß, Papi ...«

Carlos demonstrierte, daß die Lösungen von seiner Tochter kommen sollten und auch konnten. Er stellte Fragen, so wie Sokrates es getan hat, und führte seine

Tochter dadurch zur Lösung. Er kreierte eine unterstützende Atmosphäre, widerstand dem Drang, das Problem für sie zu lösen, und initiierte eine qualifizierte Entscheidung, indem er einige *zielgerichtete* Fragen stellte. Das meinen wir, wenn wir vom Fragen im Dienste des geleitenden Kommunikationsstils sprechen. Es ist einer der Grundsteine des MI: eine *Einladung*, die verschiedenen Möglichkeiten gegeneinander abzuwägen und über eine Veränderung nachzudenken. Indem man solche Fragen stellt, weckt man die Eigenmotivation des Patienten, und indem man zuhört, lernt man, seine Sichtweise zu verstehen – zwei der in Kapitel 2 beschriebenen zentralen MI-Prinzipien.

Das meinen wir mit Fragen im Dienste des Geleitens ... Es ist eine Einladung, die verschiedenen Möglichkeiten abzuwägen und über eine Veränderung nachzudenken.

Einen Plan entwickeln

Ein Helfer, der gut geleitet, stellt zunächst fest, wohin der Mensch, der sich ihm anvertraut, gehen will. Dies ist in der Gesundheitsberatung oft besonders wichtig, denn ein Patient kann sein Verhalten auf viele verschiedene Weisen ändern, um seinen Gesundheitszustand zu verbessern. Wenn viele Pfade zu einer besseren Gesundheit führen, wer entscheidet dann, mit welchem sich der Patient befassen sollte?

»Planentwicklung« (engl. *agenda setting*) nennen wir ein kurzes Gespräch, in dem der Patient soviel Entscheidungsfreiheit wie möglich hat. Es kann Dinge geben, die Ihnen besonders große Sorgen machen, und ein Helfer, der gut geleitet, wird kaum zögern zu sagen, was ihm besonders auf den Nägeln brennt. Aber wenn Sie sich entschieden haben, an einem bestimmten Thema zu arbeiten, ohne dies mit dem Patienten besprochen zu haben, lassen Sie sich die Chance entgehen herauszufinden, über welche Verhaltensänderung der Klient am ehesten zu reden bereit ist. Versuchen Sie, sich in folgendes Beispiel hineinzuversetzen, in dem ein Arzt oder Helfer mit einem Patienten ein Gespräch über eine Herzkrankheit führt:

> »Okay, Sie scheinen ja mit den Medikamenten gut zurechtzukommen. Kann ich Ihnen nun ein paar Fragen wegen des Rauchens stellen? Haben Sie schon einmal darüber nachgedacht, es aufzugeben?«

Dies nennen wir *Falle verfrühten Fokussierens*. Der Helfer hat hier versäumt, dem Patienten Gelegenheit zu geben, sich selbst über mögliche Veränderungen seiner Lebensweise zu äußern.

Bei einer anderen Form verfrühten Fokussierens fixiert sich der Helfer während eines Gesprächs über ein Verhalten zu schnell auf eine bestimmte Handlungsmöglichkeit. Nehmen wir einmal an, der Patient aus dem vorigen Beispiel wäre durchaus bereit, über das Rauchen zu reden. Wenn der Helfer nun fragt: »Schon mal darüber nachgedacht, mit dem Rauchen aufzuhören?«, fokussiert er ohne Umschweife auf eine bestimmte Handlung, was für den Patienten verfrüht sein kann, weil er eine solche Entscheidung noch nicht treffen kann. Vielleicht sollte man in solchen Fällen besser fragen: »Wie fühlen Sie sich im Moment wegen Ihres Rauchens?« Damit gibt man dem Patienten die Möglichkeit, sich über ein für ihn schwieriges Suchtproblem frei und relativ ungezwungen zu äußern.

Die Falle verfrühten Fokussierens schnappt zu, wenn der Helfer dem Patienten keine Gelegenheit gibt, sich selbst über mögliche Veränderungen seiner Lebensweise zu äußern. Bei einer anderen Form verfrühten Fokussierens fixiert sich der Helfer während eines Gesprächs über ein Verhalten zu schnell auf eine bestimmte Handlungsmöglichkeit.

In der Regel versucht man am besten zunächst, Sichtweise und Vorlieben des Patienten zu verstehen. Wenn Sie sich gleich zu Beginn mit den Sorgen des Patienten befassen, vergrößern Sie dadurch seine Bereitschaft, sich anschließend Ihre speziellen Anliegen anzuhören. Oft gibt es eine ganze »Speisekarte« verschiedener Handlungsmöglichkeiten, wenn eine Krankheit durch vorbeugende Maßnahmen verhindert oder, falls sie schon ausgebrochen ist, geheilt werden soll. Weil sich gesundheitsgefährdende Verhaltensweisen bei Patienten oft häufen, stehen diese manchmal vor der Entscheidung, ob sie zuerst ihre Ernährung verändern, mit einem Körpertraining beginnen, mit dem Rauchen aufhören, ihren Alkoholkonsum reduzieren oder aufgeben, regelmäßiger ihre Medikamente einnehmen, Streß abbauen, an ihrer Wut arbeiten oder sich sozialen Aktivitäten widmen sollen. Geleitende Fragen in Verbindung mit gutem Zuhören sind in solchen Fällen der Schlüssel zur Lösung.

In der Regel versucht man am besten zunächst, Sichtweise und Vorlieben des Patienten zu verstehen.

Man kann einem Patienten eine Anzahl von Alternativen nennen, unter denen er eine wählen kann. Eine einfache Möglichkeit, dies umzusetzen, besteht darin, auf ein Blatt Papier Kreise oder andere Formen zu zeichnen und in diese jeweils ein denkbares Thema hineinzuschreiben, wobei einige Felder frei bleiben können, damit der Patient eigene Ideen hinzufügen kann. In einer Herzambulanz beispielsweise könnte eine solche »Stoffsammlung« so aussehen, wie Abbildung 4.1 (Seite 81) es zeigt, und es könnten einige Elemente unbeschriftet bleiben (diejenigen, in denen sich Fragezeichen befinden).

Der Helfer kann dem Patienten solch ein Blatt mit den Worten anbieten: »Wenn Sie wollen, können wir über einige Möglichkeiten reden, Ihren Gesundheitszustand zu verbessern. Auf diesem Blatt sind Dinge aufgeführt, die Menschen in Ihrer Situation oft zu verändern versuchen, um Ihren Gesundheitszustand zu verbessern, und wenn Sie wollen, können wir uns darüber unterhalten. Möchten Sie heute über einen dieser Bereiche mit mir sprechen? Oder würden Sie lieber über andere Dinge sprechen, die Ihnen im Moment als wichtiger erscheinen?«

Wenn Sie danach ein wenig Zeit lassen, können Sie meist auch die Themen erwähnen, über die Sie selbst gern reden würden. Einen Plan zu entwickeln gelingt gewöhnlich, wenn der Patient ein Thema wählt, über das Sie mit ihm ein konstruktives Gespräch führen, und wenn auch Sie Ihre Auffassung über das betreffende Thema geäußert haben. Bevorzugen Sie ein anderes Thema als der Patient, sollten Sie grundsätzlich seinem Thema den Vorzug geben. Die Arbeit an der Entwicklung eines Arbeitsplans verläuft positiv, wenn der Patient das Gefühl hat, jederzeit sagen zu können: »Nein danke, das möchte ich heute nicht.«

Zur Ausführung dieser unaufwendigen Strategie braucht man normalerweise etwa eine Minute. Anschließend können Sie mit dem Patienten darüber sprechen, wie er die Verhaltensänderung, auf die Sie sich mit ihm verständigt haben, in Angriff nehmen könnte. Wenn Sie mit dieser Art von Arbeit ein wenig Erfahrung gesammelt haben, brauchen Sie das Blatt Papier wahrscheinlich gar nicht mehr. Nicht jedem Patienten sagt eine solche visuelle Hilfe zu. Wenn Sie ein wenig den Faden verloren haben oder wenn ein Gespräch über eine bestimmte Verhaltensänderung abgeschlossen ist, können Sie jederzeit zur Planentwicklung zurückkehren.

Zur Ausführung dieser unaufwendigen Strategie braucht man normalerweise etwa eine Minute. Anschließend können Sie mit dem Patienten darüber sprechen, wie er die Verhaltensänderung, auf die Sie sich mit ihm verständigt haben, in Angriff nehmen könnte.

Vielleicht halten Sie es für riskant, dem Patienten die Auswahl der Gesprächsthemen zu überlassen, denn schließlich überblicken Sie doch besser, welche seiner Verhaltensweisen für seine Gesundheit am gefährlichsten sind. Könnte es nicht passieren, daß Sie »den Patienten von der Angel lassen«, indem Sie sich darauf einlassen, über etwas zu reden, das *er* ausgewählt hat (z. B. Körpertraining), obwohl Sie diesen Aspekt für weniger problematisch halten als einen anderen (z. B. das Rauchen)? Viele Patienten hören seit vielen Jahren die immer gleiche Leier über ihr Rauchen, ohne daß dies bei ihnen etwas Nennenswertes bewirkt hätte. Aber wenn Menschen in einem bestimmten Bereich Fortschritte machen – so unwichtig dieser Bereich auch zu sein scheint –, fangen sie aufgrund dessen manchmal an, sich »die Gewohnheit des Erfolgreichseins« in einem Kontext anzueignen, in dem Mißerfolg häufig die Norm ist. Kleine erfolgreiche Schritte in einem bestimmten Bereich können zu Fortschritten in einem anderen Bereich führen.

Wenn Sie ein wenig den Faden verloren haben oder wenn ein Gespräch über eine bestimmte Verhaltensänderung abgeschlossen ist, können Sie jederzeit zur Planentwicklung zurückkehren.

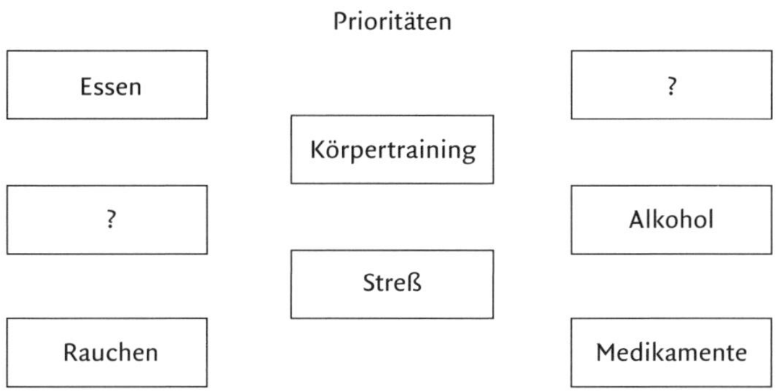

Abbildung 4.1 Beispielformular für die Entwicklung eines Plans, angepaßt an die Situation in einer Praxis für Herzpatienten

Praktische Empfehlungen für das Stellen der richtigen Fragen

Wie entscheiden Sie, durch welche Fragen Sie Veränderungen des Gesundheitsverhaltens fördern wollen? Welche Fragen würden einem bestimmten Menschen wirklich weiterhelfen? Was verhilft einem Patienten in seinem Dilemma zu einer Perspektive, die ihn weiterbringt? Was fördert *nicht* Change-talk, sondern Defensivität? Das Problem ähnelt ein wenig der Suche nach dem richtigen Weg in einem Wald. Manche Pfade verlaufen im Kreis, führen nirgendwo hin oder sogar an den Rand eines tiefen Abgrundes. Wenn Sie richtig an eine solche Situation herangehen, können Sie viel Zeit sparen. Machen Sie sich den Unterschied zwischen den beiden folgenden Beispielen zum Thema Ernährung klar:

Beispiel 1: Überwachen »schlechten« Benehmens

HELFER: Ich muß Sie nun fragen, ob Sie sich an unseren Diätleitfaden gehalten haben?

PATIENT: Ja, also, naja, manchmal, aber ich vergesse es leicht, und es ist schwierig, etwas anderes zu essen als der Rest der Familie.

Beispiel 2: Eine nützliche geleitende Frage

HELFER: Sie arbeiten an der Umstellung Ihrer Ernährung. Welches Thema, über das wir heute sprechen könnten, halten Sie für am nützlichsten?

PATIENT: Es fällt mir ziemlich schwer. Ich versuche, mir Mahlzeiten auszudenken, die für mich und meine Familie gut sind, damit ich für mich nicht etwas anderes kochen muß.

Das erste Beispiel hat einen etwas »polizeimäßigen« Ton, der durch eine geschlossene Frage eingeleitet wird, die im Grunde bedeutet: »Waren Sie in der Zwischenzeit gut?« Geschlossene Fragen können bei Adressaten das Gefühl erzeugen, man werde einem Verhör unterzogen. Der zweite Austausch beginnt mit einer *Einladung* in Form einer offenen Frage, was dem Patienten ermöglicht, selbst auszuwählen, woran er jetzt arbeiten möchte. Die Frage wird im Stil des Geleitens gestellt, und sie hilft dem Patienten, in den Mittelpunkt zu treten. Change-talk beginnt von Anfang an.

Die Frage wird im Stil des Geleitens gestellt, und sie hilft dem Patienten, in den Mittelpunkt zu treten. Change-talk beginnt von Anfang an … Wie ein Mensch auf Change-talk reagiert, ist einer der wichtigsten Aspekte der Motivierenden Gesprächsführung.

Wie ein Mensch auf Change-talk reagiert, ist einer der wichtigsten Aspekte der Motivierenden Gesprächsführung. Im vorangegangenen Beispiel sind alle vier in Kapitel 1 beschriebenen Prinzipien (RULE) relevant, wenn man herausfinden möchte, was man als nächstes sagen könnte. In jedem Fall sollte man den Korrekturreflex (***R**ighting reflex*) vermeiden, indem man nicht zu schnell praktische Empfehlungen gibt, und man sollte die Motive des Klienten zu verstehen (***U**nderstanding*) lernen, um Lösungen aus ihm selbst hervorlocken zu können. Zuhören (***L**istening*) könnte der produktivste nächste Schritte sein (siehe Kapitel 5), und schließlich könnten Sie den Klienten stärken und befähigen (***E**mpower*) wollen, indem Sie ihn davon überzeugen, daß Veränderung möglich ist und daß Sie mit ihm gemeinsam sinnvolle Lösungen finden können.

Im weiteren Verlauf dieses Kapitels geht es um die Suche nach Landkarten für die Verortung nützlicher geleitender Fragen, welche die Tür zum Change-talk öffnen.

DARN!

Eine einfache Orientierungshilfe ist, offene Fragen zu stellen, die sich durch Change-talk beantworten lassen. Erinnern Sie sich noch an die verschiedenen Arten von Change-talk, die wir in Kapitel 3 behandelt haben? Das Akronym DARN (engl.: »verflixt!«) kann Ihnen dabei helfen, Fragen zu entwickeln, die Change-talk hervorrufen:

Eine einfache Orientierungshilfe ist, offene Fragen zu stellen, die sich durch Change-talk beantworten lassen.

- ***D**esire – Wunsch* »Was wollen, möchten, wünschen, hoffen (usw.) Sie?«
- ***A**bility – Fähigkeit* »Was ist möglich? Was können oder könnten Sie tun?«
- ***R**easons – Gründe* »Warum wollen Sie diese Veränderung vornehmen? Welche Gefahren würden Sie gerne verringern?«
- ***N**eed – Bedürfnis/Notwendigkeit* »Wie wichtig ist diese Veränderung? Wie sehr brauchen Sie es, sie vorzunehmen?«

Es folgen nun einige allgemeinere Fragen über Veränderung, die so formuliert sind, daß Sie alle sechs Arten von Change-talk hervorrufen können.

»Warum könnten Sie diese Veränderung vornehmen wollen?« [*Wunsch*]
»Wenn Sie sich zu dieser Veränderung entschließen würden, wie würden Sie dann dafür sorgen, daß sie eintritt?« [*Fähigkeit*]
»Wie wichtig ist es Ihnen diese Veränderung vorzunehmen?« [*Bedürfnis/Notwendigkeit*]
»Was, meinen Sie, werden Sie tun?« [*Selbstverpflichtung*]
»Was tun Sie schon jetzt für Ihre Gesundheit?« [*Schritte einleiten*]

Fragen wie diese aktivieren Patienten auf Veränderung hin und wecken ihre Motivation und ihre kreativen Ideen.

Jede dieser Fragen zielt auf eine Antwort, bei der Change-talk im Spiel ist. Fragen wie diese aktivieren Patienten auf Veränderung hin und wecken ihre Motivation und ihre kreativen Ideen. Im Gegensatz zu Carlos, der seine Tochter zu einer Schlußfolgerung geleitete, die er klar voraussah, kennen Sie die Antwort nicht schon vorher. Beispielsweise könnten die in Ihren Augen wichtigsten Gründe für eine Veränderung (ihre Vorteile) nicht gleichzeitig diejenigen sein, die den Patienten am stärksten motivieren. Fragen, die frustrierten Ärzten und Helfern manchmal auf den Lippen brennen, rufen bei ihren Patienten oft Defensivreaktionen hervor:

»Warum wollen Sie nicht ...?«
»Warum können Sie nicht ...?«
»Warum haben Sie nicht ...?«
»Warum müssen Sie ...?«
»Warum [tun] Sie nicht ...?«

Auf jede dieser Fragen antwortet der Patient mit ziemlicher Sicherheit, indem er seinen Status quo verteidigt. Wenn Sie jemanden fragen, warum er sich nicht verändert, erklärt der Betreffende Ihnen dies wahrscheinlich bereitwillig, und indem er dies tut, verstärkt er auch noch den Status quo.

Die geleitenden Fragen, die wir in diesem Kapitel vorstellen, sind nur als Beispiele zu verstehen. Das Prinzip, das ihrer Entwicklung zugrunde liegt (siehe Kapitel 2), ist die Erforschung der Eigenmotivation des Patienten, sich zu verändern. Nach unseren Erfahrungen bewegen sich Patienten in der Regel viel eher in eine für sie günstige Richtung, wenn man den Kommunikationsstil des Geleitens benutzt, und sie tun dies in viel stärkerem Maße, als wenn sie entsprechend gelenkt (also direktiv angesprochen) werden.

Ob Sie gute geleitende Fragen stellen, erkennen Sie an folgenden Anzeichen – an einigen von ihnen oder an allen zusammen:

- Sie fühlen sich mit Ihren Patienten verbunden und sind an ihren Antworten interessiert.
- Ihre Patienten sprechen positiv über eine Verhaltensänderung.
- Ihre Patienten stellen sich laut die Frage, warum und wie sie sich verändern könnten.
- Ein Patient wirkt verwirrt und bemüht sich sehr herauszufinden, was los ist.
- Selbst wenn nur wenig Zeit verfügbar ist, entsteht in der Konsultation nicht der Eindruck von Zeitmangel.

Einen Maßstab benutzen

Nach unseren Erfahrungen bewegen sich Patienten in der Regel viel eher in eine für sie günstige Richtung, wenn man den Kommunikationsstil des Geleitens benutzt, und sie tun dies in viel stärkerem Maße, als wenn sie entsprechend gelenkt (also direktiv angesprochen) werden.

Ein Maßstab oder eine Meßskala mit Werten von 1 bis 10 kann nützlich sein. Solche Skalen werden im Gesundheitsbereich ohnehin benutzt, wenn Patienten subjektive Einschätzungen vornehmen sollen, beispielsweise darüber, wie stark ihr Schmerz ist. In der Motivierenden Gesprächsführung erfüllen solche Meßskalen einen doppelten Zweck. Sie geben Ihnen nicht nur Aufschluß über die Motivation des Patienten, sondern können auch Change-talk hervorrufen. Einen Maßstab mit Werten von 1 bis 10 kann man benutzen, um nach verschiedenen Motivationsaspekten zu fragen, beispielsweise nach der Handlungsbereitschaft, nach dem Wunsch zu handeln oder nach der Stärke der Selbstverpflichtung. Die meisten Patienten können solche Einschätzungen in rein verbaler Form vornehmen, obwohl es manchmal nützlich ist, auf ein Blatt Papier eine Linie zu zeichnen, deren beide Enden durch eine Null und eine Zehn zu markieren und den Patienten dann zu bitten einzuschätzen, wo auf dieser Skala er sich einordnen würde.

Meßskalen erfüllen einen doppelten Zweck. Sie geben nicht nur Aufschluß über die Motivation des Patienten, sondern können auch Change-talk hervorrufen.

So kann man den ersten Schritt tun, indem man Fragen wie die folgenden stellt:

»Wie stark ist Ihr Bedürfnis, Ihren Körper besser zu trainieren? Wo würden Sie sich momentan auf einer Skala einordnen, auf der 1 für ›gar nicht‹ und 10 für ›sehr stark‹ steht?«

»Wie bereit fühlen Sie sich, diese Veränderung vorzunehmen? Wo würden Sie sich im Moment auf einer Skala einordnen, auf der 1 für ›gar nicht bereit‹ und 10 für ›völlig bereit‹ steht?«

»Wie wichtig ist es für Sie nach Ihrer eigenen Einschätzung, das Rauchen aufzugeben? Wo auf einer von 1 bis 10 reichenden Skala, auf der 1 für ›gar nicht wichtig‹ und 10 für ›extrem wichtig‹ steht, würden Sie sich einordnen?«

In einem zweiten Schritt können Sie den Patienten fragen, *warum* er Ihnen eine bestimmte Zahl angegeben hat, beispielsweise 5, und nicht eine niedrigere Zahl. Die Antwort auf diese Frage ist Change-talk, und Sie sind nun in der Lage, diesen genauer zu untersuchen. Eine weitere nützliche Variante ist die Frage, was geschehen müßte, damit die geschätzte Zahl höher ausfallen würde. Allerdings ist hier die Warnung geboten, daß Frustration oder der Korrekturreflex Sie dazu verführen können, das genaue Gegenteil zu fragen: »Warum haben Sie den Wert 5 und nicht 10 genannt?« Und die Antwort auf *diese* Frage ist, daß der Patient den Status quo verteidigt.

Noch eine Warnung, was die Nutzung solcher Maßstäbe angeht: Diese sind nur so gut wie der Rapport zwischen Ihnen und dem Patienten. Wenn Sie mit Ihrer Einschätzung zu schnell in einen »investigativen Stil« verfallen, ohne daß Sie den Patienten wirklich verstehen und ermutigen wollen, können Sie leicht irgendeine Art defensiver Einschätzung provozieren. »Oh ja, ich bin sehr bereit, mit dem Rauchen aufzuhören ...« kann bedeuten, daß der Patient Ihnen im Grunde nur nach dem Mund reden will. Nur weil Sie die Meßskala benutzen, sind die Antworten, nach denen Sie suchen, nicht zwingend zuverlässig. Guter Rapport und der Gebrauch eines geleitenden Kommunikationsstils tragen sehr zur Verbesserung der Zuverlässigkeit der Ergebnisse dieser Übung bei.

Manche Ärzte und Helfer führen Buch über die Resultate von Einschätzungen dieser Art. Das kann besonders dann sehr nützlich sein, wenn der gleiche Patient noch einmal zu Ihnen kommt, denn dann können Sie sich (und dem Patienten) in Erinnerung rufen, wie die Situation zum Zeitpunkt des letzten Treffens war und wie sie sich in der Zwischenzeit verändert hat.

Wichtigkeit und Zuversicht einschätzen

Zwei der produktivsten Fragen überhaupt beziehen sich auf die Wichtigkeit einer Veränderung für den Patienten und auf seine Zuversicht, daß der angestrebte Erfolg für ihn tatsächlich erreichbar ist. In dieser Hinsicht kann eine Meßskala sehr nützlich sein. Es geht darum, diese Fragen zu nutzen, um Verständnis zu entwickeln und Change-talk hervorzurufen sowie um dafür zu sorgen, daß Sie Ihre Energie auf den

Bereich konzentrieren, der sie am dringendsten braucht. Wenn Ihre Fragen echter Neugier entspringen und Sie guten Rapport zum Klienten haben, werden Ihnen die Motivationen des Klienten ohne besonderen Aufwand im Laufe des Gesprächs klar.

Der erste Schritt besteht darin, danach zu fragen, wie wichtig die Veränderung dem Patienten ist. Anschließend können Sie, falls es Ihnen als passend erscheint, eine numerische Einschätzung vornehmen. »Wie wichtig ist es für Sie, ...? Könnten Sie mir sagen, als wie wichtig es Ihnen erscheint, zu ......, wenn Sie es mit Hilfe einer Skala von 1 bis 10 einschätzen, wobei 1 für ›überhaupt nicht wichtig‹ und 10 für ›extrem wichtig‹ steht?« Wenn Sie diese Frage hundert übergewichtigen Patienten bezogen auf das Abnehmen stellen, erhalten Sie als Antwort Zahlen, die über die ganze Skala verteilt sind, sich aber im Bereich zwischen den Werten 3 und 7 konzentrieren. Der zweite Schritt besteht wie schon in einem früheren Zusammenhang darin zu fragen: »Warum haben Sie den Wert ... genannt und nicht 1?« Aus der Antwort auf diese Frage geht hervor, warum der Patient die Veränderung als wichtig ansieht (d. h. das Resultat ist Change-talk). Sie finden also nicht nur heraus, *wie* wichtig die Veränderung für den Patienten (subjektiv) ist, sondern auch, *warum* sie so wichtig ist.

Zwei der produktivsten Fragen überhaupt beziehen sich auf die Wichtigkeit einer Veränderung für den Patienten und auf seine Zuversicht, daß der angestrebte Erfolg für ihn tatsächlich erreichbar ist. In dieser Hinsicht kann eine Meßskala sehr nützlich sein.

Wenn Ihre Fragen echter Neugier entspringen und Sie guten Rapport zum Klienten haben, werden Ihnen die Motivationen des Klienten ohne besonderen Aufwand im Laufe des Gesprächs klar.

Die gleichen Fragen kann man auch auf das Vertrauen in die eigene Fähigkeit, sich zu verändern, beziehen: »Wie sicher sind Sie sich, daß Sie tatsächlich ... könnten, wenn Sie sich dazu entschließen würden, und wo würden Sie Ihre Entschlossenheit auf einer von 1 bis 10 reichenden Skala einordnen, auf der 1 für ›Ich bin mir sicher, daß ich das nicht kann‹ und 10 für ›Ich bin mir sicher, daß ich das kann‹ stehen? Mit welcher Zahl würden Sie Ihre momentane Zuversicht einschätzen?« Nachdem der Patient diese Einschätzung vorgenommen hat, fragen Sie weiter: »Und warum haben Sie sich den Wert ... gegeben und nicht 1?« Die Antwort gibt Aufschluß darüber, worauf das Vertrauen des Patienten in seine Fähigkeit, sich zu verändern, basiert. Nützlich kann auch eine Frage sein wie: »Was würde Ihnen helfen, einen höheren Wert zu erreichen?« Oder: »Wie könnte ich Ihnen helfen, einen höheren Wert auf der Skala zu erreichen?«

Patienten benötigen von Ihnen unterschiedliche Arten von Hilfe, je nachdem, wie sie die beiden genannten Aspekte [Wichtigkeit der Veränderung und Zuversicht, sie realisieren zu können] einschätzen. Versuchen Sie, sich die beiden im folgenden beschriebenen Patienten vorzustellen: Beide liegen ungefähr im mittleren Bereich der Skala der Veränderungsbereitschaft; und beide bringen Ambivalenz und Widerstreben bezüglich einer Veränderung zum Ausdruck; aber sie haben sehr unterschiedliche Motivationen.

> *Raucher A:* »Ich bin 55 Jahre alt, und man hat bei mir ein Emphysem diagnostiziert. Ich muß tatsächlich mit dem Rauchen aufhören, aber wie soll ich das schaffen? Ich habe es schon etliche Male versucht und bin jedesmal gescheitert. Es wäre völlig sinnlos, es noch einmal zu versuchen.« [Wichtigkeit: 9; Zuversicht: 2]

> *Raucher B:* »Klar, ich weiß, daß Sie denken, Rauchen sei schlecht für mich, und auf lange Sicht stimmt das wahrscheinlich auch. Aber das Rauchen gehört für mich nun einmal fest zur Geselligkeit. Ich habe als Sportler früher an internationalen Wettbewerben teilgenommen, und ich kann Ihnen versichern, wenn ich mir einmal etwas in den Kopf setze, weiß ich auch, wie ich es erreiche. Aber im Moment steht das für mich einfach nicht an.« [Bedeutung: 2; Zuversicht: 9]

Patienten, die eine Veränderung als sehr wichtig einschätzen, aber wenig zuversichtlich sind, sie auch tatsächlich realisieren zu können – wie es bei Raucher A der Fall war –, muß man nahebringen, daß es möglich ist, sich zu verändern, und man muß ihnen ein paar konkrete Tips geben, wie sie eine Veränderung realisieren können. Solche Patienten unterscheiden sich stark von denjenigen, die sich zwar sehr wohl zutrauen, sich zu verändern, einer Veränderung aber nur geringe Bedeutung beimessen, so wie es bei Raucher B der Fall war. Würde man mit Raucher A über das *Warum* einer Veränderung [also über die Bedeutung/Wichtigkeit] und mit Raucher B über das *Wie* [also die Zuversicht] der Veränderung reden, wäre vermutlich beides Zeitverschwendung, denn dies sind jeweils nicht die Bereiche, in denen beide Hilfe benötigen. Wenn Sie also Ihre Patienten bitten, bezüglich der beiden Veränderungsaspekte *Warum* und *Wie* Selbsteinschätzungen vorzunehmen, sparen Sie kostbare Zeit, die Ihnen für das Beratungsgespräch bleibt, und Sie werden den stärksten Bedürfnissen der Patienten auf die bestmögliche Art gerecht. Ist bei einem Patienten das größte Hindernis, das einer Veränderung entgegensteht, die Geringschätzung der Wichtigkeit einer Veränderung, hilft Ihnen der Gebrauch der obigen Fragen, dies zu verstehen und sich mit dem Aspekt der Wichtigkeit effektiv auseinanderzusetzen. Das gleiche gilt für das Selbstvertrauen. So vorzugehen zieht die Arbeit nicht unnötig in die Länge, sondern macht sie effizienter und stärkt das Engagement des Patienten, und dadurch ergeben sich mehr Möglichkeiten, Change-talk hervorzurufen.

Wenn Sie Ihre Patienten bitten, bezüglich der beiden Veränderungsaspekte **Warum** und **Wie** Selbsteinschätzungen vorzunehmen, sparen Sie kostbare Zeit, die Ihnen für das Beratungsgespräch bleibt, und Sie werden den stärksten Bedürfnissen der Patienten auf die bestmögliche Art gerecht.

Für und Wider

Wenn Sie nach den Gründen forschen, die für und gegen eine Veränderung sprechen, erschließen Sie sich einige wichtige geleitende Fragen, die besonders nützlich sind, wenn jemand sich noch unsicher ist, ob er eine Veränderung, die er erwogen hat, wirklich vollziehen soll. Auf diese Weise können Sie die Ambivalenz erforschen, und der Patient erhält die Möglichkeit, sich in einer von Akzeptieren geprägten Atmosphäre, in der seine inneren Motive zutage treten können, mit seiner Unsicherheit auseinanderzusetzen. Damit befinden Sie sich im Herzen der Motivierenden Gesprächsführung.

Wenn Sie nach den Gründen forschen, die für und gegen eine Veränderung sprechen, erschließen Sie sich einige wichtige geleitende Fragen, die besonders nützlich sind, wenn jemand sich noch unsicher ist, ob er eine Veränderung, die er erwogen hat, wirklich vollziehen soll.

Fragen Sie Ihren Patienten zuerst, was ihm an der momentanen Situation gefällt. So nehmen Sie sozusagen »Anlauf« für die Frage nach den weniger guten Seiten seines augenblicklichen Status quo. Diese beiden allgemeinen Fragen lassen sich auf jede Art von Veränderung beziehen. Die erste Frage lockt Argumente hervor, die gegen eine Veränderung sprechen, die zweite Frage ruft Change-talk hervor. Der am häufigsten beobachtete Effekt, den das Stellen einer dieser beiden Fragen auslöst, ist, daß der Patient Ihnen die beiden gegensätzlichen Seiten seiner ambivalenten Haltung zu der Veränderung beschreibt.

Auf das Rauchen bezogen könnte die erste Frage lauten: »Was gefällt Ihnen am Rauchen?« In dieser Formulierung kommt nicht der geringste Anflug von Mißbilligung oder Sarkasmus zum Ausdruck. Falls in Ihrer Stimme mitschwingt: »Wie *können* Sie nur am Rauchen etwas gut finden!?«, erzeugen Sie eine Defensivreaktion. Die Frage sollte Neugier und aufrichtiges Interesse an den in den Augen des Patienten positiven Aspekten des Rauchens zum Ausdruck bringen. Nachdem er diese genannt hat, können Sie die zweite Frage stellen. Beispielsweise: »Und wie sieht es mit der Rückseite aus? Was am Rauchen finden Sie weniger gut?«

Eine gute Möglichkeit, ein solches Gespräch zum Abschluß zu bringen, besteht darin, kurz zusammenzufassen, wie Sie die Äußerungen des Patienten über das Für und Wider des Verhaltens verstanden haben, und dabei möglichst oft seine eigenen Worte zu benutzen. Wird an diesem Punkt eine Schlüsselfrage wie »Und welches Resümee ziehen Sie jetzt aus alldem?« gestellt, wirkt das häufig wie eine Einladung an den Patienten, noch einen Schritt weiterzugehen und die anstehende Veränderung tatsächlich in Angriff zu nehmen.

Schlüsselfragen: Was kommt als nächstes?

Eine *Schlüsselfrage* prüft den Grad der Veränderungsbereitschaft des Patienten. Sie ist nach jedem Gespräch über Themen wie *DARN-Motivationen*, *Maßstäbe*, *Wichtigkeit und Zuversicht* sowie *Für und Wider* ein guter nächster Schritt. Eine Schlüsselfrage läßt sich im Grunde auf die allgemeine Formulierung »Was kommt als nächstes?« reduzieren. Hier einige Beispiele für Schlüsselfragen:

»Welches Resümée ziehen Sie jetzt aus alldem?«
»Wie denken Sie im Moment über das Rauchen?«
»Was meinen Sie, was Sie tun werden?«
»Was wäre für Sie ein möglicher erster Schritt?«
»Was haben Sie nun vor zu tun – falls überhaupt?«
»Was beabsichtigen Sie?«

Beachten Sie, daß die normale Antwort auf alle diese Fragen ein Ausdruck der Selbstverpflichtung wäre. Der Grad der Verpflichtung, den der Patient zum Ausdruck bringt, vermittelt Ihnen einen Eindruck davon, wie wahrscheinlich es ist, daß eine Veränderung tatsächlich zustande kommt. Eine geringe Bereitschaft zur Selbstverpflichtung zeigt, daß in der laufenden oder folgenden Sitzung erneut an den DARN-Themen gearbeitet werden muß.

Sobald eine gewisse Absicht, sich zu verändern, zu erkennen ist, kann konkreteres Nachfragen nützlich sein. *Wann* wird der Patient die Veränderung vornehmen oder mit ihrer Umsetzung beginnen? *Was* genau wird er tun? *Wie* wird er Erfolg haben? Es gibt Untersuchungen, aus denen hervorgeht, daß Menschen eine Verhaltensänderung mit wesentlich höherer Wahrscheinlichkeit realisieren, wenn sie ihre Absichten konkret im Sinne des Was, Wann und Wie ausdrücken. Aber versuchen Sie nicht, einem Patienten eine Selbstverpflichtung abzuringen, die einzugehen er noch nicht bereit ist. Entscheidend ist, was der Patient schon jetzt tun kann und will.

Hypothetische Vorstellungen benutzen

Für Patienten, die noch keine deutliche Veränderungsbereitschaft zeigen, ist es weniger bedrohlich, wenn Sie im Gespräch (metaphorisch) einen Schritt zurücktreten und über »theoretische Möglichkeiten« reden. Damit gewinnen sie Freiheit, sich eine Veränderung vorzustellen. Es folgen einige geleitende offene Fragen, die als theoretische Möglichkeiten (bzw. hypothetische Vorstellungen) formuliert sind:

Für Patienten, die noch keine deutliche Veränderungsbereitschaft zeigen, ist es weniger bedrohlich, wenn Sie im Gespräch (metaphorisch) einen Schritt zurücktreten und über »theoretische Möglichkeiten« reden.

»Was könnte Sie dazu bringen, sich dafür zu entscheiden, zu ...?«

»Wenn Sie bezüglich ... etwas verändern würden, welche Vorteile könnte das dann für Sie haben?«

»Angenommen, Sie würden beschließen, zu ..., wie würden Sie dann vorgehen, um das angestrebte Ziel zu erreichen?«

»Stellen wir uns einmal für einen Augenblick vor, Sie würden ... . Wie würde sich Ihr Leben dadurch verändern?«

»Was müßte geschehen, damit Sie vom Wert 5 zum Wert 8 [bezüglich der Wichtigkeit] kämen?«

»Wie würden Sie sich die momentane Situation anders wünschen?«

»Wenn Sie so weitermachen würden wie bisher, ohne etwas bezüglich ... zu verändern, was würde dann Ihrer Meinung nach in fünf Jahren geschehen?«

Auch vorgestellte Entwicklungssprünge können nützlich sein, sofern Sie guten Rapport zum Patienten haben und er sich bei einer solchen Vorstellung wohlfühlt:

»Welche Sache, die momentan unmöglich ist, könnte, wenn sie möglich wäre, alles verändern?«

»Wenn Sie sich in meiner Situation befänden, welchen Rat würden Sie sich dann bezüglich ... selbst geben?«

»Wie hat [dieses Verhalten] Sie daran gehindert, sich weiterzuentwickeln, sich vorwärtszubewegen?«

»Wovon wünschen Sie sich am sehnlichsten, daß es in einem Jahr, in fünf Jahren oder in zehn Jahren in Ihrem Leben geschieht?«

Zum Abschluß

In diesem Kapitel wurde die Nutzung von Fragen sowohl ganz allgemein als auch speziell im Dienste des geleitenden Kommunikationsstils erläutert. Im letzteren Fall lassen sich oft schneller Fortschritte erzielen, wenn man sich die Zeit läßt, die man braucht. Gespräche über Verhaltensänderungen erfordern diese Grundhaltung. Viele Helfer haben erlebt, daß ein Patient später zu ihnen zurückkam und etwas sagte wie: »Sie haben damals eine Sache gesagt, die war für mich entscheidend ...« Zu den wichtigsten Prämissen der Motivierenden Gesprächsführung zählt, daß Patienten die meisten Antworten in sich selbst finden können. Wenn man mit dieser Grundhaltung arbeitet, ergeben sich die richtigen Fragen gewöhnlich daraus.

5 Zuhören

Lange bevor die Medizin eine Wissenschaft wurde, gab es Heiler, die gelernt hatten, gut zuzuhören. Wenn Menschen das Gefühl haben, angehört und verstanden zu werden, die mitfühlende Aufmerksamkeit anderer zu genießen, dann wirkt schon allein das heilend. Diese Art des Zuhörens ist wohl einer der Gründe dafür, daß Patienten sich so häufig an Alternativheiler wenden oder im offiziellen Gesundheitssystem Helfer suchen, von denen bekannt ist, daß sie gut zuhören. Zwar scheinen einige Menschen eine natürliche Begabung im Zuhören zu haben, doch sind unsere wissenschaftlichen Untersuchungen zu einem Ergebnis gekommen, das den Erfahrungen entspricht, die wir im Rahmen von Ausbildungen immer wieder gemacht haben: Man kann lernen, besser zuzuhören und das Zuhören besser zu nutzen, und wenn man dies lernt, wirkt es sehr positiv auf das Resultat einer Konsultation und über diese hinaus.

In diesem Kapitel werden Sie die Kunst guten Zuhörens genauer kennenlernen. Wir beginnen mit einigen allgemeinen Überlegungen und wenden uns dann der Nutzung des Zuhörens in Zusammenhang mit dem Kommunikationsstil des Geleitens zu, einer für die MI-Arbeit zentralen Fertigkeit.

Weshalb gutes Zuhören so wichtig ist

Natürlich können die Belastungen des beruflichen Alltags Helfer davon abbringen, sich die bei oberflächlicher Betrachtung als »unproduktiv« erscheinende Zeit für gründliches und gutes Zuhören zu nehmen. Allerdings gibt es einige gute Gründe, die Zuhörfähigkeit zu verbessern.

- Zuhören hilft Ihnen, wichtige Informationen zu sammeln, die Ihnen andernfalls entgehen könnten.
- Schon eine kurze Zeit intensiven Zuhörens kann Ihre Beziehung zu einem Patienten stark verbessern. Dazu reichen manchmal ein bis zwei Minuten. Wenn sich Patienten schon längst nicht mehr an die genauen Einzelheiten einer Behandlung

erinnern können, erinnern sie sich oft noch gut an eine Krankenschwester, einen Arzt oder einen Sozialarbeiter, die oder der ihnen gut zugehört hat.

- Wenn Patienten merken, daß jemand, der sie betreut, ihnen gut zuhört, fühlen sie sich meist wohler, sind mit der Betreuung zufriedener, sind eher offen und ehrlich und befolgen außerdem (so meinen wir) eher Ratschläge.
- Wenn Sie sich Zeit nehmen, um zuzuhören, *haben Ihre Patienten das Gefühl, daß Sie ihnen mehr Zeit geschenkt haben, als es tatsächlich der Fall ist.* Hingegen wird eine Konsultation, die sich auf das Fragen und Informieren beschränkt, oft als kürzer empfunden, als sie wirklich war. Patienten unterschätzen oft, wieviel Zeit man mit ihnen verbringt.
- Am wichtigsten jedoch ist, daß gutes Zuhören an und für sich sehr nützlich ist. Auch wenn Sie dabei das Gefühl haben, »nichts zu tun«, ist es einer der wichtigsten unter den »unspezifischen« Faktoren der Heilung. Einfach zuzuhören kann Veränderung fördern.

Wenn Sie sich Zeit nehmen, um zuzuhören, haben Ihre Patienten das Gefühl, daß Sie ihnen mehr Zeit geschenkt haben, als es tatsächlich der Fall ist.

All den technischen Aspekten, die in diesem Kapitel erläutert werden, liegt ein einfacher Gedanke zugrunde: Zuhören setzt Neugier dem Patienten gegenüber voraus und daß Sie diesen akzeptieren. Je erfahrener Sie werden, um so leichter können Sie kurze Phasen des Zuhörens in Alltagsaktivitäten integrieren. So können Sie Zeit sparen, denn Sie lernen, das Wesen der Sorgen des Patienten schnell zu erfassen. Und dies ermöglicht Ihnen, rasch deren Essenz zu erkennen, was es Ihnen schließlich leichter macht, sich einem anderen Thema zuzuwenden.

Durch Zuhören können Sie Zeit sparen, denn Sie lernen, das Wesen der Sorgen des Patienten schnell zu erfassen. Und dies ermöglicht Ihnen, rasch deren Essenz zu erkennen, was es Ihnen schließlich leichter macht, sich einem anderen Thema zuzuwenden.

Zuhören: Einige allgemeine Erwägungen

Ein Helfer, der zuhört, und sei es auch nur eine Minute lang, verfolgt keine andere unmittelbare Absicht, als Sicht- und Erlebensweise des Gesprächspartners zu verstehen. Er hat also nicht vor, irgendwie ins Geschehen einzugreifen oder etwas zu »reparieren«. Er ist einfach nur präsent, offen für alles, was der Patient erlebt hat und sagen möchte.

Ein Helfer, der zuhört, und sei es auch nur eine Minute lang, verfolgt keine andere unmittelbare Absicht, als Sicht- und Erlebensweise des Gesprächspartners zu verstehen.

Wann sollte man das Zuhören nutzen? Zu jedem beliebigen Zeitpunkt während einer Konsultation. Man kann und sollte es auch in Routineaktivitäten integrieren und es zu einem normalen Bestandteil jeder Einschätzungs-, Diagnose- oder Organisationsaufgabe machen. Zuhören ist ein Werkzeug, das man in Verbindung mit dem Fragen und Informieren sehr wirksam im Dienste des direktiven (lenkenden) Kommunikationsstils nutzen kann. Es folgt nun eine Aufzählung einiger Situationen, in denen das Zuhören besonders wichtig ist:

- *Der erste Teil einer Konsultation* Es ist regelrecht gefährlich, zu Beginn einer Konsultation *nicht* zuzuhören. Wird diese Aktivität unterbrochen, kann sich sehr schnell Dysfunktionalität ausbreiten. Der Patient kann sich dann zurückziehen, frustriert werden oder Sie zu den Problemen zurückführen, die Sie zunächst ignoriert hatten. Häufig raffen Patienten allen Mut zusammen, um einen Arzt oder Helfer aufzusuchen und ihm ihre Geschichte zu erzählen. Eine der häufigsten Kritiken, die Patienten bezüglich ihrer Behandlung in einem solchen Erstgespräch äußern, lautet, man habe ihnen nicht die Möglichkeit gegeben, ihre Geschichte zu erzählen. Bei Patienten, die beim Erzählen früh unterbrochen werden, entsteht leicht das Gefühl, sie würden nicht gehört.
- *Kurze Episoden während der Konsultation* Patienten signalisieren das Bedürfnis nach einem kurzen Bericht [und damit nach dem Bedürfnis, angehört zu werden], wenn sie verwirrt, ängstlich, distanziert, aufgebracht oder verärgert wirken. Wenn Sie selbst sich bezüglich eines diagnostischen Aspekts oder der Frage, wie Sie mit dem Problem eines Patienten umgehen sollen, nicht sicher sind, können Sie dies sehr effektiv herausfinden, indem Sie dem Patienten zuhören.
- *Nachdem Sie eine offene Frage gestellt haben* Eine offene Frage ist eine Einladung an den Patienten, sich zu äußern, und gibt Ihnen die Möglichkeit zuzuhören und ihn zu verstehen.

Es gibt Situationen, in denen man den direktiven Kommunikationsstil meiden und besser den des Folgens wählen sollte, bei dem das Zuhören eine besonders wichtige Rolle spielt. Dazu einige Beispiele.

- Sie betreten den Untersuchungsraum, und der Patient sagt: »Ich habe heute Morgen etwas Schreckliches erlebt.«
- Sie mußten einem Patienten eine schlechte Nachricht überbringen, und nun müssen Sie ihm Zeit lassen, das Gehörte zu verarbeiten und darauf zu reagieren.
- Sie sitzen am Bett eines sterbenden Patienten, der gerade aufwacht. Er lächelt und sagt: »Hallo.« In solch einem Fall besteht keine Notwendigkeit, sofort etwas zu fragen oder zu tun.

Manchmal ist das Wichtigste und Heilendste, was Sie tun können, einfach bei Ihrem Patienten zu sein, sich Zeit zu nehmen, um ihm zuzuhören und ihn zu verstehen. Sie benutzen dann den Kommunikationsstil des Folgens. Sie können Informationen geben und Fragen stellen, aber in erster Linie geht es darum, den Bedürfnissen des Patienten zu *folgen* – beispielsweise wenn Sie eine schlechte Nachricht überbringen müssen oder wenn Sie mit jemandem sprechen, der besonders stark leidet oder besonders ängstlich ist.

In den folgenden Abschnitten werden einige konkrete Details des Zuhörens im Gesundheitsbereich erläutert. Wir erforschen darin einige Möglichkeiten, das Zuhören zu nutzen, geben Tipps und weisen auf bestimmte Fallen hin.

Die Tür öffnen

Die Tür zum Zuhören öffnen Sie durch eine Einladung. Das geschieht meist in Form einer offenen Frage, verbunden mit Signalen, die anzeigen, daß Sie zuhören werden. »Wie geht es Ihnen?« ist heute zu einer Begrüßungsfloskel geworden, auf die hin niemand erwarten würde, daß der Angesprochene sich tatsächlich ausführlich über seine momentane Situation äußert. Aber was unterscheidet ein unaufrichtiges »Wie geht es Ihnen?« von einer echten Einladung, zu reden und zuzulassen, daß andere es hören? Wie können wir den Unterschied zwischen beidem im Rahmen eines normalen Gesprächs erkennen?

Zwei wichtige Anzeichen sind Blickkontakt und das Fehlen von Abgelenktheit. Vergegenwärtigen Sie sich die unterschiedlichen Bedeutungen von »Wie geht es Ihnen?« in folgenden Fällen:

- Jemand sagt den Satz, während er über einen Flur geht, ohne auch nur einen Moment innezuhalten oder Blickkontakt herzustellen.
- Eine Krankenschwester blättert eine Krankenakte durch und liest die Blutdruckwerte ab.
- Ein Arzt betritt den Untersuchungsraum, nimmt Blickkontakt auf, lächelt, legt das, was er in der Hand hält, zur Seite und zieht einen Stuhl heran.

Der Arzt im dritten Beispiel kommuniziert nicht nur verbal (»Wie geht es Ihnen?«), sondern auch nonverbal, daß für ihn in diesem Moment das Zuhören das Wichtigste ist. Die nonverbalen Signale sind noch wichtiger als die verbale Einladung, sich zu äußern. In Ausbildungen wird häufig ein Teilnehmer gebeten, ohne die geringste Unterstützung eines Zuhörers eine Weile über ein Thema zu reden. Die schwierigere Aufgabe des Zuhörers ist, dem Sprecher zu signalisieren, daß er ihm zuhört und ihn versteht, *aber ohne ein Wort zu sprechen* oder auch nur Laute wie »Hmm« zu erzeugen. Der Zuhörer darf dem Sprecher nur durch nonverbale Signale zeigen, daß er zuhört und ihn zu verstehen versucht, beispielsweise durch Blickkontakt, den Gesichtsausdruck, Kopfbewegungen usw.

Der verbale Anteil der Einladung, etwas zu berichten und angehört zu werden, besteht in einem einfachen Eröffnungssatz. Dazu folgen nun einige Beispiele:

PATIENT: Ich habe heute Morgen etwas Schreckliches erlebt.

HELFER: Berichten Sie mir darüber.

ARZT: *(stellt sich ans Bett eines Patienten)* Hallo, wie fühlen Sie sich heute Abend?

THERAPEUT: *(betritt den Beratungsraum)* Guten Morgen! Erzählen Sie mir, was Ihnen heute Morgen durch den Kopf geht.

HELFER: *(will einige Routinefragen stellen)* Ich muß Sie gleich um ein paar ganz konkrete Informationen bitten. Aber bevor wir damit beginnen, möchte ich Ihnen ein paar Minuten Zeit geben, mir zu berichten, warum Sie heute zu mir gekommen sind.

Fragen ist nicht Zuhören

Was zeichnet einen guten Zuhörer aus? Was soll nach dem Öffnen der Tür durch die verbale Einladung und das Fokussieren Ihrer Aufmerksamkeit als Nächstes geschehen?

Viele Menschen verwechseln das Zuhören mit dem Fragenstellen, obwohl beide völlig unterschiedliche Kommunikationswerkzeuge sind. Eine Frage konfrontiert den Befragten mit der Aufforderung, Ihnen zu antworten. Außerdem weist eine Frage immer in eine bestimmte Richtung, lenkt die Aufmerksamkeit auf ein bestimmtes Thema oder einen bestimmten Aspekt, der den Fragesteller interessiert. Der Psychologe Thomas Gordon hat Fragen als »Kommunikationshürden« *(roadblocks)*, die das Zuhören behindern, bezeichnet. Damit der Befragte den Weg, auf dem er sich vor der Konfrontation mit dem Hindernis befand, fortsetzen kann, muß er sich mit dem Hindernis auseinandersetzen, es umgehen und anschließend auf den Pfad zurückkehren. Wenn Sie jemandem zwei oder drei Fragen in Folge stellen, haben Sie den Betreffenden mit Sicherheit von seinem Weg abgebracht. Sie sind derjenige, der die Richtung vorgibt, nicht derjenige, der antwortet. Das muß nicht unbedingt schlecht sein; schließlich gehört das Fragen auch zu Ihren Aufgaben. Wenn jemand akut krank ist und Sie eine Diagnose stellen sollen, indem Sie einen mentalen Entscheidungsbaum durcharbeiten, müssen Sie wahr-

> Fragen und Zuhören sind nicht das gleiche.

scheinlich einige Fragen stellen. Geht es dagegen um bloßes Zuhören, brauchen Sie nur zu Beginn eine Einladung auszusprechen.

Stille

Stille ist oft ein guter Lehrer. Wenn Sie still sind, und sei es auch nur für einen Augenblick, errichten Sie keine der zahlreichen Kommunikationshürden, durch die Menschen einander normalerweise ständig behindern: Zustimmen, Mißbilligen, Rat geben, Infragestellen, Warnen, Argumentieren, Sympathisieren, Streiten, Empfehlen, Analysieren, Überzeugen, Bestätigen, Beschämen, Beschwichtigen, Deuten usw. Zu schweigen, um solche Hindernisse nicht aufzubauen, ist ein guter Anfang auf dem Weg zu echtem Zuhören.

Hürden, die das Zuhören behindern, sind: Zustimmen, Mißbilligen, Rat geben, Infragestellen, Warnen, Argumentieren, Sympathisieren, Streiten, Empfehlen, Analysieren, Überzeugen, Bestätigen, Beschämen, Beschwichtigen, Deuten.

Der nächste Schritt besteht darin, Ihr inneres Geschwätz zu unterbinden und Ihre Aufmerksamkeit darauf zu konzentrieren, die Person, mit der Sie kommunizieren, zu verstehen. Wenn Sie die Kommunikationshürden nicht laut aussprechen, können Sie sie *trotzdem denken*. Wie leicht passiert es, daß Sie scheinbar zuhören, in Wahrheit aber darüber nachdenken, was Sie als nächstes tun müssen! Um wirklich mit voller Aufmerksamkeit zuzuhören, müssen Sie auch dieses innere Geschwätz unterbinden und Ihre Aufmerksamkeit völlig dem Zuhören und Verstehen widmen. Hier offenbart sich ein völlig neuer Sinn des Ausdrucks »Begleitarzt« (engl.: *attending physician*).

Wenn Sie die Kommunikationshürden nicht laut aussprechen, können Sie sie trotzdem denken ... Um wirklich mit voller Aufmerksamkeit zuzuhören, müssen Sie auch dieses innere Geschwätz unterbinden.

Wohlwollende Äußerungen

In völliger Stille fühlen sich einige Menschen unwohl. Wenn Sie absolut gar nichts sagen, fragen sich manche Patienten, was Sie denken und ob Sie ihnen wirklich zuhören, so sehr Sie sich auch bemühen mögen, nonverbal Ihre Anteilnahme zu signalisieren. Die einfachste Möglichkeit ist in solchen Fällen, ein paar wohlwollende Äußerungen wie »Hmm« oder »Verstehe« oder »Erklären Sie das doch bitte noch ein wenig genauer« verlauten zu lassen. Natürlich könnte man einwenden, solche Reaktionen ließen sich doch auch von einem Computer generieren und seien somit kein echter Beweis für tatsächliches Zuhören.

In etwas anderen Worten ausgedrückt: Zuhören in Form von Reflektieren

Der positive Beweis dafür, daß Sie Ihrem Patienten zuhören und ihn verstehen, ist eine kurze Zusammenfassung dessen, was Sie ihn haben sagen hören. Papageien sind dazu nicht in der Lage, denn es geht dabei nicht nur um ein bloßes Wiederholen des Gehörten. Auch haben wir festgestellt, daß Schauspieler dies nicht ohne vorheriges besonderes Training können. Schauspieler sind hervorragend, wenn es um Stille, Präsenz und wohlwollende Äußerungen geht; reflektierendes Zuhören jedoch erfordert besondere Übung. Schauspieler können auf Kommando *aussehen, als ob* sie zuhören würden, aber es wirklich zu tun, ist etwas anderes und wesentlich schwerer.

Der positive Beweis dafür, daß Sie Ihrem Patienten zuhören und ihn verstehen, ist eine kurze Zusammenfassung dessen, was Sie ihn haben sagen hören. Papageien sind dazu nicht in der Lage, denn es geht dabei nicht nur um ein bloßes Wiederholen des Gehörten.

Was bedeutet, »es tatsächlich zu tun«? Schauen wir uns zunächst ein Beispiel an, in dem der Helfer, nachdem er eine offene Frage gestellt hat, ausschließlich zu Demonstrationszwecken nichts anderes tut, als reflektierend zuzuhören.

HELFER [*Sozialarbeiter, Arzt, Psychologe, Ernährungsberater, Pfleger, Physiotherapeut, psychologischer Berater*]: Wir nähern uns dem Ende unserer Sitzung, aber Sie haben gerade gesagt, es gebe noch etwas, weswegen Sie sich nicht richtig wohl fühlten.

PATIENT: Ja, ich habe mich in letzter Zeit nicht so gut gefühlt. Das fing vor einem oder zwei Monaten an, und zuerst dachte ich, ich würde es mir nur einbilden, vielleicht weil ich so hart arbeiten mußte und nicht viel trainieren konnte – verstehen Sie, was ich meine?

HELFER: Sie arbeiten viel und haben sich in letzter Zeit nicht so gut gefühlt.

PATIENT: Na ja, ich dachte jedenfalls zuerst, es sei nur das, aber dann fühlte ich mich auch noch nach jeder Anstrengung erschöpft und geschwächt. Ich wurde zum Beispiel kurzatmig, und das hatte ich vorher noch nie erlebt; nicht einmal, wenn ich nicht gut in Form war. Sogar beim Treppensteigen zu Hause merke ich es.

HELFER: Das ist für Sie sicher ungewöhnlich.

PATIENT: Ja, das stimmt. Ich habe es beim Treppensteigen gespürt, aber manchmal fühlte ich mich sogar erschöpft, wenn ich einfach nur dasaß und eigentlich nichts Anstrengendes getan hatte. Zuerst glaubte ich, das sei Streß. Aber mittlerweile frage ich mich, ob vielleicht mit meiner Lunge oder meinem Herzen etwas nicht in Ordnung ist.

HELFER: Sie sind sich nicht hundertprozentig sicher, was los ist, und haben deshalb ein wenig Angst bekommen.

PATIENT: Ja, die hat sich irgendwie eingeschlichen. Normalerweise bin ich für meine Familie und auch in meinem Beruf der Fels in der Brandung, und jetzt das.

HELFER: Sie sind es gewöhnt, das Heft in der Hand zu halten.

PATIENT: Nicht unbedingt in der Hand zu halten, aber zuverlässig bin ich schon, verstehen Sie? Jetzt habe ich das Gefühl, mir wächst alles über den Kopf, und ich verliere allmählich die Kontrolle.

HELFER: Sie haben das Gefühl, daß Ihnen nicht genug Zeit bleibt, sich um sich selbst zu kümmern.

PATIENT: Ganz genau. Ich muß diese Sache in Ordnung bringen.

HELFER: Sie möchten wissen, was los ist, und dann etwas daran ändern.

PATIENT: Nun, das hier ist der erste Schritt. Ich hatte mir vorgenommen, es Ihnen zu sagen.

Was geht hier vor sich? Der Helfer ist im Kommunikationsprozeß sehr aktiv und nimmt sich eine oder zwei Minuten Zeit, um die Wahrnehmungen und Sorgen des Patienten zu verstehen. Er kann nur dann so zuhören, wenn er seine Aufmerksamkeit auf den Patienten konzentriert, genau hört, was dieser sagt, und dann über das Gemeinte eine Hypothese entwickelt (es also buchstäblich reflektiert), so daß er es in etwas anderen Worten wiederholen kann. Der Helfer spiegelt dem Patienten diese »anderen Worte«, und dann passiert etwas Interessantes. Der Patient bestätigt oder mißbilligt die Hypothese des Helfers. Im Grunde sagt er entweder: »Ja, genau so ist es«, und fährt dann mit seiner eigenen Beschreibung fort, oder er sagt: »Nein, das ist nicht genau das, was ich meine«, und fährt danach ebenfalls mit seiner Erklärung fort. Es gibt keine Strafe für Falschverstehen. Der Patient setzt seinen Bericht nach Ihrer Äußerung in jedem Fall fort, solange Sie das, was er sagt, in etwas anderen Worten spiegeln. Sogar eine exakte Wiederholung wirkt manchmal so, doch reines Wiederholen scheitert meist nach kurzer Zeit. Manchmal findet eine Reflexion in Form einer »Fortsetzung des Absatzes« statt; der Helfer nimmt dann vorweg, was der Patient als nächstes hätte sagen können, obwohl er dies bisher noch nicht getan hat.

Jede Reflexion ist eine kurze Zusammenfassung dessen, was im betreffenden Augenblick geschieht.

Der Helfer entwickelt eine Hypothese darüber, was der Patient meint, um das Gesagte anschließend in etwas anderen Worten wiederholen zu können … und dann passiert etwas Interessantes. Der Patient bestätigt oder mißbilligt die Hypothese des Helfers.

Klingt das kompliziert? Das ist es auch. Und es erfordert Übung. Die gute Nachricht lautet, daß man diese

Fertigkeit erlernen kann und daß sie für die klinische Arbeit sehr nützlich ist. Außerdem sind Ihre Patienten Ihre Lehrer. Auf jede Reflexion, die Sie ausprobieren, erhalten Sie umgehend Feedback darüber, wie zutreffend Ihre Äußerung ist. Dadurch wird Ihre Fähigkeit, treffend zu reflektieren, allmählich besser.

Es folgt nun ein etwas längeres Gespräch, in dem der Helfer wieder *einzig und allein zu Demonstrationszwecken* ausschließlich reflektierendes Zuhören benutzt. Wenn Sie sich gern eine etwas schwierigere Aufgabe stellen wollen, können Sie die Buchseite mit einem Blatt Papier abdecken und immer nur eine Zeile Text neu aufdekken. Denken Sie bei jeder Patientenreaktion darüber nach, wie *Sie* die Äußerung des Patienten reflektieren würden, bevor Sie nachschauen, was der Helfer in unserem Beispiel als nächstes gesagt hat.

Ein Patient in einem Krankenhaus muß entscheiden, ob er eine Operation durchführen lassen will oder nicht, und Ihre Kollegin ist frustriert, weil sie es nicht schafft, von ihm eine klare Antwort zu bekommen. »Jedesmal wenn ich ihn frage, bricht er weinend zusammen. Können Sie einmal mit ihm reden?«

HELFER *[Sozialarbeiter, Arzt, Psychologe, Ernährungsberater, Pfleger, Physiotherapeut, psychologischer Berater]*: Sie haben gesagt, daß Sie sich wegen der Operation, die eventuell auf Sie zukommt, Sorgen machen.

PATIENT: *Sorgen machen* ist nicht ganz richtig; aber die Sache ist so kompliziert, daß ich nicht weiß, womit ich beginnen soll.

HELFER: Und es setzt Sie ziemlich unter Streß. *[Fortsetzung des begonnenen Satzes]*

PATIENT: Gestern Nacht konnte ich deswegen kaum schlafen. *(Fängt an zu weinen.)*

HELFER: *(schweigt und gibt dem Patienten ein Papiertaschentuch)* Die ganze Situation scheint sich allmählich zuzuspitzen.

PATIENT: Eigentlich bin ich kein Mensch, der leicht so weint.

HELFER: Was jetzt passiert, ist für Sie sehr wichtig.

PATIENT: Das ist ein ziemlich großes Ding. *(Weint weiter.)*

HELFER: Sie haben das Gefühl, so oder so eine große Entscheidung treffen zu müssen.

PATIENT: Das stimmt, jeden Tag rückt die Entscheidung näher.

HELFER: Aber die Situation wird für Sie nicht klarer. *[Setzt erneut einen vom Patienten begonnenen Satz fort, indem er ihm eine Hypothese hinzufügt.]*

> Ihre Patienten sind Ihre Lehrer. Auf jede Reflexion, die Sie ausprobieren, erhalten Sie umgehend Feedback darüber, wie zutreffend Ihre Äußerung ist. Dadurch wird Ihre Fähigkeit, treffend zu reflektieren, allmählich besser.

PATIENT: Das ist das Problem, denn ich habe ja die Operation vor mir. Mir ist klar, daß ich danach vielleicht nicht mehr lange zu leben habe. Das Ganze ist ziemlich riskant. So hat man es mir jedenfalls klipp und klar gesagt.

Helfer: Und wenn Sie sich *nicht* operieren lassen, ist das, was Sie erwartet, auch nicht leicht.

Patient: Na ja, ganz so ist es nicht. Es geht um Zeit. Sie sagen, ich hätte vielleicht noch ein paar Monate vor mir, und ich weiß nur, daß ich in dieser Zeit für meine Familie da sein möchte.

Helfer: Das ist für Sie im Moment das Wichtigste.

Patient: Sie sollten meinen Sohn kennenlernen *(lacht)*. Er sagt, ich sei immer noch der gleiche alte ungehobelte Lausbube; nichts habe sich geändert, obwohl ich doch angeblich so krank sein soll.

Helfer: Manchmal fühlen Sie sich fast wieder normal.

Patient: Wenn ich mit meinem Sohn zusammen bin, ist das wunderbar; aber andererseits ist es nicht möglich, diesem Schicksal zu entgehen.

Helfer: Sie haben also das Gefühl, in einer Falle zu sitzen.

Patient: Genau, das ist es. Ich liege hier und denke darüber nach, ob ich die Chance nutzen und die Operation durchführen lassen soll, und dann stelle ich mir vor, daß sie schiefgeht, und dann versuche ich, nicht mehr daran zu denken.

Helfer: Sie sind sich einfach nicht sicher, was Sie tun sollen.

Patient: Manchmal denke ich, Ihr Ärzte macht solche Operationen öfter, und ich sollte euch einfach vertrauen.

Helfer: Wenn Sie die Operation schon hinter sich hätten, und sie wäre gut ausgegangen, wäre das ein gutes Ergebnis.

Patient: Wahrscheinlich werde ich das Risiko eingehen; aber ich brauche noch etwas Zeit, um mich an den Gedanken zu gewöhnen; wenn es so weit ist, sage ich Ihnen Bescheid.

Helfer: Sie brauchen noch ein wenig Zeit, um mit Ihrer Entscheidung ins Reine zu kommen.

Patient: Ich werde mich bald entscheiden.

Helfer: *(bietet eine etwas längere Zusammenfassung des Gesagten an)* Ich will einmal schauen, ob ich das, was Sie gesagt haben, richtig verstanden haben. Bitte sagen Sie mir, wenn ich etwas vergessen habe. So etwas zu entscheiden ist für niemanden leicht. Ganz gleich, wie die Entscheidung ausfällt, in jedem Fall besteht die Gefahr, daß Sie für Ihre Familie nicht mehr lange da sein können. Man hat Ihnen gesagt, ohne Operation hätten Sie nur noch ein paar Monate zu leben, aber die Operation selbst ist auch mit Risiken verbunden. Trotzdem kommen Sie Ihrer Entscheidung allmählich näher, und Sie brauchen nur noch etwas Zeit zum Nachdenken. Sie fühlen sich besonders gut, wenn Sie mit Ihrer Familie zusammen sind, und Sie denken ebensosehr an Ihre Angehörigen wie an sich selbst.

PATIENT: Ja, das ist wohl so. Ich brauche eigentlich nicht noch mehr Informationen, und Sie können diese Entscheidung auch nicht für mich treffen. Trotzdem ist es gut, mit Ihnen über diese Sache zu reden.

Wir möchten Sie nun auf ein paar interessante Aspekte bezüglich der Reflexionen in diesem Beispiel hinweisen. Zunächst handelt es sich in allen Fällen um *Aussagen*, nicht um Fragen. Der Helfer fragt nicht: »Meinen Sie dies?« Auf einer Audioaufnahme von der Sitzung würden Sie auch hören, daß der Tonfall des Helfers am Ende einer guten Reflexion *abfällt*, nicht wie beim Stellen einer Frage *ansteigt*. Sie mögen dies anfangs merkwürdig finden, aber der Patient sieht das nicht so. Wenn Reflexionen in Form von Aussagen vorgetragen werden, statt in Form von Fragen, fühlt sich der Patient wohler und wird nicht in seinem Redefluß gestoppt. Ein Patient geht wahrscheinlich ausführlicher auf sein Thema ein, wenn Sie sagen:

Der Tonfall des Helfers fällt am Ende einer guten Reflexion ab statt anzusteigen wie beim Stellen einer Frage.

»Sie empfinden wegen dieser Sache Angst.« [Der Tonfall ist am Ende des Satzes abwärts gerichtet.]

statt zu sagen:

»Sie empfinden wegen dieser Sache Angst?« [Der Tonfall ist am Ende des Satzes aufwärts gerichtet.]

Beachten Sie auch, daß die gut formulierten Reaktionen des Helfers im obigen Beispiel manchmal auf Inhalte eingehen, die der Patient selbst gar nicht zur Sprache gebracht hat, die er aber gemeint oder gedacht haben könnte. Reflexionen brauchen sich nicht ausschließlich auf das zu beziehen, was ein Patient tatsächlich gesagt hat. Manchmal besteht eine Reflexion darin, an eine Äußerung des Patienten anzuknüpfen und etwas vorzubringen, das dieser als nächstes hätte sagen *können*, statt daß sie nur wiederholt, was er tatsächlich vorher gesagt *hat*.

Die Kunst der Zusammenfassung

In der letzten Reaktion des vorigen Fallbeispiels faßte der Helfer die Hauptthemen, die der Patient im Laufe des Dialogs angesprochen hatte, zu einem kurzen Resümee zusammen. Im Grunde ist auch jede Reflexion schon in sich eine kurze Zusammenfassung dessen, was im Augenblick vor sich geht, aber die *sammelnde*

Wenn Reflexionen in Form von Aussagen vorgetragen werden, statt in Form von Fragen, fühlt sich der Patient wohler und wird nicht in seinem Redefluß gestoppt.

Zusammenfassung ist ein Rückblick auf einen Teil des Gesprächs oder das gesamte Gespräch. Es erfordert ein wenig Fingerspitzengefühl zu entscheiden, was in solch eine Zusammenfassung hinein sollte und was nicht. Später in diesem Kapitel werden wir Ihnen einige konkrete Anhaltspunkte dafür geben, was Sie beim Zuhören im Sinne der Motivierenden Gesprächsführung in eine Zusammenfassung einbeziehen sollten. In unserem Beispielfall hat der Helfer nichts weiter getan, als die wichtigsten Themen, zu denen sich der Patient geäußert hatte, aufzugreifen.

Zusammenfassungen können mehrere nützliche Funktionen erfüllen:

- Eine gute Zusammenfassung zeigt deutlich, daß Sie gut zugehört haben und sich an die Äußerungen des Patienten gut erinnern. Dies ist schon an sich eine positive Botschaft, die Ihrer Beziehung zum Patienten zugute kommt.
- Beim Formulieren einer Zusammenfassung werden Sie gezwungen, die einzelnen Bestandteile des Bildes, das sich Ihnen bietet, zusammenzufügen und festzustellen, ob Sie etwas Wichtiges vergessen haben. Um das herauszufinden, können Sie dem Patienten zum Abschluß Ihrer Zusammenfassung fragen: »Gibt es sonst noch etwas Wichtiges?«
- In einer Zusammenfassung können Sie bestimmte Aspekte dessen, was der Patient gesagt hat, besonders betonen, indem Sie es einbeziehen oder hervorheben. Diese Möglichkeit, eine Zusammenfassung zu nutzen, ist besonders vorteilhaft in Verbindung mit dem Kommunikationsstil des Geleitens.
- Eine Zusammenfassung erspart Ihnen, einen Richtungswechsel vornehmen zu müssen. Sie ist eine sanfte und positive Möglichkeit, die Phase des Zuhörens abzuschließen und sich der nächsten Aufgabe zuzuwenden.

Fragen und Zuhören

Obwohl Fragen und Zuhören zwei unterschiedliche Kommunikationswerkzeuge sind, passen sie gut zusammen und ergänzen einander. Ein von Carl Rogers entwickelter Therapieansatz, der *klientenzentrierte* oder *personenzentrierte Beratung* genannt wird, basiert hauptsächlich auf dem kunstvollen Kombinieren von Fragen und Zuhören. Auch im Gesundheitsbereich ist diese Kombination sehr brauchbar.

Den meisten Menschen fällt es viel leichter, Fragen zu stellen, als Reflexionen zu entwickeln. Deshalb stellen Helfer, die gute Zuhörer zu sein versuchen, häufig eine Folge von Fragen und vernachlässigen das reflektierende Zuhören.

Deshalb möchten wir Ihnen drei praktische Empfehlungen für das *Fragen, während Sie zuhören*, mit auf den Weg geben:

1. Versuchen Sie, offene statt geschlossener Fragen zu stellen.
2. Versuchen Sie, nicht zwei Fragen direkt nacheinander zu stellen.
3. Versuchen Sie, pro gestellter Frage mindestens zwei Reflexionen zu formulieren.

Daraus kann sich ein Rhythmus ergeben, nämlich daß auf eine offene Frage das reflektierende Anhören dessen, was der Patient anbietet, folgt. Dazu folgendes Beispiel:

> Versuchen Sie, pro gestellter Frage mindestens zwei Reflexionen zu formulieren.

HELFER: *[Pfleger, Arzt, Fußpfleger]:* Sie haben also ziemlich starke Schmerzen in den Füßen. Können Sie mir das ein wenig genauer schildern?

PATIENTIN: Manchmal habe ich so starke Schmerzen, daß ich kaum gehen kann. Dort, wo ich arbeite, muß ich Treppen steigen, und das fällt mir sehr schwer.

HELFER: Und diese Schmerzen haben Sie regelmäßig, jeden Tag. [*Reflexion, Vermutung*]

PATIENTIN: Fast jeden Tag, ja. An den Wochenenden, wenn ich nicht arbeite, sind sie nicht so stark.

HELFER: An den Wochenenden ist es etwas anders. [*Reflexion*]

PATIENTIN: Wie ich gesagt habe. Ich arbeite dann nicht und bin mehr zu Hause.

HELFER: Was für Schuhe tragen Sie am Wochenende? [*geschlossene Frage*]

PATIENTIN: Normalerweise trage ich im Haus Pantoffeln oder gehe barfuß.

HELFER: Und dabei fühlen Sie sich besser. [*Reflexion*]

PATIENTIN: Meine Füße schmerzen dann auch, aber nicht so stark wie sonst. Wenn ich Samstagsabends ausgehe, trage ich allerdings Stilettos.

HELFER: Also hohe Absätze, höhere, als Sie bei der Arbeit tragen. [*Reflexion*]

PATIENTIN: Vielleicht sind sie ein bißchen höher. Aber ich trage auch bei der Arbeit hohe Absätze.

Einige Probleme, die das Zuhören betreffen

Durch gutes Zuhören kann man kaum Schaden anrichten, wenn dabei echte Herzenswärme und wohlwollende Neugier im Spiel sind. Ähneln Ihre Reflexionen zu sehr dem, was der Patient gesagt hat, und ist das, was Sie sagen, eine bloße Wiederholung seiner Äußerungen, kommen Sie möglicherweise nicht von der Stelle.

Doch das Zuhören hat auch gewisse Tücken, die Sie rasch entdecken werden. Den meisten Menschen hört so selten jemand gut zu, daß sie ziemlich ausgehungert danach sind. Wenn sie jemandem begegnen, der sich tatsächlich die Zeit nimmt, sie anzuhören und zu verstehen, ist das für sie ein so positives Erlebnis, daß sie problemlos stundenlang weiterreden könnten. Wie wir festgestellt haben, ist das für Helfer, wenn sie damit konfrontiert werden, sehr schwierig. Besorgnis ist in solchen Fällen verständlich, aber im Grunde ist es nicht schwer, mit solch einer Situation fertig zu werden. Die meisten Helfer kennen ohnehin sinnvolle Möglichkeiten, ein solches Gespräch sanft zu beenden, wenn es an der Zeit ist, sich anderen Dingen zuzuwenden. Eine Zusammenfassung zum Abschluß ist nur eine nützliche Methode. Auch einfach die Wahrheit zu sagen leistet gute Dienste: »Danke für alle diese Informationen. Ihr Bericht heute hat mir sehr geholfen, Ihre Situation besser zu verstehen. Ich wünschte mir, ich könnte Ihnen weiter zuhören, aber ich muß mich jetzt um jemand anderen kümmern, und ich lasse Patienten nicht gern warten. Wir können in unserer nächsten Sitzung gerne weiter über diese Dinge reden.«

Manche Helfer sorgen sich, wenn Sie die Flasche erst einmal »entkorkt« hätten, könnte der Inhalt überschäumen: »Wenn ich meinen Patienten auf diese Weise zuhöre, könnten sie dann nicht noch in meinem Beratungsraum zusammenbrechen? Schließlich bin ich kein Psychotherapeut.« Die verfügbare Zeit ist natürlich immer begrenzt. Und wenn ein mitfühlender Zuhörer sich auch nur ein wenig Zeit nimmt, um einen Patienten zu verstehen, kann es zweifellos vorkommen, daß der Patient in Tränen ausbricht. Alles ist eine Frage der Verhältnismäßigkeit. Sicher würde niemand die Auffassung vertreten, man solle Patienten am besten grundsätzlich nicht zuhören; andererseits könnte niemand es rechtfertigen, wenn Sie die verfügbare Zeit aus dem Blick verlieren, denn Sie haben ja auch noch andere Aufgaben. Und Patienten wollen mit ihrer Angst, Wut, Traurigkeit oder Frustration nicht unbedingt in hohen Dosen konfrontiert werden.

Effektive und sanfte Möglichkeiten, Phasen des Zuhörens zum Abschluß zu bringen:
- *Fassen Sie zusammen, was Sie verstanden haben, und schlagen Sie eine Änderung der Gesprächsrichtung vor.*
- *Stehen Sie ehrlich dazu, daß Sie nur begrenzt Zeit haben.*
- *Erkennen Sie den Wert des Gehörten.*

Die Sorge, was passieren kann, wenn man den Geist aus der Flasche läßt, wird nach unserer Meinung mehr als aufgewogen durch den klinischen Wert reinen Zuhörens mit ungeteilter Aufmerksamkeit, auch wenn es nur sehr kurz möglich ist. Auf die heilende Kraft des Zuhörens für den Patienten und darauf, daß es sich auf die Beziehung zwischen Helfer und Patient positiv auswirkt, haben wir schon an anderer Stelle hingewiesen, und diese Kraft kann auch Ihre eigene Praxis bereichern. Gutes Zuhören ist so selten, daß schon eine kleine Dosis davon Ihnen den ganzen Reichtum des inneren Erlebens der Menschen, die sich Ihnen anvertrauen, erschließt. Nur wenige kommen in den Genuß des Privilegs, an der inneren Welt so vieler Mitmenschen teilhaben zu können. Sie sehen also, daß gutes Zuhören nicht nur denjenigen bereichert, dem es geschenkt wird, sondern auch den Zuhörer selbst.

Zuhören in der Motivierenden Gesprächsführung

Reflektierendes Zuhören selbst – also die reine Kunst des Zuhörens – hilft Menschen erstaunlich gut, sich zu verändern. Wenn dieses Buch Sie zu nichts anderem inspiriert, als dazu, im hier beschriebenen Sinne ein guter Zuhörer zu werden, können Sie anderen Menschen ein großes Geschenk machen. Sobald Sie mit dem reflektierenden Zuhören vertraut sind, *können Sie die Art, wie Sie zuhören, bewußter und absichtsvoller gestalten* und gleichzeitig die Wärme und echte Neugier ausstrahlen, die mit gutem Zuhören unverbrüchlich verbunden sind. Bei der Motivierenden Gesprächsführung kann entscheidend sein, was Sie einem Patienten zurückspiegeln. Im weiteren Verlauf dieses Kapitels geht es darum, was Sie spiegeln sollten und warum, wenn Sie einen Patienten dazu bringen wollen, sein Gesundheitsverhalten zu verändern.

Bei der Motivierenden Gesprächsführung kann entscheidend sein, was Sie einem Patienten zurückspiegeln.

Auswählen, was Sie spiegeln wollen

Wenn Sie auch nur kurze Zeit zuhören, merken Sie bald, daß Sie einige Entscheidungen treffen müssen. Patienten, die mit Ihnen über ihre Erlebnisse reden, geben Ihnen meist viele Informationen. Dieses gesamte Material in Reflexionen zu erfassen wäre unmöglich. Welche Äußerungen sollen Sie also herausgreifen, und woran können Sie sich orientieren, wenn Sie dies entscheiden? Schauen Sie sich aus diesem Blickwinkel den folgenden Dialog an, in dem eine Helferin der Patientin mit einer Einladung die Tür öffnet und danach zu reinem Zuhören übergeht.

HELFERIN *[Kinderkrankenschwester oder Kinderärztin]*: Mit dem Arm Ihres Jungen sieht es gut aus. Ich habe die Wunde neu verbunden, und sie müßte jetzt eigentlich schnell heilen. Sein Tetanusschutz ist noch wirksam, und die Schwester im Nebenraum erledigt gerade die restlichen Arbeiten. Nun haben Sie erwähnt, daß Sie sich wegen seines Verhaltens ganz generell Sorgen machen, und ich habe noch ein paar Minuten Zeit, bis der nächste Patient zu mir kommt. Bitte, berichten Sie mir ein wenig über die Situation.

PATIENTIN *[Mutter]*: Es wird immer schwerer, ihn zu bändigen. Er hört einfach nicht mehr auf uns. Ob Hausaufgaben, Mahlzeiten oder Zubettgehen – alles ist ein Kampf. Er kann gar nicht stillsitzen, und manchmal haben wir den Eindruck, daß er überhaupt nicht im Blick hat, was er gerade tut. So ist die Schnittwunde an seinem Arm entstanden. Er hat nicht aufgepaßt und ist gegen unseren

Lattenzaun gerannt, aus dem ein rostiger Nagel ragte. [*Über was von all diesen Dingen könnten Sie an diesem Punkt des Gesprächs eine Reflexion entwickeln?*]

Helferin: Es ist schwer für Sie, mit alldem fertig zu werden. [*Reflexion*]

Patientin: Ja, und dazu kommt, daß mein Mann und ich uns nicht darüber einig sind, wie wir ihm Disziplin beibringen sollen. Er verprügelt ihn, und ich halte das für falsch. Wir haben uns deswegen schon oft gestritten.

Helferin: Sie und Ihr Mann. [*Reflexion*]

Patientin: Ja. (*Fängt an zu weinen.*) Tut mir leid, Frau Doktor. In letzter Zeit war für mich alles so schwierig. Ich habe etwas über ADHS gehört. Einer der Jungen in seiner Klasse hat diese Krankheit, und ich frage mich, ob er nicht auch darunter leidet.

Durch eine Minute Zuhören sieht sich die Helferin plötzlich mit einem ganzen Spektrum von Themen konfrontiert, unter denen sie eine Auswahl treffen muß. Soll sie sich auf das Leiden der Mutter konzentrieren, auf die Kämpfe mit dem Sohn wegen Hausaufgaben und Zubettgehen, auf ihre Sorgen wegen seiner Aufmerksamkeitsspanne oder seines Aktivitätsniveaus, darauf, daß der Vater den Sohn verprügelt, oder auf den Konflikt zwischen den Eheleuten? Wie würden *Sie* in solch einem Fall über den Inhalt der Reflexion entscheiden?

In der hier geschilderten Situation könnte es nützlich sein, vom Zuhören zur Entwicklung eines Plans in Form geleitenden Fragens überzuwechseln, so wie in Kapitel 4 beschrieben. Für unseren momentanen Zusammenhang jedoch ist wichtig, daß dieses Gespräch veranschaulicht, daß ein zuhörender Helfer oft entscheiden muß, was aus einem ganzen Spektrum von Möglichkeiten er reflektieren will.

Widerstand reflektieren

Wenn Sie mit jemandem sprechen, der hinsichtlich einer Veränderung ambivalent ist, hören Sie mit ziemlicher Sicherheit Äußerungen, die der Untermauerung des Status quo dienen – oder, anders gesagt, Widerstand zum Ausdruck bringen. Dem Korrekturreflex folgend, würden Sie solche Äußerungen widerlegen und den Sachverhalt »richtig stellen«. Doch Sie müssen damit rechnen, daß ein Patient, den Sie durch Argumente von der Notwendigkeit einer Veränderung zu überzeugen versuchen, selbst daraufhin die Gegenposition vertritt. Weil Menschen mit ambivalenten Empfindungen beide Aspekte einer Kontroverse in sich haben, verfallen sie in

> *Weil Menschen mit ambivalenten Empfindungen beide Aspekte einer Kontroverse in sich haben, verfallen sie in vielen Fällen nicht in Widerstand, wenn Sie sich bemühen, nichturteilende Reflexionen zu formulieren.*

vielen Fällen nicht in Widerstand, wenn Sie sich bemühen, nichturteilende Reflexionen zu formulieren. Aber auch wenn sie sich nicht so verhalten, gewinnen Sie so ein klareres Bild davon, weshalb Patienten Widerstand gegen Veränderungen entwickeln. Es folgt ein typisches Beispiel aus unserer Arbeit mit Problemtrinkern:

HELFER: Erzählen Sie mir ein wenig von Ihren Trinkgewohnheiten. [*offene Frage*]

PATIENT: Na ja, ich trinke fast jeden Tag, aber eigentlich nicht so viel.

HELFER: Dann sind Sie eher ein Amateurtrinker. [*Reflexion*]

PATIENT: Also, da bin ich mir auch nicht so sicher. Ich kann schon ziemlich was verkonsumieren. Mehr als die meisten.

HELFER: Sie können einiges stemmen, und es scheint Ihnen nichts auszumachen. [*Reflexion*]

PATIENT: Genau. Ich vertrage schon ein paar Glas.

HELFER: Und das tun Sie auch manchmal. [*Reflexion, Fortsetzung des vorigen Satzes*]

PATIENT: Na klar, ich trinke nach der Arbeit auf dem Weg nach Hause fünf bis sechs Glas Bier.

HELFER: *(Hier wird der Korrekturreflex ziemlich rebellisch, aber es gelingt dem Helfer, beim Kommunikationsstil des Geleitens zu bleiben, um festzustellen, was nun geschehen wird.)* Was denken Sie selbst darüber, daß Sie diese Menge trinken? [*offene Frage*]

PATIENT: Ich denke nicht so oft darüber nach.

HELFER: Sie denken zwar manchmal daran, aber nicht oft. [*Reflexion*]

PATIENT: Ach wissen Sie, manchmal kommt mir der Gedanke, daß ich älter werde und vielleicht ein wenig zurückstecken sollte.

HELFER: Was ist Ihnen denn aufgefallen? [*offene Frage*]

PATIENT: Ich habe manchmal Bauchschmerzen und bin hin und wieder morgens nicht so klar im Kopf. Aber verstehen Sie das alles bitte nicht falsch. Ich habe mit dem Trinken *kein Problem*!

HELFER: Sie waren deswegen bisher eigentlich nie in Schwierigkeiten. [*Reflexion*]

PATIENT: *Das* würde ich nun auch wieder nicht sagen ...

Die Versuchung, mit einer direktiven Äußerung vorzupreschen, ist in solchen Fällen meist groß, und es ist auch nicht immer völlig umpassend, dies zu tun. Ein paar klare Informationen und Ratschläge von einem Fachmann können manchmal etwas bewirken. Beispielsweise könnten Sie mit einem Patienten wie dem in unseren Beispiel darüber sprechen, in welchen Grenzen Alkoholkonsum ungefährlich ist (siehe hierzu Kapitel 6 über das Informieren). Wir empfehlen Ihnen aber, diese reflektierende Reaktionsweise einmal bei einem widerwilligen Patienten auszuprobieren. Sehr oft fängt der Betreffende daraufhin an, für eine Veränderung Partei zu ergreifen, wobei er manchmal genau die Argumente anführt, die Sie ihm wahrscheinlich selbst entgegengehalten hätten, wenn *Sie* diese Position vertreten hätten.

Change-talk spiegeln

Beim direktiven (lenkenden) Kommunikationsstil tritt gewöhnlich der Helfer für eine Veränderung ein, wohingegen dies beim Kommunikationsstil des Geleitens der Patient selbst tut. Dies kommt in Form von Change-talk zum Ausdruck, den Sie dann spiegeln.

In Kapitel 4 haben wir uns mit der strategischen Nutzung von Fragen beschäftigt – damit, wie man Fragen stellt, auf die wahrscheinlich mit Change-talk geantwortet wird. Tatsächlich fördern offene Fragen häufig ein Gemisch aus Change-talk und anderen Äußerungen zutage. Vergegenwärtigen Sie sich noch einmal das Bild der Wiese auf einer Waldlichtung, das an einer früheren Stelle in diesem Buch erwähnt wurde. Sie schauen sich nach den Blumen um, und sobald Sie diese sehen, pflücken Sie ein paar davon. Mit anderen Worten: Was Sie insbesondere spiegeln wollen, falls Sie es hören, ist Change-talk – Äußerungen über Wünsche, Fähigkeiten, Gründe, Bedürfnisse/Notwendigkeiten, Selbstverpflichtung und das Einleiten von Schritten. Wenn Sie Change-talk hören, dann spiegeln Sie ihn dem Patienten. Im folgenden Beispiel werden die Change-talk-Äußerungen des Patienten durch ***fett-kursive Schrift*** gekennzeichnet. Stellen, an denen der Helfer das reflektierende Zuhören benutzt, sind durch **[R]** markiert.

Helfer *[Hörakustiker]*: Herr Sanchez, die Tests sind nun abgeschlossen, und es hat sich herausgestellt, daß Sie in einigen deutlich abgrenzbaren Frequenzbereichen nicht gut hören. Das muß es sein, was Ihrer Frau aufgefallen ist. So etwas ist in Ihrem Alter nicht ungewöhnlich, aber die Lücken deuten darauf hin, daß es sich um etwas anderes als normale Alterserscheinungen handelt. Die Ergebnisse des Nervenleitfähigkeitstests sind normal; in dieser Hinsicht besteht also kein klar erkennbares Problem. Wann sind Sie in Ihrem Leben lauten Geräuschen ausgesetzt gewesen, und ist das auch in neuerer Zeit vorgekommen?

Patient: Als ich noch jünger war, bin ich regelmäßig zum Tontaubenschießen gegangen, und dabei haben wir nicht immer Ohrenschützer benutzt. Außerdem bin ich Motorrad gefahren – das tue ich immer noch hin und wieder – und Motorräder können ziemlich laut sein.

Helfer: Sie waren also beim Schießen und beim Motorradfahren lauten Geräuschen ausgesetzt, und Sie fahren auch jetzt noch gelegentlich Motorrad. **[R]** Gab es sonst noch etwas dieser Art?

PATIENT: Ich benutze ein paar Werkzeuge mit Motor, zum Beispiel eine Kettensäge und einen Laubbläser. Die sind auch ziemlich laut.

HELFER: Stimmt. Und Sie benutzen dabei nicht immer Ohrschützer. **[R]**

PATIENT: Das tue ich praktisch nie, wenn ich damit arbeite.

HELFER: *(widersteht der Versuchung, dem Patienten sofort zu sagen, warum er Ohrenschützer benutzen sollte, und reflektiert statt dessen)* Das ist Ihnen bisher noch nie als wichtig erschienen. **[R]**

PATIENT: Ich glaube, ich habe noch nie darüber nachgedacht. Eigentlich sind solche Geräusche doch auch gar nicht so laut, oder?

HELFER: [*reagiert auf die Einladung zum Informieren*] Ich empfehle Patienten grundsätzlich, bei allen Geräuschen, die 50 Dezibel übersteigen, Ohrenschützer zu tragen, und die Geräte, die Sie genannt haben, kommen ganz sicher über diese Grenze. Aber ich kann verstehen, daß Sie es als ein wenig umständlich empfinden, sich jedesmal, wenn Sie eines dieser Geräte benutzen wollen, Ohrschützer zu nehmen. [**R** – *weiterhin Tanz mit dem Widerstand, statt die Gegenposition zu besetzen*]

PATIENT: ***Na ja, so schlimm ist es auch wieder nicht. Wenn es wichtig ist, kann ich es schon machen.***

HELFER: Sie sähen also kein Problem darin, sich die Ohren zuzustöpseln, wenn Sie es für wichtig genug hielten. **[R]**

PATIENT: ***Natürlich könnte ich das.*** [*Fähigkeit, noch keine Selbstverpflichtung*]

HELFER: Bisher haben Sie nicht angenommen, daß es wichtig sein könnte. **[R]**

PATIENT: Vielleicht habe ich mir deswegen auch nur keine Sorgen gemacht. Ich habe einfach nicht daran gedacht.

HELFER: Während wir uns hier gemeinsam über diese Sache Gedanken machen, kommt mir folgende Frage: Wie hat sich Ihr Hörverlust bisher für Sie unangenehm bemerkbar gemacht? [*Diese offene Frage zielt speziell darauf, die Eigenmotivation des Patienten, eine Verhaltensänderung vorzunehmen, zu aktivieren.*]

PATIENT: Eigentlich nicht besonders stark. ***Meine Frau ist frustriert, wenn ich sie nicht höre.*** [*Grund*]

HELFER: Es irritiert sie ein wenig. **[R]** Gibt es noch andere Auswirkungen?

PATIENT: ***Manchmal ist es mir peinlich, wenn ich nicht verstehe, was jemand gesagt hat, und ich deshalb ein- oder zweimal nachfragen muß. Das kommt in letzter Zeit häufiger vor.*** [*Grund*]

HELFER: Sie müssen also gelegentlich zweimal nachfragen. **[R]**

PATIENT: ***Besonders dann, wenn jemand einen Akzent hat oder wenn wir in einem Restaurant sind, wo es laut ist. Manchmal tue ich nur so, als ob ich etwas verstanden hätte, wenn ich es auch auf meine Nachfrage hin nicht richtig höre, oder ich frage erst gar nicht nach, und mir entgehen Dinge. Das gefällt mir auch nicht.*** [*Grund und Wunsch*]

HELFER: Sie haben mir gesagt, Ihre Frau meine, Sie bräuchten ein Hörgerät, und vielleicht fragen Sie sich ja selbst auch, ob Sie eines brauchen. **[R]**

PATIENT: Nein, das wäre mir ziemlich peinlich. Ich will nicht mit so einem Gerät im Ohr herumlaufen.

HELFER: Ihnen gefällt das Aussehen von Hörgeräten nicht. [**R** – *immer noch Tanz mit dem Widerstand, statt gegen die Position des Patienten zu argumentieren*]

PATIENT: Man sieht dann plötzlich viel älter aus, und außerdem ist es ein ziemlicher Umstand, wegen der Batterien und dem ganzen Kram. Und manchmal piepsen oder quietschen diese Dinger plötzlich, und alle schauen sich nach einem um.

HELFER: Das klingt, als hofften Sie, nie ein solches Gerät tragen zu müssen. **[R]**

PATIENT: ***Na ja, früher oder später werde ich wahrscheinlich eines brauchen,*** aber lieber wäre es mir, wenn das noch etwas dauern würde. [*Bedürfnis*]

HELFER: Dann interessiert es Sie wahrscheinlich, jetzt Dinge zu tun, um den Rest Ihrer Hörfähigkeit noch möglichst lange zu erhalten. **[R]**

PATIENT: ***Ja, ganz bestimmt.*** [*Anfang der Entwicklung einer Selbstverpflichtung zu einer Verhaltensänderung*]

HELFER: Und Sie scheinen keinen Hörschutz zu benutzen, wenn Sie starkem Lärm ausgesetzt sind – weniger, weil Ihnen das peinlich ist, als vielmehr, weil Ihnen nicht klar war, daß es wichtig ist. **[R]**

PATIENT: ***Genau. Ich kann das machen, wenn es mir erspart, ein Hörgerät benutzen zu müssen.*** [*Fähigkeit*]

HELFER: Das wäre es Ihnen wert; der Preis erschiene Ihnen als relativ gering. **[R]**

PATIENT: ***Okay, das werde ich machen.*** [*Selbstverpflichtung*]

Wenn Sie Change-talk hören, dann spiegeln Sie ihn dem Patienten.

Ambivalenz durcharbeiten

Warum sollte man sich die Zeit nehmen, Veränderungsmotivationen des Patienten selbst zu reflektieren? Weil Lebensgewohnheiten sehr zäh sind und zunächst die Tendenz, nichts zu verändern, die Oberhand behält. Früheres Verhalten ermöglicht Voraussagen über zukünftiges Verhalten. Das bedeutet nicht, daß wir die Möglichkeit von Verhaltensänderungen generell pessimistisch sehen, denn wir beobachten sie ständig. Nur bleibt ein aktuell existierendes Verhaltensmuster weiter bestehen, wenn es nicht durch irgend etwas vertrieben wird.

Spräche das nicht dafür, Patienten mit den Konsequenzen ihres Verhaltens zu konfrontieren, um sie aus der Umklammerung ihrer Gewohnheit zu lösen und sie sehr energisch von der Notwendigkeit einer Veränderung zu überzeugen? Dies mag logisch klingen, aber wahrscheinlicher ist leider, daß ein Frontalangriff dieser Art das etablierte Verhalten – beispielsweise das Rauchen – eher verstärkt, als es zu entwurzeln. Wird hingegen reflektierendes Zuhören in Verbindung mit dem Kommunikationsstil des Geleitens benutzt, ist eher eine Verhaltensänderung zu erwarten.

Wird hingegen reflektierendes Zuhören in Verbindung mit dem Kommunikationsstil des Geleitens benutzt, ist eher eine Verhaltensänderung zu erwarten.

Ambivalenz kann eine Sumpfwiese sein, in der Menschen eine Weile steckenbleiben. Es wurde schon einmal erwähnt, daß man in der Regel zunächst über einen Grund nachdenkt, der *für* eine Veränderung spricht, dann über einen Nachteil, den eine solche Veränderung mit sich bringen könnte, und daß man schließlich völlig aufhört, sich mit der Möglichkeit einer Veränderung weiter auseinanderzusetzen. Der Prozeß des Zuhörens im Sinne des Geleitens hilft Menschen, sich in eine Richtung zu bewegen, die zur Veränderung führt, und dementsprechend zu reden. Sie helfen Patienten auf diese Weise, weiter über eine Veränderung nachzudenken und die Gründe (sowie Wünsche, Fähigkeiten und Bedürfnisse/Notwendigkeiten), die dafür sprechen, zu erforschen, statt zwischen dem Für und Wider hin- und herzuschwingen und die ganze Auseinandersetzung schließlich abzubrechen.

Wie kommt es dazu? Indem Sie etwas reflektieren, das jemand gesagt hat, bringen Sie Ihr Interesse an dem Gesagten zum Ausdruck und laden den Betreffenden ein, mehr über das Thema mitzuteilen, es ausführlicher darzustellen. Indem Sie sich speziell für die Motive des Sprechers, sein Verhalten auf bestimmte Weise zu verändern, interessieren – die Blumen auf der Wiese –, ermutigen Sie ihn, diese Dinge weiter zu erforschen und sich dabei intensiver mit den Details zu befassen.

Sie können nicht im voraus wissen, welche Blumen sich zeigen werden, doch wenn Sie fragen und zuhören, werden diese Blumen in jedem Fall erblühen. Wenn Sie durch Ihre Fragen Change-talk hervorrufen, benennen die Patienten ihre eigenen Motive, sich zu verändern, und hören, daß sie diese ausdrücken und erforschen. Wenn Sie dann ihren Change-talk reflektieren, hören sie von Ihnen das (in etwas anderen Worten) wiederholt, was sie selbst gesagt haben, und daraufhin erforschen sie es noch gründlicher. Dadurch entsteht das Fundament für eine weitere Art der Nutzung des Zuhörens zur Förderung von Veränderungen.

Zusammenfassungen: Der Blumenstrauß

Wie bereits erläutert wurde, ist es beim Zuhören wichtig, von Zeit zu Zeit zusammenzufassen, was der Gesprächspartner gesagt hat. In der Motivierenden Gesprächsführung haben diese Zusammenfassungen eine besonders wichtige Funktion, weil sie über die Eigenmotivation des Patienten, sich zu verändern, Aufschluß geben. Sie sammeln diese Blumen, die Change-talk-Äußerungen des Patienten, und binden daraus einen Blumenstrauß, den Sie ihm von Zeit zu Zeit vor Augen führen. Menschen ihre eigenen gesammelten Motivationen, sich zu verändern, vorzuhalten, ist deshalb besonders nützlich, weil sie dadurch möglicherweise zum ersten Mal mit ihnen konfrontiert werden. Was bei einer Zusammenfassung geschieht, ist nicht das gleiche wie das, was bei dem infolge von Ambivalenz üblicherweise stattfindenden Immobilisierungsprozeß passiert: man vergegenwärtigt sich zunächst ein Argument, das für eine Veränderung spricht, dann eines, das dagegen spricht, und danach bricht man den gesamten Prozeß des Nachdenkens über das Problem völlig ab.

Beim Zuhören ist es wichtig, von Zeit zu Zeit zusammenzufassen, was der Gesprächspartner gesagt hat. In der Motivierenden Gesprächsführung haben diese Zusammenfassungen eine besonders wichtige Funktion, weil sie über die Eigenmotivation des Patienten, sich zu verändern, Aufschluß geben.

All dies bedeutet, daß Sie eine Change-talk-Blume erkennen können müssen, wenn Sie sie sehen (Kapitel 3). Bei der Motivierenden Gesprächsführung wird das Fragen benutzt, um beim Patienten Change-talk (und später eine Selbstverpflichtung) hervorzurufen, und das Zuhören ist die Voraussetzung für das selektive Reflektieren von Change-talk und die Produktion von Zusammenfassungen. Es folgt ein Beispiel für eine solche Zusammenfassung, die nach der bereits früher in diesem Kapitel dokumentierten Konsultation des Audiologen entwickelt wurde.

Helfer: Ich will einmal sehen, ob ich Sie richtig verstanden habe, Herr Sanchez. Das Frequenzspektrum, das Sie hören, weist ein paar Lücken auf, und wie Sie mir berichtet haben, sind Sie in früheren Jahren mit starkem Lärm in Berührung gekommen, der diese Lücken verursacht haben könnte. Ihnen selbst ist aufgefallen, daß es Ihnen heute schwerer fällt, andere Menschen zu verstehen, besonders wenn sie mit einem Akzent sprechen oder wenn es dort, wo Sie sind, ziemlich laut ist. Manchmal müssen Sie Gesprächspartner bitten, etwas, das diese gesagt haben, ein- oder zweimal zu wiederholen, und das gefällt Ihnen nicht. Das ist auch der Grund für Streitigkeiten zwischen Ihnen und Ihrer Frau, weil sie keine Lust hat, sich ständig zu wiederholen. Sie meint, Sie bräuchten ein Hörgerät, aber Sie wollen das noch nicht, weil es Ihnen peinlich ist. Sie meinen, Sie könnten dann älter wirken, und außerdem möchten Sie ein paar damit verbundene praktische Unannehmlichkeiten vermeiden. Sie meinen zwar selbst, daß Sie irgendwann ein Hörgerät brauchen werden, aber Sie möchten das so lange wie möglich hinauszögern. Deshalb haben Sie sich entschlossen, Ihre noch vorhandene Hörfähigkeit möglichst lange zu pflegen und ein Hörgerät erst dann zu benutzen, wenn es nicht mehr anders geht. Stimmt das soweit?

PATIENT: Ja, stimmt alles. Sehr gut gemacht! Mit Ihrem Gehör ist alles bestens *(grinst)*.

HELFER: Sie halten es also für sinnvoll, Ihre Hörfähigkeit zu schützen, indem Sie möglichst einen Gehörschutz tragen, wenn in Ihrer Umgebung laute Geräusche sind. Das schützt Sie vor weiteren Schädigungen und verhindert, daß Ihre Hörprobleme und das, was Ihnen daran peinlich ist, noch stärker werden. Habe ich richtig beschrieben, was Sie tun wollen?

PATIENT: Ja, ich werde ab jetzt einen Gehörschutz benutzen. [*Selbstverpflichtung*]

HELFER: Sehr gut! Das halte ich für sehr sinnvoll. Wie könnte ich Ihnen dabei helfen? Meinen Sie, es würde Ihnen helfen, wenn ich Sie darüber informiere, welche Arten von Gehörschutz es gibt, und woran Sie erkennen, wann Sie ihn benutzen sollten – solche Dinge? [*Um Erlaubnis bitten, Informationen zu übermitteln – eine Fertigkeit, mit der wir uns im nächsten Kapitel befassen werden*]

Zum Abschluß

In diesem Kapitel wurde ausgelotet, was es mit dem Zuhören auf sich hat. Dabei lag der Schwerpunkt der Darstellung darauf, wie man diese Fertigkeit für das Geleiten nutzbar machen kann. Das Zuhören ist eine praktische Fertigkeit, die Wachheit, Geduld und die Fähigkeit erfordert, das Erleben des Patienten in treffende Worte zu fassen. Tatsächlich formuliert man dabei eine Äußerung im Sinne des reflektierenden Zuhörens. Aber daß Sie Ihre Aufmerksamkeit auf Einzelheiten und Gefühlsnuancen richten, schätzt der Patient sehr und gibt ihm die Freiheit, seine ambivalente Einstellung zu Verhaltensänderungen aufzulösen.

6 *Informieren*

Das Informieren ist wahrscheinlich im Bereich der Gesundheitsdienstleistungen das Kommunikationswerkzeug, das am häufigsten benutzt wird und bei den meisten Konsultationen eine Rolle spielt. Dieses Kapitel beginnt mit allgemeinen Überlegungen zum Informieren und wendet sich dann der Frage zu, wie man es im Rahmen der Motivierenden Gesprächsführung nutzen kann.

Einige allgemeine Erwägungen

Das Informieren wird in vielen verschiedenen Situationen genutzt. Einige Beispiele für solche Zusammenhänge sind:

- Berichten, was geschehen ist
- Erklären, was geschehen wird oder geschehen könnte
- Klären, was etwas bedeutet
- Schlechte Nachrichten schonend mitteilen
- Beweise mitteilen
- Den Patienten informieren, bevor er sich auf eine Behandlung einläßt (*informed consent*)
- Über die Umsetzung einer Aufgabe aufklären, beispielsweise darüber, wie man ein medizinisches Hilfsmittel benutzt
- Rat geben

»Manche Patienten scheinen zuzuhören, aber anderen übermittle ich Botschaften mehrmals, und diese kommen trotzdem nicht bei ihnen an.« Wie schwierig kann es sein, Patienten zu informieren? Leider gehen beim Informieren manchmal Dinge schief. Wenn Sie glauben, Sie hätten jemandem völlig klare Anweisungen gegeben, kann es trotzdem sein, daß der Patient ein Rezept nicht einlöst oder einfach nicht zum nächsten Termin kommt. Sie erklären alles, was bei einem Vorgang eine Rolle spielt oder spielen könnte, ganz genau, und der Patient ist später trotzdem völlig unzufrieden und klagt, Sie hätten ihm die Sache nicht gut erklärt. Viele Rechtsstreitigkeiten im Gesundheitsbereich entstehen durch fehlgeschlagene Kommunikation. Und sehr häufig entsprechen die Informationen, die Sie übermitteln, nicht den Hoffnungen und Erwartungen des Patienten. »Heißt das, Sie werden mir für dieses Problem kein Medikament geben?«, sagt beispielsweise ein Patient, nachdem Sie ihm lange erklärt haben, wie wichtig es ist, daß er selbst etwas für die Lösung seines Problems tut. »Werden Sie denn gar nichts tun?«

Leider gehen beim Informieren manchmal Dinge schief. Wenn Sie glauben, Sie hätten jemandem völlig klare Anweisungen gegeben, kann es trotzdem sein, daß der Patient ein Rezept nicht einlöst oder einfach nicht zum nächsten Termin kommt.

Naheliegend ist die Empfehlung, immer freundlich zu bleiben und die Informationen klar und prägnant zu übermitteln. Durch jahrzehntelange wissenschaftliche Untersuchungen über Informationsübermittlungsprozesse und Compliance (Bereitschaft des Patienten zur Mitarbeit) wurden einige wichtige Aspekte bezüglich der Klarheit der Informationsübermittlung herausgearbeitet: Man sollte Patienten nicht mit Informationen überhäufen, sie in »leicht verdaulichen Happen« übermitteln, Jargon und Fachbegriffe möglichst sparsam verwenden, sich vergewissern, ob ein Patient verstanden hat, was man gesagt hat, usw. In Heilberufen Tätige, die kaum oder nicht darin geschult sind, ihre Fertigkeiten in der Informationsübermittlung zu verbessern, bemühen sich zwar oft, die genannten Empfehlungen zu beherzigen, doch stellen sie dann häufig fest, daß die Dinge schnell komplizierter werden.

Vereinfacht gesagt, sind Patienten manchmal einfach nicht bereit, sich anzuhören, was Sie ihnen zu sagen haben, oder sie halten diese Informationen für nicht so wichtig wie Sie. Sie stammen aus unterschiedlichen Kulturen, Milieus und Sprachgruppen, und viele verschiedene Kräfte können das Interesse der Angesprochenen an den Informationen, die Sie anbieten, und an deren Aufnahme beeinflussen. Zu diesen Kräften zählen unter anderem:

Fassungslosigkeit Sie übermitteln Informationen, und der Patient reagiert darauf verwirrt oder fassungslos. Ist der Grund das Tempo der Informationsübermittlung, die kognitive Fähigkeit des Patienten, seine Einstellung Ihnen gegenüber, die Art Ihres sprachlichen Ausdrucks oder etwas anderes?

Passivität Alles scheint in Ordnung zu sein, bis Sie sich den Patienten ein wenig genauer anschauen und feststellen, daß seine Augen glasig wirken und er sich offenbar in einem Zustand völliger Passivität befindet – er sitzt zurückgelehnt auf seinem Stuhl und wartet darauf, daß Sie mit Ihrem Vortrag ein Ende finden. Ihre beruflichen Pflichten erfordern es manchmal, Patienten große Mengen an Informationen zu übermitteln – beispielsweise wenn Sie jemanden aus medizinisch-juristischen oder anderen wichtigen Gründen über einen Sachverhalt informieren müssen. Während Sie versuchen, Ihre Botschaft »rüberzubringen«, kann es durchaus passieren, daß Sie selbst »abschalten«, sich ängstlich oder gehetzt fühlen oder sich langweilen. Deshalb merken Sie, wenn der Patient »abschaltet«, möglicherweise gar nicht, daß Sie irgendwann den Kontakt zu ihm verloren haben. Manchmal stellen Sie beim Informieren unversehens fest, daß Ihr Patient nicht mehr zuhört.

Starke Emotionen Menschen zu informieren ist leichter, wenn in einer Konsultation alles ruhig verläuft und Sie Zeit haben, nachzudenken und Ihre Arbeit gut und gründlich zu tun. Starke Emotionen bei Ihnen selbst oder Ihrem Patienten können die Situation völlig verändern. Patienten können wütend, verängstigt oder im Bann von Unheilserwartungen sein. Und Sie selbst können sich gehetzt, besorgt, müde oder gereizt fühlen. Starke Emotionen beeinträchtigen das Einfühlungsvermögen.

Stimmung und Ablenkung Ebenso kommt es vor, daß depressive Patienten nicht gut zuhören und klar verstehen können, was Sie sagen. Andere sind durch kürzliche Ereignisse oder aktuelle Sorgen abgelenkt, und es fällt ihnen schwer, sich zu konzentrieren. (Das kann natürlich auch Ihnen passieren.) Die Wirkung von Alkohol, Alter, Medikamenten oder Drogenkonsum kann die Fähigkeit von Patienten, zu verstehen und sich an Dinge zu erinnern, stark beeinträchtigen.

In einer Beziehung arbeiten

Im Zentrum allen Informierens steht eine Beziehung, auch wenn diese nur wenige Minuten Bestand hat.

Erfolgreiche Kommunikation besteht nicht nur in der Übermittlung von Fakten, sondern erfordert auch interpersonale Kompetenz. Im Zentrum allen Informierens steht eine Beziehung, auch wenn diese nur wenige Minuten Bestand hat. Die anderen beiden Core-Skills, Fragen und Zuhören, sind ebenfalls erforderlich, um den Rapport zum Patienten aufrechtzuerhalten, dessen Sorgen, Bestrebungen und Verwirrungen im Laufe der Konsultation in vielen Formen zum Ausdruck kommen und sich auf die erzielten Fortschritte auswirken. Der Begriff »Informationsübermittlung« beschreibt völlig unzureichend, was wirklich geschieht. »Informationsaustausch« trifft die Sache besser. Sie bemühen sich mit Ihrem ganzen Sein, den Patienten besser zu verstehen und mit ihm eine Vereinbarung über den weiteren Umgang mit den aktuellen Problemen zu treffen. Dies ist ein Dialogprozeß.

Der Begriff »Informationsübermittlung« beschreibt völlig unzureichend, was wirklich geschieht. »Informationsaustausch« trifft die Sache besser.

Es folgen einige praktische Empfehlungen zur Verbesserung des Informationsaustauschs.

Drosseln Sie das Tempo, damit Sie schneller vorankommen!

Je stärker Sie in Eile sind, um so weniger wahrscheinlich ist, daß Sie die Herausforderungen, mit denen Patienten Sie konfrontieren, verstehen und auf sie reagieren können. Eine verbreitete und durchaus verständliche Tendenz ist, »auf Autopilot zu schalten« und nur noch das Allernotwendigste zu tun, indem Sie Patienten die Informationen übermitteln, zu deren Übermittlung Sie sich verpflichtet fühlen. Doch wenn Sie das Tempo ein wenig drosseln und dadurch sich selbst und dem Patienten ermöglichen, ein wenig zu reflektieren, werden Sie merken, daß es sehr nützlich ist, kurze Phasen der Stille eintreten zu lassen, dem Patienten so Raum zu geben und sich selbst die Zeit zu verschaffen, ein fundiertes Urteil über die beste Möglichkeit der Informationsübermittlung zu entwickeln.

Bessere Urteile verringern den Zeitaufwand. Ihre Fragen und Informationen, die Sie sorgfältig ausgewählt haben, können eine Ernsthaftigkeit erkennen lassen, die Ihre Patienten aufmerken läßt. Einer von uns (S. Rollnick) nahm einmal an einem Gespräch eines Geburtshelfers mit einem besorgten Ehemann teil, in dem ersterer eine Untersuchung durchführte und sich in einem *scheinbar* völlig frei fließenden Gespräch, das etwa zehn Minuten dauerte, mit allen unseren Sorgen und Fragen auseinandersetzte. Unserem Gefühl nach hatte er jedoch wesentlich mehr Zeit mit uns verbracht. Sein gesamter Gestus war langsam und bedächtig. Ein Kollege hat diesen Stil einmal mit dem Verhalten von Enten oder Schwänen verglichen, die friedlich auf dem Wasser ihre Bahnen ziehen, wobei sich ihre Beine unter der Wasseroberfläche sehr emsig bewegen. Dieser Geburtshelfer beherrschte die Kunst des Informierens offensichtlich perfekt.

Es geht um einen Menschen, nicht um einen Informationsbehälter

Dieses Prinzip wird in der Hetze der täglichen Arbeit so leicht übersehen, daß wir es für sinnvoll halten, es trotz seiner Banalität hier aufzuführen. Wohlmeinende Bemühungen, zu Patienten »durchzudringen« und ihnen die Sache, um die es geht, »begreiflich zu machen«, so daß sie die Informationen wirklich »in sich einsinken lassen«, erzeugen häufig den nicht wünschenswerten Eindruck, der Patient sei passiver Informationsempfänger. Dabei wird die erstaunliche Kunstfertigkeit von Helfern, die Informationen den Bedürfnissen eines Patienten genau anpassen, oft nicht gewürdigt.

Berücksichtigen Sie die übergeordneten Prioritäten des Patienten

Daß für Sie als Helfer die Dinge, die Sie für vorrangig halten, im Vordergrund stehen, ist unvermeidlich; aber der Patient selbst hat in der Regel andere, umfassendere Prioritäten. Er muß die Informationen integrieren und im Alltagsleben nutzen. Was für Sie selbst schlicht eine Information sein mag, ist für den Patienten manchmal wesentlich mehr. Wenn Sie zu erkennen geben, daß Sie diese Realität akzeptieren, können Sie das Resultat Ihrer Bemühungen sehr vorteilhaft beeinflussen. Wie passen die Informationen, die Sie übermitteln, zum Leben und zur Sichtweise des Patienten?

Positive Botschaften sind wichtig

Informationen im Gesundheitsbereich kann man oft in gute und weniger gute Nachrichten unterteilen. Wenn Sie einen Patienten über eine Diagnose informieren, handelt es sich wahrscheinlich um ein Gemisch aus beunruhigenden Fakten und einigen positiven Botschaften. Wie können Sie beides in einem ausgewogenen Verhältnis vortragen? Manche Helfer sorgen sich, die Übermittlung positiver Botschaften »könnte unangenehme Tatsachen beschönigen« und der Aufrichtigkeit abträglich sein. Tatsächlich jedoch kann es die Bereitschaft, sich mit unangenehmen Tatsachen auseinanderzusetzen, günstig beeinflussen, wenn man einem Patienten zutreffende positive Botschaften übermittelt. Dabei geht es um einen Unterschied, der in den beiden folgenden Beispielsätzen zum Ausdruck kommt:

> »Wenn Sie weiter rauchen, wird Ihnen das Atmen immer schwerer fallen.«
>
> und
>
> »Wenn Sie zu rauchen aufhörten, würden Sie wahrscheinlich feststellen, daß es Ihnen leichter fällt zu atmen.«

Denken Sie darüber nach, wie viele Informationen Sie wirklich übermitteln müssen

Das Bedürfnis von Menschen nach Informationen ist sehr unterschiedlich. Steht eine Operation bevor, wollen manche sehr detailliert über den Vorgang informiert werden. Sie möchten genau wissen, was auf sie zukommt, und wenn sie umfassend darüber informiert werden, verringert das ihren Streß. Manche Ärzte verfügen über eine Videothek mit Aufnahmen von gängigen Operationen, die sie Patienten ausleihen, wenn diese sich so detaillierte Informationen wünschen. Andere Patienten wollen lieber so wenig Details wie möglich wissen, und es verängstigt sie, mehr Informationen als unbedingt erforderlich zu bekommen. Deshalb ist es durchaus sinnvoll, jemanden zu fragen, wie gründlich er informiert werden will. Und man sollte auch fragen, wieviel der Betreffende schon über ein bestimmtes Thema weiß.

Worüber würde er gern etwas hören und wie ausführlich? Ob Sie Informationen zurückhalten oder übermitteln und welche jeweils, sollten Sie nicht ganz allein entscheiden. Versuchen Sie besser herauszufinden, was Ihr Patient hören will.

Übermitteln Sie Informationen behutsam

Übermitteln Sie Botschaften aus einer offenen Grundhaltung heraus. Ist das Übermittlungsmedium das gesprochene Wort, dann sorgen Sie dafür, daß das, was Sie sagen, für den Patienten verständlich ist. Verzichten Sie auf die im Gesundheitsbereich so beliebten Abkürzungen. Benutzen Sie möglichst keine Fachbegriffe, und wenn sich dies nicht vermeiden läßt, dann stellen Sie fest, ob der Patient weiß, was sie bedeuten. Vermeiden Sie auch Wörter, die Ihr Patient für »infantil« halten könnte. Schriftliches Material, das Sie benutzen, sollte dem Bildungsgrad, der Perspektive, der Zeit und der Angststärke des Patienten Rechnung tragen.

Manchmal sind verbale Anweisungen die beste Option; in anderen Fällen eignen sich andere Medien besser. Ein Handzettel, eine Website und ein Buch beispielsweise können die anfänglich rein verbale Anleitung ergänzen. Manche Patienten schätzen die Möglichkeit, von verbalen Anweisungen, die sie erhalten, eine Audioaufnahme zu erstellen. Sprechen Sie mit dem Patienten ab, welches Medium oder welche Kombination von Medien ihm am liebsten ist.

Nutzen Sie die Fertigkeit des Informierens immer in Verbindung mit dem Fragen und Zuhören. Überprüfen Sie, ob Ihre Botschaften bei Ihren Patienten ankommen. Haben Ihre Patienten Sie gehört? Haben sie verstanden, was Sie ihnen mitteilen wollen? Ist das Tempo der Informationsübermittlung für einen bestimmten Patienten geeignet? Eine einfache Frage wie »Wie ist es Ihnen bisher mit unserer Arbeit ergangen?« hilft oft zu klären, wie man am besten fortfährt.

Sorgsam lenken

Der direktive Kommunikationsstil kann im Rahmen von Routinebehandlungen mit sehr gutem Ergebnis zum Informationsaustausch genutzt werden. Dies erfordert mehr, als sich einfach nur angenehm zu verhalten und klar zu sein, und die zahllosen Beispiele für gute Praxis, wie man sie in den Behandlungsräumen vielbeschäftigter Ärzte und Helfer beobachten kann, bezeugen dies. Es erfordert Aufmerksamkeit und sachdienliche Reaktionen sowohl auf Ihre eigene Stimmungslage als auch auf die des Patienten.

> *Kompetent zu informieren beinhaltet mehr als nur, sich angenehm zu verhalten und klar die Fakten zu übermitteln. Es erfordert Aufmerksamkeit und sachdienliche Reaktionen sowohl auf Ihre eigene Stimmungslage als auch auf die des Patienten.*

Informieren im Rahmen der MI-Arbeit

MI basiert auf dem Kommunikationsstil des Geleitens, und ein Helfer, der diesen Stil kompetent anwenden kann, übermittelt gute Informationen, tut dies aber auf eine ganz bestimmte Weise. Im nun beginnenden Unterkapitel werden einige wichtige Leitlinien für eine MI-gerechte Informationsübermittlung beschrieben.

Um Erlaubnis bitten

Informationen erst zu übermitteln, *nachdem der Patient dies erlaubt hat*, ist für den Kommunikationsstil des Geleitens fundamental. Informationen können sehr leicht falsch ankommen und Widerstand wecken, wenn der Patient noch nicht bereit ist, sie zu empfangen. Im Sinne des Prinzips der Autonomie des Patienten (siehe Kapitel 2) informiert oder rät der Helfer nur dann, wenn der Patient ihm dies ausdrücklich erlaubt. Diese Erlaubnis kann man sich auf drei Arten verschaffen.

Die erste und einfachste Form von Erlaubnis besteht darin, daß ein Patient Sie nach bestimmten Informationen oder nach einem bestimmten Rat *fragt*. Dann hat der Patient selbst Ihnen die Tür geöffnet. Manchmal bleiben wir in solchen Situationen trotzdem ein wenig vorsichtig und fragen den Patienten zunächst, was er schon über das Thema weiß [*Informationen*] oder ob er Ideen hat, wie man weiter vorgehen könnte [*Rat*]. Aber grundsätzlich ist es in Ordnung, einen Patienten zu informieren, wenn er selbst Sie darum bittet.

Die zweite Möglichkeit ist, daß Sie den Patienten um Erlaubnis bitten, ihn zu informieren. Dies ist vergleichbar damit, daß man an die Tür klopft, bevor man einen Raum betritt. Bevor Sie einen Patienten informieren und ihm einen Rat geben, sollten Sie ihn grundsätzlich immer fragen, ob er damit einverstanden ist.

»Würde es Sie interessieren zu hören, was andere Patienten getan haben?«
»Wären Sie einverstanden, wenn ich Ihnen erkläre, warum ich mir wegen dieses Plans Sorgen mache?«
»Sie können den Blutzuckerspiegel auf verschiedene Arten unter Kontrolle halten. Möchten Sie, daß ich Ihnen etwas darüber erkläre, oder sollen wir vorher über andere Dinge reden?«
»Darf ich Ihnen etwas vorschlagen?«

Auf diese Art um Erlaubnis zu bitten hat verschiedene positive Auswirkungen. Zunächst wird die Autonomie des Patienten und sein aktives Engagement für seine Gesundheit direkt gewürdigt und verstärkt. Der kollaborative Charakter der Bezie-

Um Erlaubnis zu bitten hat verschiedene positive Auswirkungen. Zunächst wird die Autonomie des Patienten und sein aktives Engagement für seine Gesundheit direkt gewürdigt und verstärkt. Der kollaborative Charakter der Beziehung zum Therapeuten wird hervorgehoben, und der Widerstand wird verringert.

hung zum Therapeuten wird hervorgehoben, und der Widerstand wird verringert. Wenn der Helfer um Erlaubnis bittet, Informationen oder Ratschläge geben zu dürfen, wird beim Patienten dadurch oft die Bereitschaft verstärkt, sich die Informationen anzuhören. Außerdem können Sie selbst auf diese Art wichtige Informationen erhalten. Falls es etwas gibt, das für den Patienten viel dringlicher ist, finden Sie dies wahrscheinlich aufgrund Ihrer Bitte heraus.

In den meisten Fällen reichen diese beiden ersten Möglichkeiten, sich die Erlaubnis für die Übermittlung von Informationen zu verschaffen. Bliebe nur noch die weniger häufige Situation, daß Sie selbst sich getrieben fühlen, Informationen und Ratschläge zu übermitteln, und daß Sie auf Ihre Bitte um Erlaubnis hin kein »Nein« akzeptieren wollen. In solchen Fällen können Sie verschiedene Dinge tun:

- *Verkünden* Eine gute Möglichkeit ist in solchen Fällen, einfach die Wahrheit zu sagen. »Es gibt etwas, das ich Ihnen mitteilen muß.«
- *Was zuerst?* Eine andere Möglichkeit ist, den Patienten zu fragen, ob Sie ihm *zuerst* die Informationen übermitteln sollen oder ob er *zuerst* etwas anderes tun möchte. Damit kündigen Sie implizit an, daß Sie ihm die Informationen oder Ratschläge früher oder später übermitteln werden, ihm aber bezüglich des Zeitpunktes einen gewissen Spielraum lassen wollen.
- *Einleiten* Eine weitere gute Möglichkeit ist, den Informationen oder Ratschlägen einen einleitenden Kommentar voranzustellen, der die Autonomie des Patienten ausdrücklich anerkennt. Wenn Sie ihm versichern, daß er sich über das, was Sie ihm sagen wollen, auch hinwegsetzen kann, ist er vielleicht eher bereit, es sich anzuhören.

»Ich weiß nicht, was Sie von dem, was ich Ihnen jetzt erklären will, halten werden …«
»Was ich jetzt sagen werde, mag Sie betreffen oder nicht, aber …«
»Sie können mir sagen, was Sie von dieser Idee halten …«

Natürlich kann man diese drei Komponenten auch miteinander verbinden:

»Ich habe wegen Ihres Vorhabens eine Sorge, der Sie sich anschließen mögen oder nicht; ich möchte Ihnen aber unbedingt mitteilen, worum es mir geht.

> Sind Sie damit einverstanden, daß ich Ihnen dies jetzt erkläre, oder möchten Sie sich lieber vorher mit etwas anderem beschäftigen?«

Sich auf eine der drei beschriebenen Arten um die Erlaubnis des Patienten zu bemühen ist für das Informieren im Rahmen der Motivierenden Gesprächsführung von grundlegender Bedeutung.

Wahlmöglichkeiten anbieten

Wenn Sie informieren, sollten Sie, wenn es geht, auf verschiedene Möglichkeiten hinweisen. Dadurch unterstützen Sie das Bedürfnis des Patienten nach Autonomie. Beispielsweise könnte ein Bergführer, der seine Schüler zum selbständigen Urteilen anleiten will, sagen: »Wenn ihr nach oben links schaut, seht ihr einen Felsblock, der locker sein könnte. Ihr könntet den Block nun vorsichtig belasten und prüfen, ob er fest sitzt. Oder ihr könnt rechts drum herum zu dem Felsvorsprung klettern. Welche dieser beiden Möglichkeiten erscheint euch als sinnvoller?« Experteninformationen helfen Menschen, auf der Grundlage zuverlässiger Informationen sinnvoll zu entscheiden. Das verstehen wir unter *Informieren im Dienste des Geleitens*. Sie hindern sich daran, jemandem schlicht zu sagen, was er tun soll; statt dessen erläutern Sie dem Betreffenden nützliche und zu seiner persönlichen Situation passende Wahlmöglichkeiten.

> »Die Angst, daß Körpertraining einen weiteren Herzinfarkt verursachen könnte, ist weit verbreitet. Aber wenn Sie vorsichtig trainieren, gibt es keinen Grund zu fürchten, daß Körpertraining Ihnen schaden könnte. Es geht darum, welche Art von Training für Sie besonders gut geeignet ist. Manche Patienten gehen jeden Tag eine längere Strecke, andere trainieren zu Hause mit einem Gerät. Wie Sie sich entscheiden, ist Ihre Sache. Was meinen Sie denn, was für Sie im Moment in Frage käme? Oder geht Ihnen das alles zu schnell und ist Ihnen zuviel?«

Dieses Beispiel veranschaulicht eine generelle Empfehlung, die sich auf das Anbieten von Wahlmöglichkeiten in der Motivierenden Gesprächsführung bezieht. Indem Sie mehrere Möglichkeiten erläutern, bieten Sie diese gleichzeitig an. Stellen Sie verschiedene Wahlmöglichkeiten hingegen jeweils einzeln (also nacheinander) vor, besteht die Gefahr, daß der Patient Ihnen nach der Darstellung einer bestimmten Möglichkeit erklärt, was ihm daran nicht gefällt, und daß er dies nach Ihrer Beschreibung der nächsten Möglich-

Indem Sie mehrere Möglichkeiten erläutern, bieten Sie diese gleichzeitig an.

keit genauso macht. Sie befinden sich dann im Nu wieder in der Überzeugungsfalle, in der Sie eine Veränderung herbeizureden versuchen und der Patient alles anführt, was dagegen spricht. Besser ist es, vielfältige Möglichkeiten gleichzeitig anzubieten und den Patienten aufzufordern, unter diesen eine auszuwählen. Die Aufforderung »Wählen Sie eine beliebige Karte« ruft eine andere Reaktion hervor als: »Was halten Sie von dieser Möglichkeit?«

Berichten Sie darüber, was andere tun

Wenn Sie Informationen übermitteln und insbesondere wenn diese Implikationen für das Handeln enthalten, sollten Sie eventuell darauf hinweisen, wie diese Informationen bei *anderen* Patienten gewirkt haben. Und vermeiden Sie, dem Patienten eine konkrete Empfehlung zu geben. Dies ist ein Beispiel dafür, wie man den Korrekturreflex umschiffen kann. So erhalten Patienten die Freiheit, selbst herauszufinden, was ihnen als sinnvoll erscheint, und gewöhnlich drücken sie dies in Form von Change-talk aus. Wenn Sie sich so verhalten, bleiben Sie in einer neutralen Position: Sie übermitteln die Informationen, die der Patient selbst deutet. Beispielsweise ist es etwas völlig anderes, ob Sie sagen:

Vermeiden Sie den Korrekturreflex, indem Sie darüber berichten, wie die Informationen, die Sie übermitteln wollen, bei anderen gewirkt haben. Vermeiden Sie auch, einem Patienten zu empfehlen, was er tun sollte. Dadurch sichern Sie sich eine neutrale Position. Sie geben die Informationen, und der Patient deutet sie.

»Sie müssen unbedingt den Konsum fettreicher Nahrungsmittel verringern, und eine andere wichtige Priorität für Sie ist, mit dem Rauchen aufzuhören.«

oder:

»Manche Patienten in Ihrer Situation versuchen, weniger fettreiche Nahrungsmittel zu konsumieren, andere versuchen, sich das Rauchen abzugewöhnen. Könnten Sie sich auch so etwas vorstellen?«

Zwei Strategien für das Informieren

Chunk-Check-Chunk

Häufig werden Teilnehmer von Ausbildungen im Gesundheitsbereich ermahnt, sich beim Übermitteln von Informationen im Kontakt mit Patienten am *Chunk-Check-Chunk*-Ansatz zu orientieren: Man übermittelt einen »Brocken« (*chunk*) Information, prüft (*check*), ob der Patient das Übermittelte verstanden hat, und liefert ihm dann den nächsten Informationsbrocken usw. Der Wert dieses Vorgehens liegt im respektvollen Überprüfen dessen, ob die Informationen beim Patienten

»angekommen« sind, bevor man das nächste Informationspaket übermittelt. Der Chunk-Check-Chunk-Ansatz wird häufig in Zusammenhang mit einem direktiven Kommunikationsstil benutzt, wobei die *Check*-Phase nur sicherstellen soll, daß die übermittelte Information verstanden wird. Dieses Vorgehen ist in vielen Situationen sinnvoll. Geht es allerdings um Verhaltensänderungen und den Kommunikationsstil des Geleitens, reicht es nicht, einfach nur zu fragen: »Kapiert?« Dann ist es wichtig, innezuhalten und den Patienten zu fragen, wie er die Dinge sieht. Was denkt er über den Informationsbrocken? Hat er einen Teil davon nicht verstanden? Oder möchte er zu irgend etwas noch Fragen stellen?

> Der Chunk-Check-Chunk-Ansatz *wird häufig in Zusammenhang mit einem direktiven Kommunikationsstil benutzt, was in vielen Situationen sinnvoll ist. Er kann jedoch für die Nutzung im Dienste des Geleitens angepaßt werden, so daß auf diese Weise über Verhaltensänderungen gesprochen werden kann.*

HELFER: Es sieht ganz so aus, als wären die Nerven in Ihren Füßen geschädigt, und Sie könnten ein paar Dinge tun, um Ihre Füße zu schützen. Zunächst einmal empfehle ich Ihnen, nicht barfuß zu gehen, sondern Slipper zu tragen, auch zu Hause. Und seien Sie vorsichtig mit heißem Wasser. Tragen Sie außerdem gepolsterte Strümpfe, und untersuchen Sie Ihre Füße einmal täglich auf Schnittwunden, Blasen und andere Verletzungen. Eventuell können Sie einen Spiegel benutzen, um auch die Fußsohlen zu sehen. [*chunk*] Das wären ein paar generelle Empfehlungen. Können Sie etwas damit anfangen? [*check*]

PATIENT: Ja, ich denke schon.

HELFER: Haben Sie zu diesen Themen noch Fragen? [*erneutes Checken*]

PATIENT: Sie haben gesagt, ich soll mit heißem Wasser vorsichtig sein. Meinen Sie damit, daß ich kein warmes Bad nehmen sollte? Ist warmes Wasser irgendwie schlecht für meine Füße?

HELFER: Gut, daß Sie fragen. Nein, warmes Wasser ist kein Problem. Gefährlich ist, wenn Sie die Wassertemperatur in der Badewanne mit Ihren Füßen prüfen. Das kann zu Problemen führen. Ich kenne Diabetiker, die sich ihre Füße stark verbrühten, bevor sie merkten, daß das Wasser zu heiß war. Weil ihre Füße empfindungslos waren, zogen sie sich Verbrühungen zu, bevor ihnen klar wurde, wie heiß das Wasser war. [*chunk*] Können Sie damit etwas anfangen? [*check*]

PATIENT: Ah, ich verstehe. Es geht nur darum, daß ich mir nicht die Füße verbrühe, ohne es zu merken. Okay, ich werde vorsichtig sein. Ich denke, ich werde die Wassertemperatur in Zukunft mit den Händen prüfen.

HELFER: Gut! Und falls Sie an Ihren Füßen eine Schnittverletzung, Blase oder Wunde finden oder andere Probleme bemerken, kommen Sie bitte sofort zu mir. [*chunk*] Werden Sie das tun? [*check*]

PATIENT: Ja. Ich will keine Probleme mit meinen Füßen haben. Ich werde sie deshalb täglich prüfen und Ihnen mitteilen, wenn mir etwas auffällt.

HELFER: Genau. Sehr gut. Und ist es für Sie in Ordnung, gepolsterte Socken zu tragen? [*check*]

Dieses Fragen nach den Reaktionen der Patienten zwischen den einzelnen Informationsbrocken ist aus verschiedenen Gründen gut. Zum einen werden sie auf diese Weise immer wieder dazu angehalten, sich für ihre Gesundheit zu engagieren, auch während Sie ihnen Informationen übermitteln. Außerdem bringt diese Vorgehensweise Geduld und Respekt zum Ausdruck. Und schließlich hilft sie Ihnen, Mißverständnisse zu entdecken und zu korrigieren, die Sie andernfalls hätten übersehen können. Nur zu oft verläuft der Prozeß der Informationsübermittlung im Gesundheitsbereich hauptsächlich in eine Richtung, nämlich vom Helfer zum Patienten. Der Patient wird dabei zum passiven Empfänger gemacht, was die Gefahr, daß Fehlkommunikationen übersehen werden, stark vergrößert und außerdem die Erforschung und den Ausdruck von Veränderungsmotivation hemmt. Chunk-Check-Chunk kann den Prozeß der Informationsübermittlung, der leicht den Charakter eines Vortrags annimmt, in ein Gespräch verwandeln, zumindest wenn wirklich überprüft wird, ob der Patient das Übermittelte verstanden hat, und wenn seine Ansichten dazu untersucht werden.

Elicit-Provide-Elicit (EPE)

In dieser Formel kommt eine andere Empfehlung für den Informationsaustausch zum Ausdruck, die den MI-Prinzipien näher steht. In diesem Fall wird großer Wert darauf gelegt herauszufinden, was die Patienten brauchen und wissen wollen, und auch darauf, ihnen zu entlocken, was ihnen neue Informationen bedeuten. Auch hier steht die aktive Einbeziehung des Patienten in die Pflege und Erhaltung seiner Gesundheit im Vordergrund, und es geht darum, die Motivation zur Verhaltensänderung zu verstärken. Zwar steht auch beim EPE das Informieren im Vordergrund, aber auch Fragen und Zuhören spielen dabei wichtige Rollen.

Der Informationsaustausch beim EPE-Prozeß beginnt damit, daß Sie Ihrem Patienten offene Fragen stellen, um ihn gezielt informieren zu können. Wir empfehlen zwei Grundmodelle für diese Fragen, die *Ihnen* nützliche Informationen liefern sollen. Das erste lautet: »Was würden Sie über ... am liebsten wissen?« Damit laden Sie den Patienten ein, Ihnen mitzuteilen, was zu wissen ihm aus seiner Sicht als besonders wichtig erscheint. Eine andere Form dieser Frage lautet: »Was wissen Sie schon über ...?« Diese Variante hat mehrere Vorteile. Sie verhindert, daß Sie Patienten Vorträge über Dinge halten, die sie ohnehin schon wissen. Außerdem ermöglicht es

Ihnen, falsche Vorstellungen in den Antworten des Patienten zu korrigieren, die Sie andernfalls hätten übersehen können. Und daß der Patient sein Wissen ausdrükken muß, fungiert häufig schon an sich wie eine Form von Change-talk, weil darin zumindest implizit die Notwendigkeit zum Ausdruck kommt, das Gesundheitsverhalten zu verändern, und außerdem, welche Konsequenzen es hätte, es nicht zu verändern.

Der zweite Teil des EPE-Zyklus – *Provide* – beinhaltet, daß die Informationen in »verdaulichen« Brocken übermittelt werden. Nachdem Sie gefragt haben, was der Patient gern wissen möchte, hat er Ihnen bereits implizit erlaubt, ihn zu informieren. Die zweite Eröffnungsfrage – danach, was der Patient schon weiß – führt außerdem oft dazu, daß er Sie bittet, ihn zu informieren; haben Sie aber auch nur den geringsten Zweifel daran, ob Sie seine Erlaubnis haben, können Sie ihn einfach noch einmal direkt um Erlaubnis bitten: »Möchten Sie, daß ich Ihnen noch ein wenig über ... berichte?« *Konzentrieren Sie sich anfangs stärker auf die übermittelten Informationen als darauf, wie Sie selbst diese Informationen bezogen auf den Patienten deuten.* Sie können allerdings im Rahmen der Informationsübermittlung darüber sprechen, was ein anderer Patient erlebt hat.

Konzentrieren Sie sich anfangs stärker auf die übermittelten Informationen als darauf, wie Sie selbst diese Informationen bezogen auf den Patienten deuten. Sie können allerdings im Rahmen der Informationsübermittlung darüber sprechen, was ein anderer Patient erlebt hat.

Im dritten Teil des EPE-Musters wird wieder eine offene Frage gestellt, um den Patienten dazu zu bringen, auf die soeben übermittelten Informationen zu reagieren. In diesem Zusammenhang sind unter anderem folgende Fragen denkbar:

»Was sagt Ihnen das?«
»Was bedeutet Ihnen, was ich erklärt habe?«
»Was möchten Sie sonst noch wissen?«

Der Unterschied zwischen der Nutzung des direktiven Musters und des EPE-Musters ist die damit jeweils verbundene Einstellung. Dem Chunk-Check-Chunk-Muster liegt häufig die Auffassung zugrunde, daß Sie, der Experte, dem Patienten eine bestimmte Menge an Informationen übermitteln wollen. Die »Check«-Fragen sollen hauptsächlich sicherstellen, daß der Patient Ihre Äußerungen verstanden hat. Sie übermitteln die Informationen, und der Patient braucht diese nur zu verstehen.

Die dem EPE-Muster zugrundeliegende Geisteshaltung zielt stärker auf Zusammenarbeit. Sie ist adäquat, wenn das Gesundheitsverhalten verändert werden soll. Entscheidend ist für Sie in diesem Fall nicht, wie Sie die Informationen übermitteln, sondern wie Sie dem Patienten helfen können, die übermittelten Informationen zu verstehen, bezüglich seines Verhaltens gute Entscheidungen zu treffen und diese dann auch umzusetzen. Deshalb versuchen Sie, sich über die Sorgen des Patienten, seinen aktuellen Wissensstand und sein Interesse an umfassenderem Wissen zu informieren. Eine Möglichkeit, in Ihrem Bemühen um gute Zusammenarbeit mit dem Patienten die angestrebte Balance zu erreichen, besteht darin, sich folgendes zu vergegenwärtigen. Sie wissen viel darüber, was für andere Patienten in ähnlichen Situationen gut war; Ihre Patienten hingegen wissen in der Regel mehr als Sie darüber, welche Maßnahmen *speziell bei ihnen* am besten »funktionieren«. Dies im Blick zu behalten kann sehr nützlich sein. Füllen Sie die Informationslücken, und schauen Sie, was der Patient mit den übermittelten Informationen macht.

Sie wissen viel darüber, was für andere Patienten in ähnlichen Situationen gut war; Ihre Patienten hingegen wissen in der Regel mehr als Sie darüber, welche Maßnahmen speziell bei ihnen am besten »funktionieren«.

Eine der ersten MI-Anwendungen bestand in der Nutzung genau dieses EPE-Musters. Wir wiesen damals durch eine Anzeige auf die Möglichkeit hin, an einem »Gratis-Checkup für Alkoholkonsumenten teilzunehmen, die sich fragen, ob der Alkohol ihnen irgendwie schadet.« Aus der Anzeige ging klar hervor, daß keine Behandlung angeboten wurde und daß die Teilnehmer jederzeit selbst entscheiden könnten, wie sie weiter mit ihrer Gesundheit umgehen würden, nachdem wir ihnen die Informationen übermittelt hätten. Daraufhin meldete sich eine erstaunlich große Zahl Interessenten, die an dem »Trinker-Checkup« teilnehmen wollten. Der Test bestand in der Messung vieler physiologischer und psychischer Funktionen, die bei starken Alkoholkonsumenten früher beeinträchtigt werden als bei Menschen, die wenig oder keinen Alkohol trinken. Anschließend trafen die Teilnehmer ein einziges Mal mit einem Berater zusammen, der sich die Ergebnisse des Check-ups anschaute und sie mit Durchschnittswerten verglich. Statt ihnen danach einen Rat mit auf den Weg zu geben und ihnen zu sagen, was sie nun tun sollten, fragte der Berater sie, welche Schlüsse sie selbst aus dem Ergebnis der Tests zögen, wobei er neue Informationen von seiten des Patienten, die ihm noch gefehlt hatten, zur Kenntnis nahm. Praktisch alle, die sich auf die Anzeige hin gemeldet hatten, waren starke Trinker und wurden schon mit ziemlich unangenehmen Folgen ihres Alkoholkonsums konfrontiert. Durch randomisierte Untersuchungen wurde festgestellt, daß bei den Patienten, die an dem Check-up teilgenommen hatten, der Alkoholkonsum deutlich nachließ, ohne daß weitere Interventionen stattfanden; der Vergleichsmaßstab hierfür waren die Reaktionen einer Wartelistenkontrollgruppe, bei der keinerlei Intervention durchgeführt wurde. Wichtig war offenbar auch, *wie* der jeweilige Berater sein Feedback gestaltete. Hatte es den Charakter des empathischen EPE-Stils, produzierten die Teilnehmer etwa doppelt soviel Change-talk und zeigten halb so viel Widerstand wie im Falle eines direktiveren und konfrontierenden Kommunikationsstils. Andererseits hielten sie um so verbissener an ihren Trinkgewohnheiten fest, je stärker der Berater sie mit ihrem Problem konfrontierte.

Sie übermitteln die Informationen, und der Patient deutet sie.

Ein nützlicher Anhaltspunkt ist, sich den Unterschied zwischen einer »Lernsituation« *(teachable moment)* und einer »Lernchance« *(learning opportunity)* vor Augen zu führen. Im ersten Fall werden häufig einseitig Informationen an einen Empfänger übermittelt, wohingegen sich eine Lernchance durch viele der Qualitäten auszeichnet, die im EPE-Rahmen zur Geltung kommen.

Hüten Sie sich vor dem Korrekturreflex

Auch beim Informieren ist es ratsam, den Korrekturreflex zu zügeln. Manche Helfer glauben, wenn jemand nur genügend Angst habe, werde er sich verändern oder zumindest den übermittelten Informationen mehr Beachtung schenken. Doch Angst ist eine sehr komplexe Motivation, und auf Angst basierende Taktiken können sich rächen. Menschen reagieren auf Angst häufig mit Defensivität und indem sie sich verschließen. Und genauso verhalten sich im Grunde auch Patienten, wenn sie auf schlechte Nachrichten bezüglich ihrer Gesundheit reagieren, indem sie als erstes einen Drink zu sich nehmen oder sich bei nächstbester Gelegenheit eine Zigarette anzünden. Ein Patient erklärte uns: »Jedesmal wenn ich zu ihm in die Sprechstunde gehe, sagt er, Rauchen sei schlecht für mich, als wäre das für mich eine wahnsinnig interessante Neuigkeit, obwohl ich doch immer, wenn ich mir eine Zigarette aus der Packung nehme, die Warnung darauf lese.« Es spricht eigentlich kaum etwas für die Ansicht, daß Menschen sich schon verändern werden, wenn man nur dafür sorgt, daß sie sich schlecht (verängstigt, beschämt, gedemütigt) genug fühlen. Im Gegenteil gelingt es einem unterstützenden, mitfühlenden, empathischen Helfer am besten, Patienten zu einer Verhaltensänderung zu inspirieren.

Es spricht eigentlich kaum etwas für die Ansicht, daß Menschen sich schon verändern werden, wenn man nur dafür sorgt, daß sie sich schlecht (verängstigt, beschämt, gedemütigt) genug fühlen. Im Gegenteil gelingt es einem unterstützenden, mitfühlenden, empathischen Helfer am besten, Patienten zu einer Verhaltensänderung zu inspirieren.

Ein anderer problematischer Aspekt des Korrekturreflexes ist die Gefahr verfrühten Fokussierens. Es kann auf einen Patienten abstoßend wirken, wenn Sie zu schnell damit herausplatzen, welche Möglichkeit, das Problem zu lösen, Sie selbst sehen: »Wenn Sie wirklich mit Ihrem Magensäureproblem fertig werden wollen, brauchen Sie einen Protonenpumpenhemmer.« Manche

Probleme sind aus Sicht eines Arztes oder Helfers unbedeutend, aus Sicht des Patienten hingegen wichtig, und umgekehrt. Oft finden nicht die Helfer, sondern die Patienten selbst die bestmöglichen Lösungen, wogegen die Helfer die Lösung eines Problems in einer im Grunde voreiligen Maßnahme sehen. Vielleicht sagt ein Patient in solch einem Fall etwas wie: »Ich muß sagen, eigentlich nehme ich nicht gerne Medikamente ein. Ich habe schon abgenommen, und mein Magensäureproblem ist ja auch schon deutlich zurückgegangen. Aber danke für den Vorschlag!«

Praxisbeispiele

Es folgen nun einige Praxisbeispiele. In ihnen wird der *Check*-Prozeß im Dienste des direktiven Kommunikationsstils genutzt. Die Beispiele sollen veranschaulichen, daß bei dieser Art vorzugehen die Gefahr besteht, daß man dem Korrekturreflex erliegt, sobald man über eine Verhaltensänderung spricht. Außerdem sollen diese Beispiele den starken Kontrast zwischen dem *Chunk-Check-Chunk*-Ansatz und dem EPE-Muster herausstellen.

Adhärenz fördern

Untersuchungen über Medikationsadhärenz haben gezeigt, wie wichtig es ist, sich bezüglich der Notwendigkeit, verschriebene Medikamente auch wirklich einzunehmen, klar zu äußern, aber auch die Besorgnisse der Patienten ernstzunehmen. Besonders schwierig ist dies, wenn man unter Zeitdruck steht und weiß, daß man auf die außerhalb des Behandlungsraumes wirksamen Kräfte – beispielsweise kulturspezifische Werte, die soziale Situation des Patienten, seine individuellen Gewohnheiten, seine Erinnerung und dergleichen mehr – wenig Einfluß hat. Der EPE-Rahmen soll Ihnen ermöglichen, mit diesen potentiellen Schwierigkeiten besser fertig zu werden und konstruktiv auf sie zu reagieren. Man nimmt an, daß es sich positiv auf die Medikationsadhärenz auswirkt, wenn der Kommunikationsstil des Geleitens und die Nutzung des EPE-Musters beim Patienten die Motivation, sich selbst aktiv mit diesem Problem auseinanderzusetzen, stärken.

Im ersten Beispiel geht es um den Gegensatz zwischen dem Chunk-Check-Chunk-Ansatz, der dem direktiven Kommunikationsstil entspricht, und der EPE-Strategie, die in Zusammenhang mit dem geleitenden Kommunikationsstil genutzt wird.

Chunk-Check-Chunk

Helfer: Pfleger, Berater, Arzt, Apotheker, Patientenbetreuer

Setting: Behandlung wegen HIV/Aids

HELFER: Wenn Sie Ihre Gesundheit möglichst lange erhalten wollen, ist es sehr wichtig, daß Sie Ihre Medikamente regelmäßig einnehmen. [*chunk*] Haben Sie das bisher getan? [*check; geschlossene Frage*]

PATIENTin: Naja, es ist schwierig, alles immer genau zur richtigen Zeit einzunehmen; aber ich fühle mich schon ein bißchen besser, und das ist gut.

HELFER: Ist Ihnen klar, daß Sie die Mittel jeden Tag einnehmen müssen, immer genau zur gleichen Zeit, und daß Sie die Einnahme auf keinen Fall einen Tag überschlagen dürfen, auch wenn Sie sich besser fühlen? [*chunk*] Wie oft nehmen Sie Ihre Medikamente denn eigentlich ein? [*check; geschlossene Frage*]

PATIENTIN: Das ist wirklich schwer, müssen Sie wissen. Wenn meine Mutter sieht, daß ich sie einnehme, merkt sie, was los ist, und dann erwartet mich nichts Gutes. Verstehen Sie, sie weiß es nicht.

HELFER: Vielleicht könnten Sie ins Bad gehen, um sie einzunehmen. [*chunk*]

PATIENTIN: Ja, aber ich habe ja auch das Baby, und es ist einfach ganz generell ziemlich schwer, alles genau zum richtigen Zeitpunkt zu tun.

HELFER: Wie oft haben Sie es versäumt, Ihre Medikamente einzunehmen? [*check; geschlossene Frage*]

Kommentar: Die Wirkung des Korrekturreflexes ist alles andere als ideal; da mag ein besorgter Helfer noch so gute Absichten haben. Diese Falle schnappt um so leichter zu, je besorgter Sie sind. Durch Veränderung des Kommunikationsstils könnte man den *Chunk-Check-Chunk*-Ansatz konstruktiv auf die Nutzung im Rahmen einer Konsultation wie der obigen abstimmen. Im nächsten Beispiel wird die Anwendung der EPE-Strategie demonstriert.

Elicit-Provide-Elicit

Helfer und Setting: wie zuvor

HELFER: Wie geht es Ihnen mit den Medikamenten, die Sie einnehmen? [*Hervorrufen (elicit); offene Frage*]

PATIENTIN: Ich nehme sie so ein, wie Sie es mir erklärt haben.

HELFER: Vielen Menschen in Ihrer Situation fällt es schwer, sie alle zur richtigen Zeit einzunehmen. [*Hinzufügen (provide); was andere tun*] Was ist für Sie die beste Möglichkeit, sie einzunehmen? Wie machen Sie das? [*Hervorrufen; offene Frage*]

PATIENTIN: Ich versuche, sie so einzunehmen, wie Sie es gesagt haben; aber das ist schwer, weil meine Mutter ständig in der Nähe ist. Sie müssen wissen, daß sie nichts von der Sache weiß.

HELFER: Es muß schwierig für Sie sein, dieses Geheimnis zu bewahren und Ihre Medikamente immer zur richtigen Zeit einzunehmen. [*Zuhören*]

PATIENTIN: Das stimmt. Ich kann es ihr jetzt nicht erklären. Ist es ein großes Problem, wenn ich die Tabletten hin und wieder nicht einnehme?

HELFER: Das ist tatsächlich ein Problem. Diese Mittel wirken nämlich nur, wenn man sie ganz regelmäßig und immer zur gleichen Zeit einnimmt. [*Hinzufügen (provide) nach einer um Erlaubnis bittenden Frage der Patientin*]

PATIENTIN: Sie meinen also, daß ich die Medikamente auch dann regelmäßig einnehmen soll, wenn ich mich besser fühle?

HELFER: Ganz genau. Es ist sehr wichtig, sie auch regelmäßig einzunehmen, wenn Sie sich besser fühlen. [*Hinzufügen*] Wie könnten Sie das in Ihrer Situation am besten schaffen? [*Hervorrufen; offene Frage*]

PATIENTIN: Meine Mutter schnüffelt ständig hinter mir her. Wenn ich ihr sage, daß ich Aids habe, passiert etwas Schreckliches. Vielleicht wirft sie mich dann aus dem Haus oder versucht, mir mein Baby wegzunehmen.

HELFER: Sie fühlen sich nicht bereit, sie darüber zu informieren. [*Zuhören; Spiegeln von Widerstand*]

PATIENTIN: Nein, im Moment nicht. Vielleicht später, aber im Moment fühle ich mich nicht stark genug.

HELFER: Dann frage ich mich, wie Sie es schaffen wollen, Ihre Medikamente so einzunehmen, wie Sie es eigentlich müßten. [*Hervorrufen von Change-talk*]

PATIENTIN: Eine Möglichkeit, die ich manchmal nutze, besteht darin, daß ich in mein Schlafzimmer gehe und die Tür hinter mir verschließe, wenn es Zeit ist, meine Medikamente einzunehmen. [*Change-talk*]

HELFER: Das erscheint mir sinnvoll. Darf ich Ihnen berichten, was manche Mütter tun? [*Um Erlaubnis bitten, Information zu übermitteln; über Dinge sprechen, die andere tun*]

Kommentar: Das zweite Beispiel ist tatsächlich ein wenig länger ausgefallen, etwa eine Minute oder mehr. Deshalb muß das hier genutzte Vorgehen aber nicht zwingend zu einem langwierigen Beratungsprozeß werden. Die meisten Patienten haben Verständnis dafür, daß Sie viel zu tun haben. Nachdem Sie einige Minuten mit Hervorrufen und Hinzufügen verbracht haben, können Sie das Gesagte normalerweise zusammenfassen und sich anschließend einem anderen Thema oder Problem zuwenden. Im hier geschilderten Fall könnte das nächste Thema die Schwierigkeit der Patientin sein, ihrer Mutter ihren HIV-Status zu offenbaren.

Testergebnisse mitteilen

Ein weiteres Beispiel für die Nutzung des EPE-Rahmens ist eine Situation, in der Patienten über Testergebnisse informiert werden. Gelegenheiten zur Auseinandersetzung mit Testergebnissen ergeben sich sowohl in der Akutversorgung als auch in der langfristigen Gesundheitspflege. Diese sind oft von Bedeutung für die Einnahme bestimmter Medikamente und für Regelmäßigkeit dabei sowie für gesundheitsrelevante Verhaltensänderungen. In Kapitel 2 wurde der Fall Stefans beschrieben, eines 14-jährigen Diabetikers, der in einer auf Diabetes spezialisierten Praxis über die Ergebnisse seines Bluttests informiert werden soll, wobei dem Arzt oder Helfer, der ihn informiert, völlig klar ist, daß die übermittelten Informationen für die zukünftige Gesundheit sehr wichtig sein könnten. Ein Chunk-Check-Chunk-Ansatz, der im Dienste des direktiven Kommunikationsstils genutzt wird, konzentriert die Aufmerksamkeit oft auf das, was dem Helfer wichtig ist. Weil der Patient dies in der Regel spürt, reagiert er dementsprechend. Wie Stefan diese beiden unterschiedlichen Vorgehensweisen erlebte, zeigt das folgende Beispiel.

Chunk-Check-Chunk

Helfer: Arzt oder Pfleger

Setting: Diabetesbehandlung

Problem: Der Helfer ist fest davon überzeugt, daß das Testergebnis für die Gesundheit des Patienten sehr wichtig ist.

HELFER: [*nach einer freundlichen einleitenden Konversation*] Stefan, wenn Sie nichts dagegen haben, möchte ich jetzt mit Ihnen über die Ergebnisse Ihres Bluttests sprechen. Sie sind gerade aus dem Labor eingetroffen. Ich weiß, daß wir das alles schon einmal besprochen haben, aber es ist wichtig, diese Dinge im Auge zu behalten, um verfolgen zu können, wie sich Ihre Situation weiterentwickelt. [*chunk*] Ist das für Sie in Ordnung? [*check*]

PATIENT: Ja, es ist in Ordnung.

HELFER: Nun, der Wert liegt heute bei 11.5, viel höher als bei unserem letzten Treffen. Wann war das doch gleich? Ach ja, vor drei Monaten, und damals lag der Wert bei 9.2; das ist ein ziemlich starker Anstieg. [*chunk*] Verstehen Sie? [*check*]

PATIENT: Ja.

HELFER: Wir müssen uns darüber verständigen, wie wir diese Situation verbessern können. Wir wollen ja wohl beide nicht, daß wir uns, wenn Sie älter sind, hier im Krankenhaus wiedersehen, weil Sie alle möglichen Probleme haben. Damit meine ich nicht, daß es mir keine Freude macht, Sie zu sehen *(lacht)*, aber ich nehme an, Ihnen ist klar, wie ich es gemeint habe. Nach dem Testergebnis sieht es mit Ihrer Diabetes im Moment nicht gut aus. [*chunk*] Verstehen Sie, was ich meine? [*check*]

PATIENT: Wissen Sie, ich versuche schon, mich an das, was Sie mir gesagt haben, zu halten. Ich gebe mir die Injektionen so, wie Sie es mir erklärt haben.

HELFER: Das Wichtigste ist, daß Sie Ihren Blutzuckerspiegel gut überwachen und sich die Insulinspritzen genau so geben, wie wir es vereinbart hatten: viermal täglich. Bei unserem letzten Treffen sind wir übereingekommen, daß Sie Ihren Blutzuckerspiegel streng kontrollieren werden, weil Sie dann die größten Chancen haben, Probleme bezüglich Ihrer Augen und anderer Organe, die später auf Sie zukommen können, zu vermeiden. [*chunk*]

PATIENT: Ja, ich verstehe, und ich versuche mein Bestes.

HELFER: Offensichtlich gibt es Probleme. Das neue Testergebnis ist nun einmal wesentlich höher ausgefallen als das letzte. [*chunk*] Ist Ihnen klar, was das bedeutet? [*check*]

PATIENT: Ja, das passiert manchmal, aber ich gebe mir wirklich große Mühe.

Kommentar: In diesem Beispiel opfert ein offensichtlich unter Zeitdruck stehender Arzt am Anfang einer Konsultation ein paar Minuten, um dem Patienten zuzuhören und Rapport zu ihm aufzubauen (der Kommunikationsstil des Folgens) und später zum Informieren überzugehen. Aber sein Korrekturreflex gewinnt die Oberhand, und der Patient läßt sich letztlich nicht auf eine Begegnung ein, die ein wenig dem Besuch eines Schülers im Büro des Schuldirektors ähnelt. Chunk-Check-Chunk kann man sehr wirksam nutzen, wenn man in der »Check«-Phase dem Zuhören mehr Raum gibt. Die EPE-Sequenz ist in vielen Fällen die bessere Wahl.

Elicit-Provide-Elicit

Helfer und Setting: wie zuvor

HELFER: *(nachdem er zunächst eine Weile dem Bericht des Patienten über sein Alltagsleben gefolgt ist)* Ich möchte das Ergebnis der Blutuntersuchung mit Ihnen besprechen; aber wir können auch zuerst über Ihre momentane Lebenssituation, die Diabetes, die Schule und Ihre Situation zu Hause reden. Wie sieht es denn so aus? [*kurze Beschreibung des geplanten Gesprächsverlaufs*]

PATIENT: Okay. Ich komme zurecht, aber in der Schule ist es mir manchmal peinlich, wenn ich den Fußballtrainer fragen muß, ob ich den Platz verlassen darf, um etwas zu essen.

HELFER: Ich erinnere mich, daß Sie sehr gern Fußball spielen. Daß Sie etwas essen müssen, bringt Sie also in eine peinliche Situation. [*Zuhören*]

PATIENT: Ganz so schlimm ist es nicht. Die meisten meiner Freunde haben Verständnis für mein Problem. Aber der Trainer macht ein riesen Ding daraus.

HELFER: Er gibt Ihnen das Gefühl, abnorm zu sein, anders als alle anderen. [*Zuhören*]

PATIENT: Ja. Deshalb bemühe ich mich, gar nicht erst in die Situation zu kommen, daß ich etwas essen muß.

HELFER: Und das ist nicht immer leicht, nehme ich an. [*Zuhören*]

PATIENT: Meist geht es irgendwie. Aber manchmal muß ich mitten im Training aufhören, und dann macht er eine große Sache daraus, und das ist mir peinlich.

HELFER: Fänden Sie es gut, wenn ich mit diesem Lehrer einmal reden würde, oder wollen Sie die Sache lieber ohne Hilfe in Ordnung bringen?

PATIENT: Ich werde es schon allein schaffen.

HELFER: Also gut. Was möchten Sie denn über die Ergebnisse des Bluttests wissen? [*Hervorrufen*]

PATIENT: Nicht viel. Mir war sowieso klar, daß der Wert heute hoch sein würde.

HELFER: Sie waren deswegen schon vorher nervös. [*Zuhören*]

PATIENT: Ja. (*Lacht nervös*)

HELFER: Was schätzen Sie, wie hoch der Wert diesmal liegt, wenn er letztes Mal bei 9.2 lag?

PATIENT: 10?

HELFER: Noch ein bißchen höher.

PATIENT: So schlecht?

HELFER: 11.5. Das ist viel höher als normalerweise. Sie haben Ihren Blutzuckerspiegel bisher immer ganz gut unter Kontrolle gehalten. Manchen jungen Menschen hilft es, an ein paar Kleinigkeiten zu denken, um dieses Ziel zu erreichen. [*Hinzufügen*]

PATIENT: Oh.

HELFER: Sie wirken nicht besonders schockiert. Wie erklären Sie sich das Testergebnis? [*Hervorrufen*]

PATIENT: Ich habe nicht richtig gegessen, und ich haben meinen Blutzuckerspiegel nicht besonders oft überprüft. Ich tue das einfach nicht gern. Und ich hasse es, in der Schule zur Toilette gehen zu müssen, um den Test durchzuführen.

HELFER: Sie versuchen, mit Ihrer Diabetes fertig zu werden, und Sie möchten sich normal fühlen. [*Zuhören*]

PATIENT: Ja, ich weiß, daß es schwierig ist. Ich mache das nicht besonders gut, und ich esse nicht richtig.

HELFER: Sie wissen, daß Sie nicht gut genug für sich gesorgt haben. [*Zuhören*] Wie kann ich Ihnen helfen? [*Hervorrufen*]

PATIENT: Was meinen *Sie* denn ... ?

Kommentar: Da die Sorgen des Patienten nun im Mittelpunkt der Betrachtung stehen, kann der Helfer ihn zur Entdeckung von Möglichkeiten geleiten, mit der Problematik fertig zu werden, ohne sich durch sein Verhalten zu stark von seinen Freunden zu distanzieren. Vielleicht gibt es in solchen Fällen keine einfachen Lösungen, aber was dem Jungen hier angeboten wird, entspricht zumindest seinen Bedürfnissen. Das Übermitteln von Informationen war ein zentraler Bestandteil dieses Prozesses.

Was bedeutet diese Information für mich?

Manchmal fühlen sich Patienten ausreichend informiert, sind sich aber über die Bedeutung der Informationen für sie persönlich nicht so recht im klaren. In solchen Fällen ist es wichtig, sie dazu zu bringen, sich selbst über die Informationen Gedanken zu machen, und dieses Ziel können Sie in einer oder zwei Minuten erreichen. Dabei sollten Sie folgenden Grundsatz beherzigen: Sie übermitteln die Informationen und ermutigen den Patienten, diese selbst zu deuten.

Helfer: Arzt oder Pfleger

Setting: Akutversorgung, Ergebnis eines Cholesteroltests

Problem: Lösungen, die der Helfer für simpel hält, erscheinen dem Patienten als schwieriger. Wie kann man Entscheidungen über eine Verhaltensänderung in einer Kurzzeittherapiesitzung erreichen?

HELFER: Herr Brazier, die Ergebnisse Ihres Cholesteroltests liegen vor, und die Werte sind immer noch leicht erhöht. Damit ich jetzt nicht über Dinge rede, die Ihnen sowieso schon klar sind, möchte ich Sie zunächst fragen, was Sie über erhöhte Cholesterolspiegel wissen und welche Informationen darüber Ihnen noch fehlen. Sind Sie damit einverstanden, jetzt mit mir darüber zu sprechen? [*Hervorrufen*] Oder fänden Sie es besser, wenn ich Ihnen zuerst einmal etwas zu lesen mitgebe und wir uns dann bei unserem nächsten Treffen darüber unterhalten, eventuell im Beisein Ihrer Frau.

PATIENT: Nein, es ist völlig in Ordnung, wenn wir jetzt darüber reden. Ich weiß sowieso schon einiges über Cholesterol. Mein Bruder hat gerade auch so einen Test gemacht, und sein Cholesterol war leicht erhöht. Daraufhin haben wir uns gemeinsam im Internet darüber informiert.

HELFER: Dann wissen Sie also, welche Probleme ein höherer Cholesterolspiegel hervorrufen kann. Was meinen Sie denn, was dieses Testergebnis für Sie bedeutet? [*Hervorrufen*]

PATIENT: Ich bin mir nicht ganz sicher, wie ich am besten damit umgehen soll.

HELFER: Was verwirrt Sie daran? [*Hervorrufen*]

PATIENT: Okay, der Blutwert ist erhöht, aber wie soll ich ihn herunterbekommen, ohne mit dem Rauchen aufzuhören oder meine Ernährung umzustellen – oder habe ich das falsch verstanden?

HELFER: Das haben Sie völlig richtig verstanden. Diese Dinge zu verändern kann viel ausmachen. [*Hinzufügen*]

PATIENT: Ich frage mich nur, wie es sich auf meine Ernährung auswirken würde, nicht mehr zu rauchen.

HELFER: Sie fürchten, Sie könnten dann zunehmen, und glauben, das sei schlecht für Sie. [*Zuhören*]

PATIENT: Genau darum geht es. Als ich voriges Jahr mit dem Rauchen aufgehört habe, ging mein Gewicht sofort steil in die Höhe. Ist es besser, nicht mehr zu rauchen, auch wenn ich dann zunehme? Oder sollte ich mich besser zuerst auf meine Ernährung konzentrieren und mir das Rauchen erst später vornehmen?

HELFER: Das größte Schlaganfall- oder Herzinfarktrisiko ist bei den meisten Menschen das Rauchen, insbesondere wenn ihre Cholesterolwerte erhöht sind. Bei Rauchern mit erhöhtem Cholesterolspiegel ist das Risiko eines Herzinfarkts oder Schlaganfalls selbst dann deutlich erhöht, wenn sie sich gut ernähren. [*Hinzufügen*] Was für ein Resümee ziehen Sie daraus? [*Hervorrufen*]

PATIENT: Ich glaube, mir war im Grunde klar, daß die Ernährung zwar wichtig, das Rauchen aber wahrscheinlich ein größeres Problem ist und daß ich, wenn ich mit dem Rauchen aufhöre, letztlich doch stark davon profitiere, selbst wenn ich ein paar Kilo zunehme. Ehrlich gesagt mache ich mir wegen des Rauchens ja selbst schon seit einiger Zeit Sorgen. Mein Vater ist an einem Herzinfarkt gestorben. Er war zwar schon alt, aber da auch mein Bruder einen erhöhten Cholesterolspiegel hat und jetzt ich ...

HELFER: Ich kann Ihnen berichten, wie andere Patienten in einer ähnlichen Situation es geschafft haben, mit dem Rauchen aufzuhören. Würde Sie das interessieren?

PATIENT: Ich denke schon.

Kommentar: Indem der Helfer zwischen Hervorrufen und Hinzufügen hin- und herwechselt, lenkt er das Gespräch in Richtung einer Verhaltensänderung und geht gleichzeitig auf die Sorgen des Klienten ein.

Botschaften der Hoffnung in 60 Sekunden*

Im klinischen Alltag gibt es mit Patienten oft viel zu besprechen, und man möchte das Thema der Verhaltensänderung trotz dieser Verpflichtungen nicht völlig vernachlässigen. In Kapitel 1 haben wir vier zentrale MI-Prinzipien beschrieben, und das letzte von ihnen war, Optimismus und Hoffnung hinsichtlich einer Veränderung zu stärken. Selbst wenn ein Patient nicht bereit ist, sich zu verändern, kann es nützlich sein, darüber zu sprechen, wie er seine Situation beeinflussen könnte. Dadurch pflanzt man einen Samen der Hoffnung.

Helfer: Arzt oder Pfleger

Setting: Primärversorgung

Problem: Depression und Veränderung der Lebensweise: Ein allein lebender Mann, der seine berufliche Arbeit selbst als unerträglich bezeichnet, kommt zum ersten Mal und in sehr bedrückter Stimmung zur Primärversorgung. Er erklärt sich bereit, ein Medikament einzunehmen, und findet sich später zu einem zweiten Termin ein. Sie sprechen mit ihm über seine Situation, und da er auch starkes Übergewicht hat, beschließen Sie, ihm innerhalb von 60 Sekunden einen Rat zur Veränderung seiner Lebensweise zu geben, wobei Sie fortfahren, den Kommunikationsstil des Geleitens zu verwenden.

HELFER: Sie haben gesagt, Sie fühlten sich energielos, und ich möchte Sie fragen, ob Sie damit einverstanden sind, daß wir uns über Ihre Ernährung und Ihr Körpertraining unterhalten. [*Hervorrufen*]

PATIENT: Okay.

HELFER: Kleine Veränderungen, kleine neue Gewohnheiten in diesen Bereichen wirken sich positiv auf die Stimmung aus und würden Ihnen auch helfen abzunehmen, denn Ihr Gewicht erscheint mir als ziemlich bedenklich. [*Hinzufügen*] Diese Dinge sind miteinander verbunden, falls Sie verstehen, was ich meine.

PATIENT: Ja, das ist mir klar.

HELFER: Es liegt wirklich alles bei Ihnen, und ich hoffe, es macht Ihnen nichts aus, daß ich darauf zu sprechen komme. Ich frage mich, wie Sie sich wegen dieser Dinge fühlen. [*Hervorrufen*]

PATIENT: Mir ist völlig klar, was Sie sagen, aber ich habe das Gefühl, ich kann nicht mehr tun, als dafür zu sorgen, daß ich morgens rechtzeitig aus dem Bett komme und den Tag durchhalte.

---

* Wir danken Dr. Gary Rose und Dr. Chris Dunn für ihre Hilfe bei der Entwicklung dieses Dialogs.

HELFER: Es kostet Sie viel Energie, auch nur durch den Tag zu kommen. Sie haben gar nicht das Gefühl, besonders viele Wahlmöglichkeiten zu haben. [*Zuhören*]

PATIENT: Ja, es würde doch viel Mühe kosten, alle diese Dinge in die Tat umzusetzen ... Ich sehe nicht, daß ich mich verändern werde ...

HELFER: Sie wünschten sich, mehr Energie zu haben, aber Sie *haben* sie einfach nicht. [*Zuhören*]

PATIENT: Genau so ist es.

HELFER: Sie könnten schon ein paar Dinge tun, um sich besser zu fühlen und mehr Energie zu mobilisieren, aber Sie selbst werden merken, wann es an der Zeit ist, es auszuprobieren. Sie waren einverstanden, noch ein zweites Mal zu mir zu kommen, und im Moment sind Sie nicht sicher, wie Sie es schaffen sollen, Ihre Ernährung umzustellen und Ihren Körper ein wenig zu trainieren. Aber wir haben Zeit, und vielleicht könnten Sie einfach einmal darüber nachdenken, welche kleinen Veränderungen Sie sich zutrauen. Bei unserem nächsten Treffen können wir ausführlicher darüber reden, und ich werde alles, was in meiner Macht steht, tun, um Ihnen durch diese schwierige Zeit hindurchzuhelfen.

PATIENT: Ich danke Ihnen.

Kommentar: Wenn Sie noch ein paar Minuten mehr Zeit aufwenden würden, könnten Sie sich gründlicher über einige Motive des Patienten, sich besser zu ernähren und mit einem Körpertraining zu beginnen, informieren. Aber auch schon das im obigen Dialog beschriebene Aussähen des Samens ist nützlich.

In Reichweite

In der modernen Gesundheitspflege geht es oft und in starkem Maße darum, Patienten Informationen zu übermitteln. Und oft führt die Art, wie dies geschieht, nicht zu einer Verhaltensänderung. Man ist heute allgemein auf der Suche nach neuen Möglichkeiten, Patienten Informationen effizienter zu übermitteln. Inzwischen gibt es schon eine sehr naheliegende Möglichkeit: das kunstvolle Verknüpfen des Informierens mit dem Zuhören und mit Fragen nach der Sicht des Patienten selbst. Sie können jederzeit vom direktiven Kommunikationsstil zu dem des Geleitens wechseln, wenn es Ihnen als sinnvoll erscheint. Allerdings müssen Sie sich dazu von dem Gefühl befreien, Sie seien für das Veränderungsverhalten des Patienten verantwortlich, und Sie müssen ihm zu erkennen (und zu verbalisieren) helfen, welche Gründe (und Mittel) er selbst hat, sich zu verändern. Die Aufforderung »Sie müssen diese Veränderungen vornehmen« ist müßig, denn die Patienten sind ja nicht gezwungen, das, wozu sie aufgefordert werden, in die Tat umzusetzen. Die Patienten treffen Entscheidungen. Auf der Grundlage Ihrer Fachkenntnisse fundiert zu informieren ist trotzdem ein wichtiger Bestandteil der Motivierenden Gesprächsführung, denn auf diese Weise helfen Sie Ihren Patienten, sich zu fragen: »Was bedeutet diese Information für mich? Welche Veränderungen sollte ich und kann ich vornehmen?« In diesem Sinne kann das Informieren ein sehr nützliches Werkzeug sein. Je aktiver sich ein Patient an dieser Auseinandersetzung beteiligt, um so besser.

Zum Abschluß

In diesem Kapitel wurde beschrieben, weshalb das Informieren in der Motivierenden Gesprächsführung so wichtig ist. Der Elicit-Provide-Elicit-Rahmen wurde als eine Möglichkeit vorgestellt, ein Gespräch so zu führen, daß der Patient sich an Entscheidungen über Verhaltensänderungen aktiv beteiligen kann. In Teil III geht es um die Integration dieser MI-Fertigkeiten (die in den Kapiteln 7 bis 9 beschrieben werden), und zum Abschluß beschäftigen wir uns damit, welche Rolle die Anwendung dieser Methode im Gesamtrahmen der Dienstleistungen spielen könnte, die Sie Patienten anbieten (Kapitel 10).

TEIL III | *Zusammenfügen aller Elemente*

7 Integrieren der Fertigkeiten

Wir haben uns damit befaßt, wie man Patienten mit Hilfe von Kommunikationsfertigkeiten, die wir alle im beruflichen Alltag benutzen – Fragen, Zuhören und Informieren –, zu einer Verhaltensänderung geleiten kann. Außerdem haben wir festgestellt, daß sich der Korrekturreflex und der direktive Kommunikationsstil als unzulänglich erweisen können, wenn man Patienten dazu bringen möchte, sich mit einer Verhaltensänderung zu befassen. Ein Wechsel zum Kommunikationsstil des Geleitens hilft in solchen Fällen, die *Eigen*motivation des Patienten, sein Verhalten zu ändern, zu erforschen und ihn dazu zu bringen, Ihnen über seine Motive zu berichten. Dies alles kostet nicht viel Zeit, sondern es handelt sich nur um eine etwas andere, oft effektivere Kommunikationsmethode, die sich besonders gut eignet, wenn man auf eine Verhaltensänderung hinarbeiten will.

In der Motivierenden Gesprächsführung, einer besonderen Art, den Kommunikationsstil des Geleitens zu nutzen, entwickelt man einen Plan und *fragt* dann nach bestimmten Dingen (siehe Kapitel 4), nämlich nach den Wünschen, Fähigkeiten, Gründen und Bedürfnissen/Notwendigkeiten (DARN), eine Veränderung zu vollziehen – beispielsweise mit dem Rauchen aufzuhören. Statt Patienten zu fragen, warum sie nicht schon mit dem Rauchen aufgehört haben, interessieren Sie sich dafür, *warum* sie dies wollen könnten, *wie* sie es in Angriff nehmen würden, *weshalb* sie es tun würden und *wie wichtig* es ihnen ist.

> *In der Motivierenden Gesprächsführung fragt man die Patienten nach bestimmten Dingen, nämlich nach den Wünschen, Fähigkeiten, Gründen und Bedürfnissen/Notwendigkeiten (DARN), eine Veränderung zu vollziehen – beispielsweise warum sie nicht schon mit dem Rauchen aufgehört haben, warum sie dies wollen könnten, wie sie es in Angriff nehmen würden, weshalb sie es tun würden und wie wichtig es ihnen ist.*

Jeder Frage dieser Art folgt *Zuhören* sowie ein Spiegeln der Äußerungen des Patienten in etwas anderen Worten, und manchmal werden auch Vermutungen darüber formuliert, was sich unter der Oberfläche der Mitteilungen des Patienten verbergen könnte (siehe Kapitel 5). Beim Zuhören ist Ihre Aufmerksamkeit in erster Linie auf die »Blumen« gerichtet – die DARN-Äußerungen des Patienten. Registrieren Sie jede Äußerung dieser Art, die Sie hören, und bieten Sie sie dem Patienten später in einer

»Blumenstrauß«-Zusammenfassung an (siehe Kapitel 5). Im übrigen nutzen Sie auch bei der Motivierenden Gesprächsführung das Informieren, wenn auch wahrscheinlich nicht so stark, wie Sie es im nicht MI-orientierten Praxisalltag täten. Sollten Sie sich hauptsächlich am geleitenden Kommunikationsstil orientieren, so informieren Sie den Patienten nur, wenn er es Ihnen ausdrücklich erlaubt, und helfen Sie ihm dann auszudrücken, wie er die übermittelten Informationen versteht (siehe Kapitel 6).

Kreative Kombinationen

Niemand benutzt nur eine einzelne Kommunikationsfertigkeit. In einem Beratungsgespräch muß man sich flexibel zwischen Fragen, Zuhören und Informieren bewegen können. Versuchen Sie, sich die im folgenden demonstrierten Kombinationen der drei Core-Skills vorzustellen. Die dargestellten Kombinationen sind nicht als Empfehlungen für die Strukturierung eines Beratungsgesprächs zu verstehen, sondern die Beispiele geben Ihnen Gelegenheit, verschiedene Muster und Möglichkeiten, die einzelnen Fertigkeiten zu nutzen, kennenzulernen.

Informieren und Fragen

Helfer: Pfleger, Arzt (Chirurg), Berater

Setting: Trauma

Aufgabe: die Patientin dazu bringen, über die Rolle des Alkohols bei einem Autounfall nachzudenken

Helfer: *(am Krankenbett einer jungen Frau)* Wir haben es nun geschafft, Sie zu stabilisieren, Heather, aber Sie müssen noch ein bis zwei Tage auf dieser Intensivstation bleiben und danach wahrscheinlich noch ein paar Tage auf einer normalen Krankenstation, damit Sie ohne Probleme nach Hause zurückkehren können. [*Informieren*] Wie ist es eigentlich zu dem Unfall gekommen? [*Fragen*]

Patientin: An den Unfall selbst kann ich mich nicht erinnern. Ich bin irgendwann aufgewacht, und meine Beine lagen hoch, so wie jetzt. Wir waren auf einer Party gewesen und wollten nach Mitternacht nach Hause fahren. Ich hatte eigentlich nicht so viel getrunken, insgesamt zwei oder drei Bier über den ganzen Abend verteilt; aber ich weiß, daß Lisa viel mehr getrunken hatte. Besser wäre ich gefahren *(weint)*.

HELFER: Sie waren beide schwer verletzt, aber Ihre Verletzungen sind schlimmer als die von Lisa. Wir haben Lisa nach Hause geschickt; bei ihr wird bald wieder alles in Ordnung sein. Sie hingegen haben ein paar innere Verletzungen abbekommen, und Ihre beiden Beine sind an mehreren Stellen gebrochen; deshalb werden Sie nach Ihrer Entlassung ein paar Monate lang auf Krücken laufen müssen. [*Informieren*] Kann ich noch etwas für Sie tun? Wie sieht es mit Ihren Schmerzen aus? [*Fragen*]

PATIENTIN: Das ist schon in Ordnung – ich fühle mich ziemlich bedröhnt. Das Wichtigste, was Sie für mich tun können, ist, dafür zu sorgen, daß ich hier möglichst schnell rauskomme.

HELFER: Wir werden Sie so schnell wie möglich nach Hause entlassen. Ich erlebe ziemlich oft, daß Patienten mit jemandem im Auto gefahren sind, der eigentlich nicht mehr hätte fahren dürfen. [*Informieren*]

PATIENTIN: Ja. Lisa hätte wirklich nicht mehr fahren dürfen.

HELFER: War Ihnen das auch schon klar, als Sie mit ihr zusammen in das Auto stiegen? [*Fragen*]

PATIENTIN: Irgendwie wußte ich es. Sie hatte wesentlich mehr getrunken als ich.

HELFER: Ich mache mir Ihretwegen Sorgen. Nicht wegen der Verletzungen; die könnten noch viel schlimmer sein. Aber was meinen Sie, wie viele von denen, die wir hier behandeln, innerhalb eines Jahres erneut mit Verletzungen zu uns kommen? [*Fragen, implizite Bitte um Erlaubnis zu informieren*]

PATIENTIN: Ich habe keine Ahnung. Ich nehme an, daß es nicht besonders viele sind.

HELFER: Ungefähr einer von vieren landet innerhalb eines Jahres wieder in diesem Traumazentrum. [*Informieren*]

PATIENTIN: Ach du Schreck! Wirklich? Warum?

HELFER: Menschen, die fahren, nachdem sie Alkohol konsumiert haben, gehen meist auch andere Risiken ein; aber die größte Gefahr, in der sie sich befinden, ist, daß sie noch einmal in einen Autounfall verwickelt werden. Das gilt nicht nur für die Fahrer, die getrunken haben, sondern auch für diejenigen, die mit ihnen gefahren sind: Sie landen genauso häufig wie die Fahrer selbst hier, auch wenn sie nüchtern waren. [*Informieren*] Was denken Sie, nachdem Sie dies gehört haben? [*Fragen*]

PATIENTIN: Ich verstehe, was Sie meinen, wirklich. Ich hätte den Unfall genauso gut verursachen können. Auch ich hatte ziemlich oft getrunken und mußte nach Hause fahren.

Fragen und Zuhören

Das Gespräch mit Heather wird hier fortgesetzt, und der Traumachirurg geht nun zum abwechselnden Fragen und Zuhören über. Dabei ist das Zuhören, wie bereits in Kapitel 5 erläutert wurde, kein passiver Prozeß, sondern beinhaltet, daß der Zuhörer aktiv spiegelt, was der Sprecher gesagt hat. Beachten Sie auch, daß sich das Reflektieren nicht auf das beschränkt, was die Patientin tatsächlich gesagt hat; vielmehr können Spiegelungen, die auf gutes Zuhören folgen, auch einen Absatz ergänzen oder Vermutungen über nicht ausgesprochene Bedeutungen enthalten.

Zuhören ist kein passiver Prozeß, sondern beinhaltet, daß der Zuhörer aktiv spiegelt, was der Sprecher gesagt hat. Spiegelungen, die auf gutes Zuhören folgen, können auch einen Absatz ergänzen oder Vermutungen über nicht ausgesprochene Bedeutungen enthalten.

HELFER: Berichten Sie mir ein wenig mehr darüber. [*Fragen; offene Frage*]

PATIENTIN: Gestern Abend – das war doch gestern Abend, oder? – hatte ich nicht das Bedürfnis, viel zu trinken; deshalb habe ich nur ein paar Bier getrunken.

HELFER: Nur zwei oder drei Bier, weil Sie sich nicht so gut fühlten. [*Zuhören und Formulieren einer Vermutung*]

PATIENTIN: Mir war nicht schlecht oder so etwas. Ich war nur nicht so gut drauf.

HELFER: Warum? [*Fragen, offene Frage*]

PATIENTIN: Wegen meinem Freund. Er ist in Schwierigkeiten, weil ich seinetwegen die Polizei gerufen habe. Er hatte mich verletzt.

HELFER: Er hat Sie verprügelt. [*Zuhören*]

PATIENTIN: So ungefähr. Er hat mich geschlagen und mich herumgestoßen, und ich habe Angst bekommen.

HELFER: Ist das vorher schon einmal passiert? [*Fragen, geschlossene Frage*]

PATIENTIN: Ja, er hat mich auch vorher schon verprügelt, aber noch nie so stark.

HELFER: Es war schlimmer als vorher, und das hat Ihnen Angst eingejagt. [*Zuhören*]

PATIENT: Er trinkt auch, und er hatte an dem Abend, als er mich schlug, getrunken. Weil ich nicht wußte, was er noch anstellen würde, habe ich die Polizei gerufen.

Zuhören und Informieren

Nun wechselt der Helfer zu einer Kombination aus Zuhören und Informieren.

HELFER: Sie haben genau das Richtige getan. Ich bekomme hier immer wieder Frauen zu sehen, die nicht schnell genug so reagiert haben wie Sie. [*Informieren*] Es war Ihr Glück, daß Ihnen klar war, daß er zu weit gegangen war. [*Zuhören*]

PATIENTIN: Wir sind zwar immer noch zusammen, aber er ist ziemlich wütend auf mich.

HELFER: Das muß sehr beängstigend sein. [*Zuhören*]

PATIENTIN: Sie meinen, weil er so wütend auf mich ist?

HELFER: Ich habe nur daran gedacht, daß dieser Mann Sie auch vorher schon geschlagen hat, und jetzt ist er wütend, weil Sie die Bullen auf ihn gehetzt haben. Solche Entwicklungen eskalieren oft. Sie hören nicht einfach so wieder auf oder verschwinden mir nichts dir nichts. [*Informieren*]

PATIENTIN: Ich weiß. Ich sollte mich von ihm trennen und mir jemanden suchen, der mich besser behandelt.

HELFER: Sie haben also schon darüber nachgedacht. [*Zuhören*]

PATIENTIN: Deshalb habe ich mich ja gestern Abend in der Bar umgeschaut.

HELFER: Ich hoffe, daß Sie in Zukunft besser auf sich aufpassen, damit ich Sie hier nicht wiedersehe. Sie sind in einige ziemlich gefährliche Situationen geraten, weil Sie selbst es zugelassen haben. [*Informieren*]

PATIENTIN: Ja, das war jetzt so eine Art Weckruf.

HELFER: Jetzt so hier zu liegen hat Sie wach gemacht. Sie denken, daß es an der Zeit ist aufzuwachen. [*Zuhören*]

Das wiedergegebene Gespräch entspricht dem für die Motivierende Gesprächsführung charakteristischen Kommunikationsstil des Geleitens, den wir in diesem Buch beschreiben. Bei anderen Arten, die gleichen Kommunikationswerkzeuge zu nutzen, läge kein Geleiten vor. Schauen Sie sich das folgende Beispiel an, in dem wieder die Werkzeuge Fragen, Informieren und Zuhören genutzt werden, aber in Zusammenhang mit einem eher skeptischen und direktiven Kommunikationsstil.

Helfer: Arzt, Pfleger, Physiotherapeut

Setting: kardiale Rehabilitation oder Erstversorgung

Problem: Der Patient läuft durch seine Lebensweise Gefahr, noch mehr Probleme zu bekommen.

HELFER: Hallo, Herr Bell. Seit Ihrer Bypass-Operation sind mittlerweile drei Monate vergangen, und ich freue mich über Ihre Testergebnisse. Ihr Herz funktioniert im Moment sehr gut. [*Informieren*] Aber in Ihrer Krankenakte steht, daß Sie nach wie vor rauchen. Ist das wahr? [*Fragen*]

PATIENT: Ja, ich rauche.

HELFER: Das ist natürlich ein Problem, denn Sie wissen ja, daß das Rauchen Ihrem Herzen schadet. [*Informieren*] Haben Sie denn noch nicht damit aufgehört? Man hat Ihnen doch sicher gesagt, in welche Gefahr Sie sich dadurch bringen, oder? [*Fragen*]

Patient: Es ist schwer aufzuhören. Ich habe es wirklich versucht, aber ich schaffe es nicht.

Helfer: Ist Ihnen klar, daß Sie dadurch Gefahr laufen, noch einmal einen Herzinfarkt zu bekommen? [*Fragen*]

Patient: Ich bin fast jeden Tag spazieren gegangen, so wie Sie es mir geraten hatten.

Helfer: Fast jeden Tag. [*Zuhören*] Und trotzdem rauchen Sie weiter. Wie sieht es mit den Diätempfehlungen aus, die ich Ihnen mitgegeben habe? [*Fragen*]

Patient: Ich habe sie zu Hause liegen, und ich versuche, mich besser zu ernähren.

Helfer: Halten Sie sich daran? [*Fragen*]

Patient: An einige schon, ja.

Helfer: Halten Sie sich an die Diät? [*Fragen*]

Patient: Ich habe einige Rezepte ausprobiert, aber sie schmecken mir nicht, und es ist ziemlich zeitaufwendig, so zu kochen. Ich werde noch eine Weile brauchen, um mich daran zu gewöhnen.

Helfer: Sie bemühen sich also; das ist gut. [*Zuhören*] Ich würde Ihnen allerdings noch andere Veränderungen empfehlen, wenn Sie gesund bleiben wollen. Sie wollen doch nicht noch einmal einen Herzinfarkt bekommen, oder?

Patient: Nein.

Helfer: Dann sollten Sie versuchen, mit dem Rauchen aufzuhören, außerdem den Diätempfehlungen folgen, und schließlich so schnell wie möglich mit einem Körpertraining beginnen. [*Informieren*]

Auch dieser Helfer benutzt die Werkzeuge Fragen, Informieren und Zuhören, aber der Charakter seiner Konsultation ist vom geleitenden Kommunikationsstil der Motivierenden Gesprächsführung meilenweit entfernt. Die Atmosphäre, die er kreiert, ist fast feindselig, und man gewinnt den Eindruck, er wolle dem Patienten sagen, was dieser zu tun hat und warum. Er stellt zwar auch Fragen, übernimmt aber selbst die Verantwortung dafür, eine Veränderung zu erreichen, und zeigt kein Interesse, die Sicht des Patienten zu verstehen. Seine Fragen zielen nicht darauf, die Eigenmotivation des Patienten, sein Verhalten zu ändern, zu stärken.

Die drei Kommunikationswerkzeuge vereinigen sich, um den Patienten zu geleiten, statt ihn zu bedrängen, um ihn zu ermutigen, statt ihn zu beschämen, um mit ihm zu verhandeln, statt ihm etwas zu diktieren.

Was hier völlig fehlt, ist, daß der Helfer die Autonomie des Patienten würdigt, und er bedient sich auch nicht des in Kapitel 1 beschriebenen evozierenden und kollaborativen Kommunikationsstils. In diesem »Spirit« der Motivierenden Gesprächsführung vereinigen sich die drei Kommunikationswerkzeuge, um den Patienten zu geleiten, statt ihn zu bedrängen, ihn zu ermutigen, statt ihn zu beschämen, mit ihm zu verhandeln, statt ihm etwas zu diktieren. Der Kommunikationsstil des Geleitens ist erheblich wirksamer, als wenn man einem Patienten Vorträge darüber hält, in welcher Hinsicht er sich dringend verändern muß. Und es ist auch für den Helfer wesentlich interessanter und erfreulicher, so zu arbeiten.

Ambivalenz auflösen

Wie können Helfer und Patient durch gemeinsames Erforschen der Ambivalenz den Prozeß der Verhaltensänderung in Gang setzen? Wenn man mit einem Patienten über seine Motivation, sich zu verändern, redet und reflektiert, kommt bei ihm etwas in Bewegung. Man könnte diesen Vorgang mit einer entscheidenden Veränderung der Balance oder mit dem Umlegen eines Kippschalters vergleichen. Wenn Patienten darüber sprechen, warum eine Veränderung für sie wichtig ist, gelangen sie zu der Überzeugung, daß diese Veränderung *wirklich* wichtig ist. Indem die Patienten selbst gute Gründe für eine Veränderung anführen und erklären, wie sich ihr Erfolg einstellen könnte, lassen sie eine Veränderung selbst als möglich erscheinen. Ein Funke ist da, und sie entscheiden still und tief innen, daß eine Verhaltensänderung der Mühe wert sein könnte. So können sie sich buchstäblich selbst einreden, daß sie die Verhaltensänderung umsetzen werden.

Wenn Patienten darüber sprechen, warum eine Veränderung für sie wichtig ist, gelangen sie zu der Überzeugung, daß diese Veränderung wirklich wichtig ist. Indem die Patienten selbst gute Gründe für eine Veränderung anführen und erklären, wie sich ihr Erfolg einstellen könnte, lassen sie eine Veränderung selbst als möglich erscheinen.

Normalerweise geschieht dies nicht mit Begleitung von Pauken und Trompeten. Manchmal fällt den Betreffenden nicht einmal auf, daß etwas geschehen ist. Wir haben Patienten zu geleiten versucht, die sich nicht von der Stelle zu bewegen schienen, und trotzdem berichten sie in ihrer nächsten Sitzung, sie hätten eine bestimmte Veränderung vollzogen. Ein Helfer berichtete uns folgendes:

> »Einer meiner Patienten hatte jahrelang nicht gearbeitet und war depressiv. Ich hatte schon fast alles bei ihm ausprobiert: Medikamente, Ratschläge und die Aufforderungen, seinen Körper zu trainieren, sich um eine Arbeit zu bemühen und Geselligkeit zu suchen. Nichts von alldem half ihm. Er war und blieb stur, wo er war, und veränderte sich nicht. Irgendwann wußte ich nicht mehr weiter

und war ziemlich mutlos. Mir war sehr bewußt, wie niedergeschlagen ich mich fühlte, während ich ihn anschaute und erkannte, daß er noch mehr Grund hatte, sich so zu fühlen. Weil mir nichts anderes einfiel, bot ich ihm eine einfache Reflexion an: ›Sie müssen von alldem ziemlich die Nase voll haben.‹ Er antwortete nichts weiter als ›Ja‹, schaute dabei so verdrießlich wie immer drein und verließ kurz darauf meinen Behandlungsraum.

Einige Monate später kam er wegen eines kleineren gesundheitlichen Problems wieder zu mir, und ich fragte ihn, wie es ihm ganz allgemein gehe. Strahlend antwortete er: ›Wunderbar! Ich habe einen Job als Busfahrer gefunden, und ich fühle mich ausgezeichnet!‹ Jeder hätte mich in diesem Moment mit einer Feder umwerfen können.

›Was ist denn passiert?‹, fragte ich ihn.

›Sie haben bei unserem letzten Treffen etwas gesagt, das ausschlaggebend war.‹ Ich konnte mich an nichts, was ich damals gesagt hatte, erinnern, das nach meiner Einschätzung eine solche Wirkung hätte haben können. ›Als ich Ihre Praxis verließ, wurde mir klar, daß Sie Recht hatten: Ich war mein Leben, so wie es war, leid und mußte etwas daran ändern. Kurz darauf sah ich in einer Zeitung eine Anzeige der Stadt, die Leute für eine Busfahrerausbildung suchte; ich rief die Zuständigen an, und jetzt arbeite ich als Fahrer für eine bestimmte Buslinie und fühle mich großartig.‹«

Hören, ob Anzeichen für eine Selbstverpflichtung auftauchen

Solche Überraschungen kommen vor; aber denken Sie daran, daß es auch Signale gibt, die Sie während Ihrer Gespräche mit Patienten erkennen können. Es gibt sogar einen relativ zuverlässigen Anhaltspunkt dafür, daß sich eine Veränderung anbahnt: *Äußerungen, die anzeigen, daß ein Patient eine Selbstverpflichtung entwickelt*, so wie es in Kapitel 5 beschrieben wurde. Diese können sich spontan zeigen, während Sie Motivierende Gesprächsführung praktizieren (»Ich glaube, ich werde dies einmal ausprobieren«), und man kann auch einschätzen, ob der betreffende Patient bereit ist, seinen Weg fortzusetzen. Nachdem Sie die vom Patienten selbst genannten Motive für eine Veränderung zusammengefaßt haben (dies ist der DARN-Blumenstrauß), können Sie eine einfache Frage stellen, die im Grunde nichts weiter beinhaltet als: »Was denken Sie in diesem Augenblick? Was werden Sie tun?«

Es geht hier darum, welche Formulierung genau Sie bevorzugen. Wenn Sie den Grad der Selbstverpflichtung einschätzen wollen, sollten Sie Formulierungen wie die folgenden bevorzugen:

»Was *werden* Sie tun?«
»Was *haben* Sie *vor* zu tun?«
»Was sind Sie *willens* zu tun?«
»Was sind Sie *bereit* zu tun?«

Das ist etwas völlig anderes, als Fragen zu stellen, die lediglich DARN-Äußerungen hervorrufen:

»Was wollen Sie tun?« [*Wunsch*]
»Was könnten Sie tun?« [*Fähigkeit*]
»Was müssen Sie tun?« [*Notwendigkeit/Bedürfnis*]

Schauen Sie sich einmal genau das folgende Beispiel an, das uns ein Kollege schilderte:

»Ich habe einmal einen Mann behandelt, dessen Frau gedroht hatte, ihn zu verlassen und die Kinder mitzunehmen, weil er ständig trank. Er war ein hingebungsvoller Familienvater, hatte ein florierendes Unternehmen, und die üblen Auswirkungen der Trunksucht waren ihm bisher weitgehend erspart geblieben. Beim Leberfunktionstest fielen die Ergebnisse relativ normal aus; nur der Gamma-GT-Wert, der bei starken Trinkern oft zuerst ansteigt, war erhöht. Trotzdem trank er weiter täglich eine erstaunliche Menge, und dadurch geriet er zu Hause in einen schweren Konflikt. Ich versuchte, ihn im Sinne der Motivierenden Gesprächsführung zu behandeln, und ich hörte bei ihm auch mehrere Change-talk-Themen anklingen. Aber seine größte Sorge war, er könnte seine Frau und seine Kinder verlieren. Während er darüber sprach, erklärte er selbst: ›Ich glaube, ich muß einfach mit dem Trinken aufhören.‹ Ich hörte ihm noch einige Minuten lang zu und bot ihm dann folgende Zusammenfassung an:

›Sie sehen sich selbst wahrscheinlich nicht als Alkoholiker oder Problemtrinker. Die größten Probleme hatten Sie zu Hause, wo Sie sich immer wieder mit Ihrer Frau gestritten haben, und zwar hauptsächlich, wenn auch nicht ausschließlich, wegen Ihrer Trinkgewohnheiten. Es muß ein ziemlicher Schock für Sie gewesen sein, als Ihre Frau sagte, sie denke daran, Sie zu verlassen und Ihre gemeinsamen Kinder mitzunehmen. Sie antworteten darauf, die Kinder zu verlieren sei das Schlimmste, was Ihnen passieren könne. Außerdem waren Sie ziemlich erstaunt darüber, wie viel Sie tatsächlich trinken, als wir alles zusammenzählten. Weiterhin haben wir herausgefunden, daß Sie fast jeden Morgen mit einem Restalkohol Auto gefahren sind, der über der gesetzlichen Höchstgrenze liegt – wenn man sich klar macht, wie lange Alkohol braucht, bis er nach einem abendlichen Zechgelage abgebaut ist. Vor allem aber wollen Sie Ihre Familie zusammenhalten, und das war für Sie der Hauptgrund, hierher zu kommen. Es klingt, als seien Sie nun davon überzeugt, daß Sie mit dem Trinken aufhören müssen, mindestens ein halbes Jahr lang, und dann sehen müssen, wie Sie damit zurechtkommen. Stimmt es, daß Sie das tun wollen?‹

›Nein‹, antwortete er.

Wie bitte? Nein? Nein? Verflucht! Meine Gedanken jagten. Soeben war mir meine beste Zusammenfassung aller Zeiten gelungen, ich hatte die Change-talk-Äußerungen des Klienten selbst benutzt, und ich war auf das zu sprechen gekommen, was er nach dem, was er selbst gesagt hatte, tun wollte. Warum sagte er nun nein?

›Nein‹, sagte er noch einmal. ›Das ist nicht das, was ich tun *will*, sondern das, was ich tun *werde*.‹

Und das tat er dann auch.«

Sie versuchen, eine Reaktion des Patienten zu erkennen, in der eine gewisse Selbstverpflichtung zum Ausdruck kommt, ein Signal dafür, wie es um seine Veränderungsbereitschaft steht. Im Grunde geht es Ihnen darum festzustellen, inwieweit der Patient bereit und in der Lage ist, sein Gesundheitsverhalten zu verändern. Allerdings sollten Sie einen Patienten nicht zu sehr zu einer Veränderung drängen. Es reicht, wenn Sie ihm aufzeigen, wie er diesen Punkt erreichen kann. Ist er noch nicht bereit, ruft Drängen nur Widerstand hervor. Falls Sie ein wenig mehr Zeit haben, können Sie statt dessen fortfahren, DARN-Themen zu erforschen, und im übrigen weiter die Tür offen lassen. Sehen Sie den Patienten dann in der folgenden Sitzung wieder, können Sie das Gespräch jederzeit fortsetzen.

Im Grunde geht es Ihnen darum festzustellen, inwieweit der Patient bereit und in der Lage ist, sein Gesundheitsverhalten zu verändern. Allerdings sollten Sie einen Patienten nicht zu sehr zu einer Veränderung drängen. Es reicht, wenn Sie ihm aufzeigen, wie er diesen Punkt erreichen kann.

Daß Sie mit dem Kommunikationsstil des Geleitens gut fahren, erkennen Sie, wenn Ihre Patienten weiter mit Ihnen reden, indem sie ihre eigenen Wünsche, Fähigkeiten, Gründe und Bedürfnisse bzw. Notwendigkeiten bezüglich einer Verhaltensänderung ausdrücken. Gut genutzt, bringt der Kommunikationsstil des Geleitens die Patienten dazu, darüber nachzudenken, was sie um ihrer Gesundheit willen ändern könnten, und sich zur Durchführung solcher Maßnahmen zu verpflichten.

Kliniker und Helfer können diese Entscheidung nicht *für* ihre Patienten treffen; andernfalls würden viele von uns diese Möglichkeit wahrscheinlich nutzen. Man kann jedoch einige Zeit damit verbringen, auf der Wiese der Ambivalenz Blumen zu pflücken, dem Patienten den Blumenstrauß zu präsentieren und ihm so zu helfen, den Weg zu einem gesünderen Leben selbst zu finden.

Wahrscheinlich haben Sie während unserer Auseinandersetzung mit dem Kommunikationsstil des Geleitens an einige Ihrer Patienten gedacht, die »nur gesagt bekommen möchten, was sie tun sollen.« Natürlich gibt es solche Patienten. Sie sind verängstigt und bereit, willens und in der Lage, alles Notwendige zu tun, um ihre Situation zu verbessern. Sie wollen keine Ratschläge, sondern klare Anweisungen, was sie tun können, um ihre Gesundheit wiederherzustellen oder zu verbessern. Es kann kontraproduktiv sein, mit einem Patienten, der sich ohnehin zu einer Veränderung entschlossen hat, darüber zu diskutieren, *warum* er dies tun sollte. Sagt jemand: »Ich muß mit dem Rauchen aufhören. Wie kann ich das schaffen?«, ist die angemessene Antwort darauf, ihm Ratschläge zu geben, die sich auf das angestrebte Ziel beziehen. Das genau will solch ein Patient. Aber viele Patienten haben diesen Punkt der Bereitschaft zu engagiertem Handeln noch nicht erreicht. Auf jeden Patienten, der sagt: »Ich habe vor, mit dem Rauchen aufzuhören«, kommen mindestens fünf Raucher, die dieses Maß an Entschlossenheit noch nicht entwickelt haben. Im Grunde wissen Patienten irgendwo, was sie in ihrem Leben um ihrer Gesundheit willen verändern müssen, aber ...

Zum Abschluß

Die Motivierende Gesprächsführung wurde entwickelt, um den vielen Patienten zu helfen, die durch ihre Ambivalenz daran gehindert werden, ihre Veränderungsmotivation in sich selbst zu finden. Im nächsten Kapitel stellen wir Ihnen einige Beispielfälle vor. Anschließend (in Kapitel 9) beschäftigen wir uns damit, wie Sie Ihre MI-Fertigkeiten verbessern können, und im letzten Kapitel des Buches geht es um die Verbesserungen von Hilfssituationen außerhalb der Einzelberatung (Kapitel 10).

8 Fallbeispiele für den Kommunikationsstil des Geleitens

In diesem Kapitel stellen wir einige ausführliche Fallstudien aus unserer klinischen Praxis vor. Wir wollen anhand dieser Beispiele veranschaulichen, wie sich der Kommunikationsstil des Geleitens im Praxisalltag auswirken kann. Wenn Sie Fallbeispiele mögen, sollten Sie dieses Kapitel unbedingt lesen; wenn nicht, können Sie auch gleich zu Kapitel 9 springen.

Fall 1: »Ich habe Magenschmerzen«

Setting: eine Station in einem Allgemeinkrankenhaus

Helfer: Arzt, Berater, Pfleger, Sozialarbeiter, Psychologe, Suchtspezialist

Dauer der Konsultation: vier Minuten

Problem: Eine 52-jährige verheiratete Frau wird wegen Magenschmerzen und blutigem Erbrechen in ein Krankenhaus eingeliefert. Der Aufnahmearzt stellt einen erhöhten Gamma-GT-Wert (dabei handelt es sich um ein Leberenzym, das durch exzessiven Alkoholkonsum oft verstärkt wird) im Serum fest und vermutet, daß der Alkohol bei der Entstehung des Problems eine Rolle gespielt hat. Arzt und Patientin kennen einander von einer früheren Begegnung. Wenn die Frau darauf angesprochen würde, ob sie einmal ein Alkoholproblem gehabt hat, könnte sie sich angegriffen und in die Defensive gedrängt fühlen. Eine Wiedereinlieferung zu verhindern und die Gesundheit zu fördern sind wichtige Ziele, aber wie kann man ein Thema wie dieses trotz der genannten Schwierigkeiten zur Sprache bringen? Der Arzt hat gerade über ihren Zustand berichtet und fährt nun fort …

ARZT: Sie haben einen ziemlichen Schock erlebt. Ich hoffe, daß Sie wenigstens hier ein wenig zur Ruhe kommen werden.	*Eröffnung mit einer empathischen Äußerung*
PATIENTIN: Ja, danke, ich fühle mich schon ein bißchen besser. Zu Hause komme ich nicht oft zur Ruhe. Meist rase ich mit dem Auto herum, als wäre ich in irgendeinem Einsatz. Ich muß mich andauernd um etwas kümmern – die Kinder, den Job, das Essen, nennen Sie, was Sie wollen.	
ARZT: Sie müssen ziemlich viel erledigen, und Sie schaffen auch viel.	*Zuhören*
PATIENTIN: Komisch, daß Sie das sagen. Aber es ist schon so. Alle nennen mich Super-Mutti, und an meinem Arbeitsplatz bin ständig ich diejenige, die alles in Ordnung bringen muß, wenn es mal drunter und drüber geht – ich meine Streß und Streit darüber, wer was tun soll und wie wir eine Deadline einhalten können.	
ARZT: Ich würde gern etwas mehr darüber hören, wie Sie leben. Ich bin mir nicht sicher, aber ich frage mich, ob da vielleicht eine Verbindung zu dem besteht, was mit Ihrem Magen los ist. Wären Sie einverstanden, wenn wir ein paar Minuten darüber reden?	*Kurze Entwicklung eines Plans; Thematisieren der allgemeinen Lebensweise; um Erlaubnis bitten*
PATIENTIN: Kein Problem. Superwoman ist in Schwierigkeiten. Was denken *Sie* denn darüber?	*Erstes Anzeichen für Change-talk*
ARZT: Ich weiß nicht so recht. Ist es die Ernährung, der Alkohol, zuviel um die Ohren? Ich weiß es wirklich nicht. Sie selbst können das sicher am besten beurteilen. Aber nach dem, was Sie erzählt haben, muß Ihr Leben ziemlich hektisch sein.	*Nur sehr vorsichtiges Informieren. Fördert die Autonomie und geleitet die Patientin zurück zu ihrem Bericht über ihr Leben.*
PATIENTIN: Hektisch ist nicht das richtige Wort.	
ARZT: Vermutlich gefällt Ihnen ein Leben, in dem so viel los ist.	*Zuhören; eine Vermutung*
PATIENTIN: Mir gefällt es, wenn ich Dinge erledigt habe. Für mich ist es wie ein Rausch, wenn ich von einer Sache zur nächsten rase.	
ARZT: Schalten Sie denn hin und wieder auch mal einen Gang runter?	*Fragen: eine geleitende Frage, in der die Metapher des Autofahrens benutzt wird*

Gespräch	Kommentar
PATIENTIN: Das ist schwer für mich. Das Leben ist nun einmal kein Witz, und es gibt immer reichlich zu tun. Ich entspanne mich so gut wie nie.	*Sie wirkt nun viel emotionaler.*
ARZT: Wie sorgen Sie denn für sich selbst?	*Fragen: eine geleitende Frage; Versuch zu verstehen, welche Rolle der Alkohol spielt.*
PATIENTIN: Abends, wenn die Kinder im Bett sind, schaue ich mir manchmal einen Film an und mache mir dazu eine Flasche Wein auf. Das ist die Zeit, die ich für mich habe, wirklich die einzige.	*Sie kommt in einem normalen Alltagskontext auf das Thema Alkoholkonsum zu sprechen.*
ARZT: Das hilft Ihnen, ein wenig zu sich zu kommen und sich abends zu entspannen.	*Zuhören*
PATIENTIN: Manchmal gehe ich auch an Wochenenden mit Freunden aus, und wir trinken ein paar Gläser.	
ARZT: Durch den Alkohol schaffen Sie es, sich ein bißchen zu entspannen. Erzählen Sie mir, was Sie über die Wirkung des Alkohols auf den Magen wissen.	*Zuhören. Informationsaustausch: der Arzt regt die Patientin an, sich zu äußern, indem er fragt, was sie schon weiß.*
PATIENTIN: Alkohol kann hungrig machen wie ein Appetitanreger. Meinen Sie, daß meine Probleme damit zusammenhängen? Wollen Sie darauf hinaus?	*Leicht defensive Reaktion*
ARZT: Es könnte zumindest eine der Ursachen sein. Am Ergebnis Ihrer Blutuntersuchung ist mir aufgefallen, daß ein Wert ziemlich hoch war, ein Leberwert, der oft durch Alkohol erhöht wird.	*Informationsaustausch: Hinzufügen*
PATIENTIN: Das ist ja reizend! Jetzt wollen Sie mir das einzige, was ich für mich selbst tue, auch noch wegnehmen!	*Defensive Reaktion*
ARZT: Ich will keine voreiligen Schlüsse ziehen, und abgesehen davon ist es Ihre Sache zu entscheiden, was Sie tun. Das kann ich nicht für Sie.	*Vermeidet es, verfrüht zu fokussieren, und weist nachdrücklich auf Wahlfreiheit und Autonomie der Patientin hin.*
PATIENTIN: Ich will nur ein normales Leben führen können. Ich will keine Magenschmerzen mehr haben, und ich will hier raus.	

Arzt: Sie hatten in letzter Zeit ziemlich viel Streß. Und ich wünsche Ihnen auch nichts anderes, als was Sie gerade gesagt haben – ein Leben, das so ist, wie Sie es möchten, das Sie nicht fertig macht und Sie vor allem nicht bei der nächsten Gelegenheit wieder in dieses Krankenhaus führt.	*Zuhören und Ermutigung*
Patientin: Was war mit dem Bluttest, den Sie erwähnt haben? Das macht mir ein bißchen Sorgen.	*Frage gibt die Erlaubnis zu informieren.*
Arzt: Dieser Wert steigt oft, wenn jemand mehr Alkohol trinkt, als sein Körper verkraften kann. Weil Sie ziemlich schlank sind, kann bei Ihnen schon wenig Alkohol eine starke Wirkung hervorrufen. Außerdem baut die Leber bei Frauen den Alkohol nicht so schnell ab wie bei Männern.	*Informationsaustausch: Hinzufügen*
Patientin: Wollen Sie damit sagen, daß ich weniger trinken sollte?	
Arzt: Das ist letztlich Ihre Sache, aber mir scheint, daß Ihr Körper Ihnen das signalisiert. Außerdem kann ein stressiges Leben für den Magen eine große Belastung sein, und wenn dann auch noch Alkohol dazukommt, können richtige Probleme entstehen.	*Betonen von Wahlfreiheit und Autonomie. Informieren*
Patientin: Wie funktioniert das?	*Frage gibt Erlaubnis zu informieren*
Arzt: Alkohol reizt die Speiseröhre und die Magenschleimhaut. Haben Sie schon einmal das Brennen gespürt, nachdem Sie Schnaps getrunken hatten?	
Patientin: Klar.	
Arzt: Das Brennen ist die Wirkung des Alkohols. Außerdem regt Alkohol die Produktion von Magensäure an, die wieder den Appetit anregt, und das kann die Probleme noch verstärken, wenn der Magen durch Streß sowieso belastet ist; im schlimmsten Fall entstehen Magengeschwüre. Was denken Sie über das, was Sie bisher gehört haben?	*Informieren. Informationsaustausch: Anregen der Patientin, ihre persönliche Sicht zu äußern.*
Patientin: Ich will kein Magengeschwür. Meinen Sie, daß ich eines habe?	*Change-talk – Grund, etwas zu tun*

ARZT: Es könnte eines sein. Man kann das durch Tests herausfinden. Wenn es eines wäre, was meinen Sie, würden Sie dann tun?	*Offene Frage*
PATIENTIN: Ich nehme an, dann würden Sie mir ein Medikament verschreiben. Und wahrscheinlich müßte ich auch weniger trinken, selbst wenn ich kein Magengeschwür hätte.	*Change-talk (Bedürfnis/Notwendigkeit)*
ARZT: Wie schwer wäre das wohl für Sie?	*Geleitende Frage – Ausschau halten nach Change-talk (Fähigkeit)*
PATIENTIN: Eigentlich nicht so schwer. Ich muß dann nur eine andere Möglichkeit, mich zu entspannen, finden.	*Change-talk – Fähigkeit*
ARZT: Sie meinen also, Sie könnten Ihren Alkoholkonsum einschränken, wenn Sie sich dies vornähmen? Könnten Sie ihn auch völlig aufgeben?	*Reflektierendes Zuhören, geleitende Frage*
PATIENTIN: Da bin ich mir nicht so sicher.	
ARZT: Weshalb würden Sie weniger trinken oder ganz damit aufhören wollen?	*Geleitende Frage*
PATIENTIN: Wegen meiner Gesundheit! Es klingt ja so, als ob ich zulassen würde, daß sich ein Loch in meinen Magen frißt, und was meine Leber angeht, funktioniert sie ja wohl auch nicht mehr normal. Ich denke, es wird Zeit, etwas zu ändern.	*Change-talk*
ARZT: Ich denke auch, daß es an der Zeit ist. Was werden Sie tun?	*Frage nach einer Selbstverpflichtung*
PATIENTIN: Ich darf einfach keinen Alkohol mehr im Haus haben, damit ich nicht in Versuchung komme. Ich glaube, das werde ich tun.	*Change-talk, erstes Anzeichen für eine Selbstverpflichtung*

Fall 2: Sicheren Sex fördern

Das nächste Szenario ist wohl auf der ganzen Welt vorstellbar. In Gegenden, wo HIV/Aids-Infektionen um sich greifen, müssen Ärzte nicht nur im Interesse ihrer Patienten, sondern auch von deren Sexualpartnern etwas für die Erhaltung der Gesundheit tun.

Setting: Eine Allgemeinpraxis in einem Gebiet, in dem viele HIV/Aids-Fälle vorkommen

Helfer: Arzt, Pfleger

Dauer der Konsultation: fünf Minuten

Problem: Ein Mann kommt wegen einer sexuell übertragenen bakteriellen Infektion zum Arzt, wird untersucht und erhält ein Antibiotikum. Der Arzt fragt sich, ob der Patient HIV-positiv sein könnte, ob er promiskuitiv ist und ob er über die Nützlichkeit von Kondomen Bescheid weiß. Der Mann ist in den Vierzigern, lebt allein, ist meist arbeitslos und wohnt bei Verwandten am Rande einer großen Stadt. Der Arzt bedient sich hauptsächlich des Informierens, um seine Besorgnis wegen ungeschütztem Sex zur Sprache zu bringen.

ARZT: Okay, ich nehme an, die Infektion wird verschwinden, wenn Sie dieses Medikament die nächsten zehn Tage regelmäßig einnehmen. Werden Sie das tun?	*Frage nach einer Selbstverpflichtung*
PATIENT: Klar.	
ARZT: Gut! Es ist wirklich wichtig, die Behandlung lange genug fortzusetzen. Würden Sie mir wohl noch ein wenig Zeit geben, damit ich ein paar Dinge mit Ihnen abklären kann? Mich interessiert nicht nur, Ihnen bei der Lösung der medizinischen Probleme zu helfen, sondern es geht mir auch darum, etwas für die Erhaltung Ihrer Gesundheit zu tun. Sind Sie damit einverstanden?	*Um Erlaubnis bitten*
PATIENT: Sicher. Worüber wollen Sie reden?	
ARZT: Es gehört zu meinen Aufgaben, mit Ihnen darüber zu sprechen, daß Sie alle möglichen Infektionen vermeiden sollten. Dazu zählt auch HIV/Aids. Was wissen Sie schon über HIV?	*Einen Plan vorstellen, ein schwieriges Thema zur Sprache bringen; Fragen (Informationsaustausch: Hervorrufen)*

PATIENT: Wenn man daran erkrankt, stirbt man. Aber ich bin ziemlich vorsichtig. Ich habe nur dieses eine Mal kein Kondom benutzt. So etwas kann schon mal passieren.

ARZT: Gut! Dann benutzen Sie also meist Kondome. Es passiert nur hin und wieder, daß Sie es nicht tun, und so haben Sie sich diese Infektion eingefangen. — *Bestärken, reflektierendes Zuhören*

PATIENT: Das war einfach Pech. Ich habe dieses Mädchen kennengelernt, und sie sah nicht so aus, als ob sie krank wäre. Wer weiß, wo sie es sich geholt hat.

ARZT: Das frage ich mich auch. Vielleicht wußte sie es gar nicht. — *Zuhören*

PATIENT: Ich habe einfach Pech gehabt und es mir von ihr eingefangen. So was kommt vor.

ARZT: Sie haben nun schon mehrmals gesagt, daß es sich dabei um einen unglücklichen Zufall handelt. Allerdings kursieren solche Infektionen ständig. — *Zuhören*

PATIENT: Mag sein, aber ich habe bisher noch nie so ein Problem gehabt. Ich habe eine feste Freundin, und dieser Vorfall war nur eine einmalige Sache mit dieser anderen Frau.

ARZT: Ich hoffe, Sie nehmen es mir nicht übel, wenn ich Sie danach frage. Ich möchte nicht, daß Sie sich unwohl fühlen, weil ich Ihnen sehr private Fragen stelle, aber mir geht es nun einmal um Ihre Gesundheit. — *Um Erlaubnis bitten und die Autonomie respektieren*

PATIENT: Ach, das ist schon okay.

ARZT: Sie hatten also ungeschützten Sex mit dieser einen Frau, und ansonsten haben Sie eine feste Freundin. Was für eine Art von Schutz benutzen Sie, wenn Sie mit Ihrer Freundin zusammen sind? — *Zuhören, Fragen*

PATIENT: Wir benutzen immer Kondome – oder zumindest meistens.

ARZT: Manchmal versäumen Sie es, aber meist benutzen Sie sie. Okay. Nun sagen Sie mir, was Sie über die Verbreitung von Infektionen wie HIV wissen. — *Zuhören, Fragen (Informationsaustausch: Hervorrufen)*

PATIENT: Mein Gott! Sie machen wohl Witze! Meinen Sie wirklich, daß ich Aids habe?

ARZT: Ich habe absolut keine Ahnung, ob Sie sich irgendwann eine HIV-Infektion eingefangen haben. Wenn Sie wollen, können wir das heute hier testen. Mir geht es zuerst einmal darum, was Sie darüber wissen, wie Menschen sich eine HIV-Infektion bzw. Aids zuziehen.	*Vermeiden einer verfrühten Fokussierung* *Anerkennung der Entscheidungsfreiheit des Patienten* *Erneutes Hervorlocken*
PATIENT: Man wird ziemlich unglücklich und krank; ich kenne solche Fälle. Aber ich führe nicht so ein Leben – ständig mit kranken Frauen herumvögeln usw.	
ARZT: Ich weiß nicht, ob Sie sich das vorstellen können oder ob Sie es für wichtig halten, aber ich kann Ihnen sagen, daß sich Infektionen wie HIV völlig unbemerkt bei allen möglichen Menschen ausbreiten, die dann noch viele Jahre gesund wirken, bevor sie erkranken. Die Infektion kann weitergegeben werden, ohne daß die Infizierten das Geringste davon merken. Was denken Sie, wenn Sie dies hören?	*Um Erlaubnis bitten* *Informationsaustausch: Hinzufügen* *Informationsaustausch: Hervorrufen*
PATIENT: Ich habe doch nur diese eine Nacht mit einer anderen Frau verbracht!	
ARZT: Und Sie machen sich deswegen nicht die geringsten Sorgen.	*Zuhören, Fortsetzen des Gedankens (ohne jeden Sarkasmus)*
PATIENT: Na ja, vielleicht muß ich doch vorsichtiger sein.	*Erstes Auftauchen von Change-talk*
ARZT: Wie wollen Sie das erreichen?	*Fragen*
PATIENT: Ich sollte nicht so oft andere Sexualpartner haben, und wenn es passiert, sollte ich zur Sicherheit immer Kondome benutzen.	*Change-talk*
ARZT: Ganz bestimmt verringern Sie die Gefahr, indem Sie nur einen Partner haben. Genauso zuverlässig wirken Kondome, jedenfalls wenn Sie sie wirklich immer benutzen. Wie wichtig ist das für Sie?	*Informieren* *Fragen, um Change-talk hervorzurufen*
PATIENT: Ich weiß es nicht.	
ARZT: Dann bitte ich Sie, sich einmal zu fragen, als wie wichtig Sie es anhand einer von 1 bis 10 reichenden Skala einschätzen würden, ob Sie ständig Kondome benutzen sollten – auch wenn Sie eine feste Freundin haben –, wenn der Wert 1 für »überhaupt nicht wichtig« und der Wert 10 für »extrem wichtig« steht?	*Nutzung eines Meßinstruments für die Einschätzung der Wichtigkeit*

PATIENT: Wahrscheinlich 8 oder 9.	*Change-talk*
ARZT: Okay, Sie zweifeln ein bißchen, aber wegen Ihrer Gesundheit ist es Ihnen sehr wichtig, denn Sie wollen sich schützen. Außerdem schützen Sie dadurch auch andere Menschen.	*Reflektierendes Zuhören*
PATIENT: Ich hoffe nur, daß ich diese Infektion nicht auf meine Freundin übertragen habe. Sie würde wohl ziemlich wütend werden.	
ARZT: Ja, Infektionen können schnell und unbemerkt auf Menschen übertragen werden, die völlig gesund wirken und sich auch so fühlen. Dann haben Sie also nach dem Abend mit der anderen Frau ungeschützten Sex mit Ihrer Freundin gehabt.	*Informieren, Zuhören*
PATIENT: Ja, also, wir haben ein Kondom benutzt, aber die funktionieren ja auch nicht immer, oder?	
ARZT: Hundertprozentig sicher sind sie nicht, aber sie schützen schon ziemlich gut. Sollte bei ihr ein Symptom auftauchen, kann ich sie natürlich auch behandeln.	*Informieren*
PATIENT: Ich hoffe nur, daß diese andere Frau keine HIV-Infektion hatte.	
ARZT: Das hoffe ich auch. Wie Sie gesehen haben, reicht ein einziger Kontakt aus, um sich zu infizieren. Es dauert einige Zeit, bis man die Ergebnisse bekommt, aber der HIV-Test ist ziemlich einfach. Sollen wir ihn durchführen?	*Informieren* *Fragen*
PATIENT: O je, ich weiß nicht. Eigentlich halte ich es nicht für besonders wahrscheinlich.	
ARZT: Vielleicht haben Sie Recht. Aber man kann dabei wirklich nicht nach dem Aussehen gehen, und Menschen können noch lange gesund wirken, bevor Symptome auftreten. Heute gibt es viel bessere Behandlungen als noch vor ein paar Jahren, und wenn man schon früh weiß, daß man HIV-positiv ist, kann man sich auch besser auf die notwendige Behandlung einstellen.	*Widersteht der Versuchung, sich auf einen Streit einzulassen.* *Informieren*
PATIENT: Ich sollte mir wohl Gewißheit verschaffen.	*Change-talk*

Arzt: Gut. Dann werde ich Ihnen jetzt Blut abnehmen, und wir vereinbaren einen Termin für ein Gespräch über das Ergebnis. Wir können dann besprechen, was es bedeutet. Um es noch einmal zusammenzufassen: Sie haben zwar meistens, aber nicht immer Kondome benutzt. Sie haben sich die Infektion zugezogen, als Sie einmal kein Kondom benutzt hatten. Es ist zwar unangenehm darüber nachzudenken, aber Sie wollen sich nun auf eine HIV-Infektion hin untersuchen lassen, um zu wissen, woran Sie sind. Und wie sieht es mit dem Benutzen von Kondomen aus?	*Frage, um den Patienten zu einer Selbstverpflichtung zu bewegen*
Patient: Ich denke, ich werde sie generell immer benutzen müssen.	*Change-talk*
Arzt: Wie zuversichtlich sind Sie, daß Sie das schaffen werden?	*Frage, um den Patienten zu einer Selbstverpflichtung zu bewegen*
Patient: Ich muß sie wohl ständig benutzen.	*Change-talk*
Arzt: Wie sicher sind Sie, daß Ihnen das gelingen wird?	*Frage, die den Patienten zu einer Selbstverpflichtung bewegen soll*
Patient: Nun ja, ich werde es eben versuchen. Manchmal ist es schwierig.	*Mäßig starke Selbstverpflichung. (»Ich werde es versuchen.«) Weist auf Zweifel an der eigenen Fähigkeit hin.*
Arzt: Gut, daß Sie das vorhaben! Ich freue mich. Und wenn Sie wollen, können wir beim nächsten Termin darüber sprechen, in welchen Situationen es Ihnen schwerer fällt, sich durch ein Kondom zu schützen.	*Bestärken. Die Ausgangssituation für ein Gespräch schaffen, das auf die Verbesserung der Fähigkeit unter schwierigeren Bedingungen eingeht.*

Fall 3: Eine Herzenssache

Setting: Ein ambulantes Reha-Zentrum für Herz-Kreislauf-Patienten. Das gleiche Gespräch könnte auch in einer Erstversorgungspraxis oder in einem Krankenhaus stattfinden.

Helfer: Pfleger, Arzt, Beschäftigungstherapeut, Physiotherapeut, Berater, Psychologe

Dauer der Konsultation: 20 Minuten

Problem: Der Patient hatte vor zwölf Wochen einen Herzinfarkt und ist nun zu einer Kontrolluntersuchung gekommen. Der Behandler könnte ihn zur Veränderung verschiedener miteinander verbundener Gewohnheiten anregen, beispielsweise zur Rauchentwöhnung, zum Körpertraining, zu einer besseren Ernährung oder zur Verringerung des Alkoholkonsums. Der Patient ist eine Frohnatur, er arbeitet als Büroangestellter, genießt das Leben (inklusive Zigaretten, Alkohol und gutem Essen) und lebt in einer turbulenten Familiensituation mit zwei Kindern in der Adoleszenz.

BERATERIN: Können wir nun ein wenig über Ihre Lebenssituation sprechen? Denn die verschiedensten Faktoren können die Gesundheit Ihres Herzens beeinflussen. Es geht nicht nur um Medikamente. Wäre das für Sie in Ordnung?	*Um Erlaubnis bitten* *Beginnt, eine Richtung vorzugeben*
PATIENT: Ja. Wahrscheinlich bekomme ich jetzt einen Vortrag darüber gehalten, was für ein Tunichtgut ich bin und daß ich alles lassen muß, was mir Freude macht. *(Lacht)*	
BERATERIN: Das habe ich nicht vor, ich verspreche es Ihnen. Es ist ganz und gar Ihre Sache, wie Sie mit Ihrer Gesundheit umgehen. Allerdings klingt es so, als hätten Sie gehofft, mit Pillen sei es getan.	*Sie erliegt nicht der Versuchung, einer Veränderung des Lebensstils das Wort zu reden, hebt die Wichtigkeit der Autonomie hervor und bietet eine auf Zuhören basierende Äußerung an.*
PATIENT: Nun, Sie haben gesagt, daß meine Genesung auf einem guten Weg ist und daß die Medikamente wohl richtig gewählt sind.	
BERATERIN: Ich bin tatsächlich sehr zufrieden damit, wie Sie sich von der Bypass-Operation erholt haben. Nun kommt es darauf an, was Sie tun, um die Wahrscheinlichkeit eines erneuten Herzinfarkts zu verringern und dafür zu sorgen, daß Sie ein gutes Leben führen können. Ich könnte Sie über ein paar Dinge informieren, die Sie vielleicht überraschen und ermutigen werden, aber ich schlage vor, wir werfen zuerst einmal einen Blick auf Ihr Leben als Ganzes und schauen, was zu tun Ihnen als sinnvoll erscheint.	*Informieren und Skizzieren einer Zielrichtung des Gesprächs*
PATIENT: In Ordnung. Was meinen Sie denn, was ich zuerst tun sollte?	*Eine Einladung*

Beraterin: Das entscheiden einzig und allein Sie. Sie sind für Ihr Leben selbst verantwortlich. Wir können über Körpertraining, Rauchen, Ernährung, Überwachung des Blutdrucks, Streßverringerung, Meditation oder einfach über die regelmäßige Medikamenteneinnahme sprechen. Was davon erscheint Ihnen als das Sinnvollste?	*Sie nimmt die Einladung des Patienten nicht an, sondern betont erneut, wie wichtig seine Autonomie ist, und präsentiert ihm verschiedene mögliche Gesprächsthemen wie eine Speisekarte, von der er etwas auswählen kann.*
Patient: Was meinen *Sie* denn, womit ich anfangen sollte?	*Gibt die Erlaubnis, ihn zu informieren und zu beraten*
Beraterin: Wenn Sie wollen, kann ich Ihnen einige Informationen geben und Ihnen meine persönliche Meinung darüber erläutern, welche Veränderungen ich bei Ihnen für am nützlichsten halte. Allerdings nehme ich an, Sie wissen selbst schon, worum es geht. Was meinen Sie, was ich sagen werde?	*Sie bietet an, Informationen zu übermitteln und Rat zu geben, versucht dann aber noch einmal, den Patienten zu einer Äußerung zu bewegen.*
Patient: Ich möchte wetten, daß Sie mir als Erstes raten werden, das Rauchen aufzugeben.	*Der Versuch war erfolgreich.*
Beraterin: Gut geraten! Ich glaube, daß die Gefahr eines erneuten Herzinfarktes und in Verbindung damit eines eventuellen vorzeitigen Todes am stärksten und schnellsten verringert würde, wenn Sie aufhörten zu rauchen. Aber was denken Sie selbst darüber?	*Bestätigen* *Informieren* *Schlüsselfrage im Dienste des Geleitens*
Patient: Das Rauchen gehört zu meinem Leben.	
Beraterin: Mit dem Rauchen aufzuhören ist für Sie sehr schwierig – jedenfalls ist es ein besonders schwerer Ausgangspunkt.	*Reflektierendes Zuhören*
Patient: Ich weiß selbst, daß es nicht gut für mich ist zu rauchen, und ich habe Sie gebeten, mir zu sagen, was Sie darüber denken.	*Change-talk*
Beraterin: Sie haben zum Rauchen Ihre eigene Einstellung, was auch immer jemand anders darüber denken mag.	*Äußerung im Sinne des Zuhörens. Vermeidet es, der Versuchung zu erliegen, Partei gegen das Rauchen zu ergreifen.*
Patient: Schauen Sie, mein Gefühl ist einfach, daß es jetzt nichts damit werden wird. Ich habe schon genug damit zu tun, wieder richtig auf die Beine zu kommen.	
Beraterin: Mit dem Rauchen aufzuhören erscheint Ihnen im Moment einfach als zu schwierig, und es gibt für Sie wichtigere Dinge.	*Zuhören. Sie widersteht der Versuchung, Partei für die Rauchentwöhnung zu ergreifen.*

Patient: Genau. Ich muß jetzt sehen, daß ich wieder anfange zu arbeiten, wenigstens ein paar Stunden pro Woche. Und ich will mein Streßniveau senken, während ich mich wieder an normale Aktivitäten gewöhne.	*Change-talk*
Beraterin: Das ist im Moment für Sie das Wichtigste – wieder mit der Arbeit zu beginnen und Ihren Streß in Grenzen zu halten.	*Zuhören*
Patient: Nun ja, ich möchte wieder arbeiten. Aber um wirklich ehrlich zu sein: Manchmal habe ich das Gefühl, daß ich jeden Moment wieder einen Herzinfarkt bekommen und *Peng!*, weg sein könnte.	*Change-talk*
Beraterin: Dann haben Sie das Gefühl, sich im Moment einfach nur ausruhen zu müssen.	*Zuhören*
Patient: So ist es auch wieder nicht. Ich ruhe mich ja nicht ständig aus. Ich bewege mich, tue dies und das, versuche, meinen Körper ein wenig zu trainieren.	*Die Vermutung der Beraterin war nicht ganz korrekt, und der Patient stellt sie richtig.*
Beraterin: Sie versuchen, Ihr Leben wieder ins Gleichgewicht zu bringen	*Zuhören – erneuter Versuch, eine Vermutung zu formulieren*
Patient: Ja, darum geht es, um eine Art Gleichgewicht.	
Beraterin: Bisher haben Sie mir gesagt, daß Sie Ihre Medikamente regelmäßig einnehmen, sich ein wenig ausruhen, aber auch versuchen, Ihren Körper zu trainieren, was ja gut für Ihr Herz ist. Ihnen war auch schon klar, daß Sie Ihr Herz am besten entlasten können, indem Sie mit dem Rauchen aufhören. Aber das erscheint Ihnen im Moment unmöglich. Außerdem möchten Sie gern so bald wie möglich wieder arbeiten, wenigstens ein paar Stunden pro Woche, und Ihr Leben wieder ins Gleichgewicht bringen. Habe ich etwas vergessen?	*Sammelnde Zusammenfassung, in der Change-talk-Themen hervorgehoben werden*
Patient: *Wieder* ins Gleichgewicht bringen ist auch nicht ganz richtig. Ich glaube nicht, daß mein Leben vor dem Herzinfarkt besonders gut im Gleichgewicht war; das war ja gerade ein Teil des Problems. Ich weiß nur nicht genau, womit ich anfangen soll.	*Change-talk*
Beraterin: Sie haben auch erwähnt, daß Sie den Streß in Ihrem Leben verringern wollen. Wie könnten Sie das schaffen?	*Fragen*

PATIENT: Ich halte die jetzige Situation für eine Chance, genau das zu tun. Ich muß wohl zuerst einmal ein paar Dinge an andere abgeben. Ich bin jemand, der ständig denkt: »Wenn du willst, daß etwas richtig gemacht wird, mußt du es selbst tun.« Die Folge ist, daß ich völlig gestreßt bin, weil ich so viel zu tun habe.

BERATERIN: Es könnte Ihnen helfen, sich ein bißchen weniger auf den Teller zu laden. *Zuhören*

PATIENT: Jetzt fangen Sie auch noch an, mir wegen des Essens einen Vortrag zu halten! *(lacht)* Nein, ich weiß schon, was ich tun muß. Ich muß den Leuten in meiner Umgebung zutrauen, daß sie ihre Arbeit gut erledigen, und mich auf die wirklich wichtigen Dinge konzentrieren. Ich kann nicht alles gleichzeitig verändern. *Change-talk*

BERATERIN: Wenn Sie das tatsächlich tun würden – sich etwas weniger aufladen –, würde Ihnen das sehr helfen.

Damit ist ein entscheidender Augenblick in diesem Gespräch erreicht, eine Art Wegkreuzung. Was würden Sie in dieser Situation als nächstes sagen? Dieser Mann hat schon viel offenbart, und was er gesagt hat, kommt wirklich aus seinem Herzen. Nehmen wir einmal an, Sie haben noch ein wenig Zeit, um ihm zuzuhören. Was würden Sie als nächstes ansteuern? Wenn Sie sich anschauen, was er gesagt hat, könnten Sie sich auf folgende Aspekte konzentrieren: (1) seine allmähliche Rückkehr ins Arbeitsleben, (2) konkretere Überlegungen zu einem sinnvollen Körpertraining, (3) wann er bereit sein könnte, mit dem Rauchen aufzuhören, (4) Streßmanagement, (5) wie er Verantwortung, die er bisher getragen hat, an andere abgeben kann, (6) die beiläufige Einladung des Patienten zu einem Gespräch über die Ernährung aufgreifen. Sie könnten aber auch eine völlig andere Richtung einschlagen. Über eines dieser Themen zu reflektieren fokussiert das Gespräch und führt jeweils in eine bestimmte Richtung. Das verstehen wir unter *Zuhören im Dienste des Geleitens*. Was Sie tun, ist einzig und allein Ihre Entscheidung, und von Ihrer Auswahl hängt alles Folgende ab.

Im weiteren Verlauf dieses Beispielfalls schlägt die Beraterin probeweise eine andere Richtung ein, womit sie auf ihre Intuition reagiert, daß dieser Patient nichts hat, *wofür* er lebt, vielleicht mit Ausnahme seiner Arbeit. Warum aber, so fragt sie sich, sollte er Veränderungen vornehmen *wollen*, die seiner Gesundheit zugute kommen? Was könnte ihn dazu motivieren?

BERATERIN: Wissen Sie, mir hat Ihr Gedanke gefallen, daß dieser Herzinfarkt für Sie eine Chance ist, einiges zu verändern, und darüber nachzudenken, was wirklich wichtig ist. Darf ich Sie fragen, was für Sie die wichtigsten Dinge im Leben sind? *Wofür* leben Sie?

Bestätigen

Um Erlaubnis bitten

Offene Frage

PATIENT: Äh, hmm, das ist eine gute Frage. Ich liebe meine Arbeit. Meine Familie – ich möchte miterleben, daß meine Kinder einen guten Weg einschlagen. Ich möchte auch für meine Enkel da sein, falls wir welche bekommen. Das könnte mir gefallen.

BERATERIN: Ihre Arbeit, Ihre Kinder, vielleicht eines Tages auch Ihre Enkel. Gibt es sonst noch etwas, das für Sie wirklich *wichtig* ist?

Zuhören

Offene Frage

PATIENT: Darüber habe ich nachgedacht, als ich im Krankenhaus im Bett lag. Da ich noch lebe, muß ich mich fragen, was ich mit dem Leben, das noch vor mir liegt, anfangen will.

BERATERIN: Ja, was wollen Sie damit anfangen?

Offene Frage

PATIENT: Anderen helfen, meiner Familie, und für sie da sein, falls Sie verstehen, was ich meine.

BERATERIN: Das ist Ihnen wirklich wichtig, da zu sein, weil es einen guten Grund dafür gibt und weil Sie anderen helfen wollen.

Zuhören

PATIENT: An andere Menschen als nur mich zu denken. Daran zu denken, wofür ich dankbar sein muß.

BERATERIN: Wenn Sie über diese Dinge sprechen, strahlen Sie.

Zuhören

PATIENT: Ich hatte den Kontakt verloren, und es gibt vieles, was ich für meine Familie und für andere Menschen tun kann, sogar in einem Verein, in dem ich ehrenamtlich mitgearbeitet habe.

Change-talk

BERATERIN: Wir haben schon über so manche Dinge gesprochen, und Sie haben eine ziemlich lange Liste von Dingen zusammengestellt, die Sie tun können, um länger und glücklicher zu leben. Gibt es auf der Liste, die ich Ihnen vorhin aufgezählt habe, noch andere Dinge, über die Sie gern reden möchten?

Zusammenfassung. Sie beschließt, eine andere Richtung einzuschlagen und zu sehen, wo eine Verhaltensänderung in das umfassendere Bild hineinpassen könnte. Kehrt zur Arbeit an einer Richtungsvorgabe zurück.

PATIENT: Vielleicht über die Ernährung und über Körpertraining.	
BERATERIN: Was macht Ihnen in dieser Hinsicht Sorgen?	*Stellt eine geleitende Frage*
PATIENT: Eigentlich mache ich mir gar keine Sorgen. Ich frage mich nur, was ich in diesen Bereichen tun sollte.	*Die Beraterin hat das Wort »Sorgen« gewählt, das nicht ganz paßte.*
BERATERIN: Sie *könnten* vieles tun. Sie könnten allmählich und in kleinen Schritten Ihre Eßgewohnheiten verändern. Sie könnten Ihren Obst- und Gemüsekonsum auf ca. fünf Portionen pro Tag erhöhen. Sie könnten ein maßvolles Trainingsprogramm in Ihren Tagesablauf integrieren. Halten Sie einen dieser Vorschläge für umsetzbar?	*Fragen*
PATIENT: Na ja, vielleicht die Sache mit dem Training. Aber ich möchte eigentlich nicht in ein Fitneßstudio oder so etwas gehen. Andererseits will ich auch nicht noch einen Herzinfarkt bekommen!	*Change-talk*
BERATERIN: Ein wenig Körpertraining wäre also für Sie in Ordnung, aber Sie wollen auf keinen Fall in ein Fitneßstudio. Wie trainieren Sie denn im Augenblick?	*Zuhören* *Geleitende Frage*
PATIENT: Nicht genug. Ich walke ein paarmal die Woche. Manchmal bekomme ich dabei merkwürdige Gefühle in der Brust, und dann frage ich mich, ob ich mich zu sehr unter Druck setze.	
BERATERIN: Diese Sorge ist sehr verbreitet. Aber nach unseren Erfahrungen kann nichts passieren, wenn Sie nicht zu rabiat vorgehen. Wir könnten Ihnen helfen, ein Programm zu entwickeln, mit dem Sie Ihr Körpertraining ganz allmählich steigern könnten. Wenn Sie sich wohler dabei fühlen, können Sie auch hier in unseren Einrichtungen trainieren, und wir können dann vor dem Training zur Sicherheit kontrollieren, ob mit Ihrem Herzen alles in Ordnung ist.	*Informieren*
PATIENT: Das klingt gut. Allerdings glaube ich, daß Walking für mich ziemlich ideal ist. Das könnte ich sicher noch intensivieren.	*Change-talk*

BERATERIN: Und genau darauf kommt es an: daß Sie etwas finden, das Sie können und das bei Ihnen funktioniert und in Ihr Alltagsleben paßt. Und falls Sie beim Walken etwas in der Brust oder sonstwo spüren, unterbrechen Sie das Training einfach, ruhen sich aus und versuchen Sie, mit den Empfindungen so umzugehen, wie wir es vorher erklärt haben.

Informieren

PATIENT: Okay. Vielleicht werde ich Sie hin und wieder um Rat bitten, wenn ich hier trainiere.

Change-talk

BERATERIN: Sehr gut! Das läßt sich machen. Wir haben heute in kurzer Zeit ziemlich viel besprochen. Helfen Sie mir, an all dies zu denken. Das Wichtigste ist wohl, daß Sie diesen Herzinfarkt als eine Chance verstehen, in Ihrem Leben einige Veränderungen vorzunehmen und herauszufinden, was für Sie wirklich wichtig ist. Ihnen ist sowohl Ihre Arbeit als auch Ihre Familie wichtig, und Sie möchten gern mit Ihrer Familie zusammen sein und Ihren Kindern und vielleicht später auch Ihren Enkeln helfen, gut ins Leben zu starten. Außerdem haben Sie das Bedürfnis, anderen Menschen mehr zu helfen, sowohl zu Hause als auch in Zusammenhängen wie dem Verein. Um das zu können, müssen Sie Ihre Lebensweise in einiger Hinsicht verändern. Eine davon besteht darin, daß Sie nach Ihrer allmählichen Rückkehr ins Arbeitsleben Ihre Arbeitsbelastung verringern und vielleicht auch andere Möglichkeiten nutzen, weniger Streß zu erleben und Ihr Leben in einen Zustand des Gleichgewichts zu bringen. Mit dem Rauchen werden wir uns später befassen, weil Sie es im Moment für zu schwierig halten, etwas daran zu ändern. Ich sehe ein paar Möglichkeiten, Ihnen in dieser Hinsicht zu helfen. Mit den Medikamenten gehen Sie schon sehr gut um, und was das Körpertraining betrifft, haben Sie zumindest angefangen, ein wenig zu walken, und Sie wollen das noch ausbauen. Wir können hier für Sie ein kleines überwachtes Training organisieren – das können wir noch regeln, bevor Sie heute hier weggehen. All das klingt, als stünden viele Veränderungen bevor. Ich sehe mit Freude den kommenden Monaten

Abschließende Zusammenfassung

Sie stellt die positiven Motivationen an den Anfang.

Sie erwähnt nun die konkreten Veränderungen, über die sie vorher mit dem Patienten gesprochen hat.

Sie akzeptiert die Situation bezüglich des Rauchens und läßt die Tür zu einer späteren Auseinandersetzung mit diesem Problem offen.

Bestärkung

entgegen, in denen ich verfolgen kann, wie Sie weiterkommen, und ich werde Ihnen auf jede mir mögliche Art bei diesen und anderen Veränderungen helfen. Habe ich richtig dargestellt, was Sie tun werden? Habe ich etwas vergessen?	*Frage nach einer Selbstverpflichtung*
PATIENT: Was Sie gesagt haben, scheint mir ziemlich genau zuzutreffen. Ich habe das Gefühl, ich bewege mich in die richtige Richtung und habe wirklich die Möglichkeit, etwas zu erreichen.	*Change-talk*

Zum Abschluß

Es gibt keine »einzig richtige« Methode, eine Beratung durchzuführen. Falls Sie also in diesen Transkripten Dinge gefunden haben, die Sie anders gemacht hätten, dann verstehen Sie dies als Anreiz, in Ihren eigenen Beratungen kreativ zu werden. Uns ging es hier darum, die Grundzüge des MI-Stils zu veranschaulichen, was zugegebenermaßen schwierig ist, wenn man nur das geschriebene Wort zur Verfügung hat; und wir wollten Sie darauf hinweisen, wo wichtige Fertigkeiten und Strategien wie Zuhören und die Planentwicklung genutzt wurden. Im nächsten Kapitel geht es um ein paar subtilere Dinge, auf die Sie achten sollten, wenn Sie Ihre Fertigkeiten weiter verfeinern wollen.

9 Wie Sie lernen, besser zu geleiten

Sich an das Geleiten gewöhnen

Beim Geleiten geht es nicht nur darum, was man zu Patienten sagt, sondern auch darum, wie man mit ihnen *zusammen ist.* Dies wurde kürzlich in einem Workshop mit Justizvollzugsbeamten sehr deutlich. Die Simulationen [Rollenspiele] im Stehen verliefen generell recht gut, aber als es in einer Sequenz um das Geleiten ging, erklärte einer der Teilnehmer: »Ich kann das nicht im Stehen. Ich muß mich mit dieser Person hinsetzen.«

Eine Beobachtung, die Helfer häufig mitteilen, lautet: »Es fühlt sich nicht natürlich an.« Tatsächlich unterscheidet sich die hier beschriebene Art, mit Patienten zu arbeiten, oft sehr stark von der gewohnten Arbeitsweise der Betreffenden, denn sie sind vorher vielfach dem Korrekturreflex gefolgt und haben ihren Klienten oder Patienten schlicht gesagt, was sie tun sollten und warum. Probieren Sie den Kommunikationsstil des Geleitens zunächst in unproblematischen Situationen aus, in denen Sie das Gefühl haben, daß kein besonderer Zeitdruck besteht und daß Ihr Patient aufgeschlossen ist. Wenn Sie die neue Verfahrensweise ein wenig geübt haben, können Sie sich auch an schwierigere Situationen heranwagen.

Probieren Sie den Kommunikationsstil des Geleitens zunächst in unproblematischen Situationen aus, in denen Sie das Gefühl haben, daß kein besonderer Zeitdruck besteht und daß Ihr Patient aufgeschlossen ist.

Es kann etwas dauern, bis Sie das Geleiten als normal empfinden. Es verhält sich damit ähnlich wie mit dem Erlernen des Autofahrens. Als Sie das erste Mal hinter dem Steuer saßen, waren Sie wahrscheinlich sehr befangen, was völlig verständlich ist. Sie fuhren langsam, besonders vorsichtig, und bemühten sich, in Ihrer Spur zu bleiben. Es war für Sie eine ziemliche Konzentrationsleistung, an Ihrem Platz im Auto bestimmte Dinge zu tun und gleichzeitig die Vorgänge auf der Straße zu verfolgen, um niemanden umzufahren. Sie mußten darüber nachdenken, wohin Sie fahren wollten, und mußten viele neuartige Aufgaben gleichzeitig bewältigen.

Aber Sie gaben beim Erlernen des Autofahrens nicht auf, nur weil es sich am Anfang nicht »normal« anfühlte.

Wenn Sie sich mit den Details einer neuen Fertigkeit vertrauter gemacht haben, egal ob Autofahren oder Geleiten, brauchen Sie nicht mehr bewußt darüber nachzudenken. Die Fertigkeit wird dann automatisiert, und Sie können sich auf das konzentrieren, worum es eigentlich geht – wie Sie an Ihr Ziel kommen und was Sie dort tun werden. So ist es bei jeder Art von Lernen, und der Kommunikationsstil des Geleitens ist da keine Ausnahme. Zuerst sind Sie meist befangen, vor allem wenn Sie sich beobachtet fühlen. Stellen Sie eine offene oder eine geschlossene Frage? Ist das, was Sie gerade tun, reflektierendes Zuhören? Am Anfang müssen Sie sich auf die Anleitung konzentrieren, aber das verhindert auch, daß Sie sehen, in welche Richtung Sie sich bewegen. Wenn Ihnen die neu erlernten Fertigkeiten allmählich vertrauter geworden sind, entwickeln sich auch andere Freiheiten. Es fällt Ihnen dann leichter, auch auf andere Dinge zu achten, die für die Kunst des Geleitens wichtig sind.

Vergegenwärtigen Sie sich noch einmal die Rolle des Fahrlehrers. Notfalls greift er auch schon mal ins Steuer, aber normalerweise ist es seine Aufgabe, den Lernenden durch möglichst sparsames Eingreifen zur Eigeninitiative zu motivieren. Eine ganz ähnliche Rolle spielen Sie, wenn Sie einen Patienten geleiten. Dieser muß die Veränderung selbst vornehmen, und Sie müssen allmählich in immer stärkerem Maße die Kontrolle aufgeben.

Sobald Sie mit den für die Motivierende Gesprächsführung charakteristischen Techniken vertrauter geworden sind, können Sie sich auf den Prozeß des Geleitens selbst konzentrieren. Sie können sich dann mit Ihrer Aufmerksamkeit zwischen drei Aspekten der Konsultation hin- und herbewegen: Ihrer Beziehung zum Patienten, dem, was er sagt, und dem Ziel, das Sie als nächstes ansteuern wollen. Mit ein wenig Übung ist es relativ leicht, zwischen diesen Rollen zu wechseln. Es folgen nun Beispiele für die drei genannten Aspekte.

Die Beziehung beobachten

Wie Sie Ihre Beziehung zum Patienten wahrnehmen, gibt Aufschluß über den Entwicklungsstand Ihrer Fertigkeiten und die zu erwartende Qualität des Resultats. Indem Sie die Beziehung genau im Auge behalten, können Sie besser herausfinden, in welche Richtung Sie sich am besten bewegen und wie Sie mit Ihrer Arbeit fortfahren sollten. Prüfen Sie die aktuelle Situation, indem Sie sich fragen: Wie kommen wir in diesem Gespräch weiter? Wie reagiert der Patient? Fühlt er sich wohl? Oder ist er eher verängstigt? Dränge ich ihn zu sehr? Bin ich authentisch und aufrichtig?

In der Gegenwart bleiben

Psychotherapeuten betonen, es sei wichtig, mit Patienten zusammen »im Augenblick« zu sein. Wenn es Ihnen gelingt, Ihre eigenen Bestrebungen, Empfindungen und persönlichen Reaktionen beiseite zu lassen und Ihre Aufmerksamkeit völlig auf das Empfinden des Patienten zu richten, so ist dies sicher sehr wichtig. Je besser und häufiger Ihnen dies gelingt, um so wirksamer ist wahrscheinlich Ihre geleitende Reaktion, ganz gleich, ob es sich um eine auf Zuhören basierende Reflexion handelt, ob Sie eine gezielte Frage stellen oder ob Sie eine wichtige Information übermitteln.

Nach Auffassung einiger Kommentatoren ist diese besondere Art des Fokussierens der Aufmerksamkeit an und für sich ein sehr wirksamer unspezifischer Weg zur Heilung, weil sie zu einer empathischen Beziehung führt, die es dem Patienten ermöglicht, sich zu verändern. Wenn Patienten spüren, daß Sie ihre Erlebnisse genau verstehen, kommen die Dinge in Bewegung, und oft tritt daraufhin ein Veränderung ein. Zu akzeptieren, was ein Patient erlebt hat, bedeutet nicht unbedingt auch, damit einverstanden zu sein. Das Akzeptieren ist relativ frei von dem Urteil – ob positiv oder negativ –, und in dieser Eigenschaft liegt Ihr Potential, gut zu geleiten, begründet.

Zu akzeptieren, was ein Patient erlebt hat, bedeutet nicht unbedingt auch, damit einverstanden zu sein. Das Akzeptieren ist relativ frei von dem Urteil – ob positiv oder negativ –, und in dieser Eigenschaft liegt Ihr Potential, gut zu geleiten, begründet.

In die Zukunft schauen

Manchmal schweift Ihre Aufmerksamkeit in die Zukunft, weil Sie abzuschätzen versuchen, wie das Gespräch weiter verlaufen, wie es enden und wie es dem Patienten ergehen wird, wenn er in das Alltagsleben zurückkehrt. Wenn Ihre Fertigkeiten reifen, werden Sie feststellen, daß Sie den weiteren Verlauf Ihrer Arbeit immer besser abschätzen und potentielle Hindernisse früh genug erkennen können, wobei dieses Vorausschauen oft in kurzen Gesprächspausen stattfindet. In solchen Augenblicken lernen Sie, die Abkürzungen zu finden, die Arten von geleitenden Fragen oder von Äußerungen reflektierenden Zuhörens, die dem Patienten am besten und schnellsten helfen.

Indem Sie Ihren Patienten zutrauen, die Dinge selbst in die Hand zu nehmen, geben Sie ihnen mehr Raum, sich zu äußern, und dadurch gewinnen Sie selbst die Freiheit, sich auf die Richtung, in die Sie gehen, zu konzentrieren. Wenn hier vom Aufgeben der Kontrolle die Rede ist, geht es dabei nicht um Alles oder Nichts. Ein

> *»Jetzt hab' ich's kapiert. Wegen der Kontrolle braucht man sich keine Sorgen zu machen. Statt in diese Richtung zu drängen und in jene zu stoßen, reicht ein leichter Schubs, dann Zuhören und Zusammenfassen, noch ein Schubs und wieder Zuhören und Zusammenfassen …«*

MI-Student sagte einmal nach einer Übungssimulation: »Jetzt hab' ich's kapiert. Wegen der Kontrolle braucht man sich keine Sorgen zu machen. Statt in diese Richtung zu drängen und in jene zu stoßen, reicht ein leichter Schubs, dann Zuhören und Zusammenfassen, noch ein Schubs und wieder Zuhören und Zusammenfassen …« Nach einer Weile merkt man, daß man dadurch keineswegs die Fähigkeit einbüßt, Patienten zu einer Veränderung zu animieren; ganz im Gegenteil. Das Geleiten fühlt sich nach einiger Zeit normal an.

»Aber ich kann die Verantwortung nicht abgeben«

Viele Diskussionen über die Fertigkeiten, die für das Geleiten erforderlich sind, kommen auf das Thema Verantwortung. Meist sagt irgendwann jemand: »Das ist ja alles schön und gut, aber ich muß doch meine Arbeit erledigen. Ich muß bestimmte Themen zur Sprache bringen. Dafür bin ich verantwortlich. Ich kann die Patienten nicht einfach selbst entscheiden lassen!« Von dieser Position aus verfällt man leicht in »Entweder-oder-Denken« und läßt sich auf eine irrige und einengende Wahl zwischen Lenken und Folgen festlegen. »Entweder sage ich ihnen, was sie tun sollen [*Lenken*], oder sie müssen selbst herausfinden, was am besten für sie ist [*Folgen*].« Eine Position in der Mitte zwischen Lenken und Folgen einzunehmen bedeutet, daß man Verantwortung für Struktur und Richtung der Konsultation übernimmt und die Patienten dazu animiert, ihre Verhaltensänderungsprobleme selbst zu lösen. Wenn Sie lernen, besser zu geleiten, spüren Sie, wann es an der Zeit ist, in einer Konsultation eine Zusammenfassung vorzutragen, die Richtung zu wechseln oder eventuell sogar zum direktiven Kommunikationsstil überzugehen und sich einem anderen Thema zuzuwenden. Wenn Sie Patienten zuhören, sollten Sie versuchen, sich nicht auf die aktuellen Vorgänge zum betreffenden Zeitpunkt zu konzentrieren, sondern darauf, wie Sie das Dilemma eines Patienten, so wie Sie es sehen, nutzbringend erfassen können. Kurze Reflexionen und längere Zusammenfassungen sind dabei besonders nützlich. Häufig ist Ihnen schon nach wenigen Minuten, die Sie mit einer solchen Aktivität zugebracht haben, klarer, welchen Weg Sie einschlagen müssen. In diesem Licht betrachtet sind *Sie* der

> *Eine Position in der Mitte zwischen Lenken und Folgen einzunehmen bedeutet, daß man Verantwortung für Struktur und Richtung der Konsultation übernimmt und die Patienten dazu animiert, ihre Verhaltensänderungsprobleme selbst zu lösen.*

Hüter der gesamten Reise, ähnlich einem Fahrlehrer, der Patient selbst hingegen ist der Hüter der Motive und Strategien zur Veränderung seines Verhaltens. Gutes Geleiten fördert die Entscheidungsfreiheit und bietet nötigenfalls hochwertige Unterstützung und entsprechenden Rat an.

Hindernisse überwinden

Dinge, die das Geleiten behindern, gibt es überall! Mit zunehmender Erfahrung werden Sie die Fähigkeit entwickeln, solche Hindernisse nicht durch Kraftaufwand oder Geschicklichkeit zu überwinden, sondern durch umsichtiges und planvolles Vorgehen, Neugierde und echte Sorge, um die Fähigkeit des Patienten herauszufinden, was für ihn das Beste ist (sowie Respekt vor dieser Fähigkeit) – ein fruchtbarer Boden für die Nutzung des Zuhörens. Auf diese Weise lassen sich neue Möglichkeiten erschließen, und alles wird plötzlich leichter.

Die Motivierende Gesprächsführung ist unter anderem aufgrund der Erkenntnis entstanden, daß in schwierigen Gesprächssituationen oft die unproduktive Neigung aufkommt, dem Patienten die Schuld zu geben. Wird der Rapport unterminiert – was in schwierigen Situationen praktisch immer der Fall ist –, wie können Sie dies dann korrigieren, um zu der zuvor beschriebenen Art von konstruktivem Gespräch zurückzukehren?

Im folgenden geht es um häufig vorkommende Probleme, dargestellt aus drei einander überschneidenden Perspektiven: der des Patienten, der des Helfers und derjenigen der Beziehung zwischen Patient und Helfer. Manchmal ergibt sich aus der Reaktionsweise des Patienten (z. B. defensiv) und Ihrer Gegenreaktion (z. B. gereizt) ein klares Signal, daß keineswegs alles zum Besten steht. Die Fähigkeit, flexibel und kreativ zu reagieren, zahlt sich in solchen Fällen sehr schnell aus.

Die Patienten: Ihre Kämpfe

Patienten können verwirrt, frustriert, defensiv und passiv sein und sich der aktuellen Situation nicht gewachsen fühlen. Über Veränderungen zu sprechen, kann schwierig sein, und die Versuchung, die andere Person negativ abzustempeln und ihr Schuld zuzuschreiben, kann Ihre besten Absichten, ihr im Geiste des Geleitens zu begegnen, unterminieren. Versuchen Sie, sich folgende häufig in der Realität vorkommenden Szenarien vorzustellen.

»Mir ist nicht klar, warum ich mich verändern muß«

Den Satz »Sie weigern sich, den Tatsachen ins Auge zu sehen« hört man in vielen Zusammenhängen im Gesundheitsbereich immer wieder. Patienten verschließen sich oft, wenn sie aufgefordert werden, über Veränderungen nachzudenken und sich der Gefährlichkeit ihrer Situation bewußt zu werden. Versuchen Sie in solchen Fällen, direktiv für Veränderungen einzutreten, machen Sie dadurch möglicherweise jeden Fortschritt zunichte. Je stärker Sie jemanden drängen, sich mit etwas auseinanderzusetzen, um so heftiger setzt der andere sich zur Wehr und verteidigt seine momentane Position. Geleiten Sie ihn hingegen und klären mit ihm zusammen in einer Art gemeinsamer Planung, was für ihn wichtig ist (siehe hierzu Kapitel 4), nimmt das Leugnen oft ab, und vielleicht gelingt es Ihnen dann sogar, echte Fortschritte zu erzielen. Leugnen ist keine Charaktereigenschaft, die bestimmte Menschen haben und immer haben werden, sondern eine Reaktion, die im Kommunikationsprozeß zwischen zwei Menschen unter bestimmten Umständen auftritt, und zwar in der Regel dann, wenn einer der Beteiligten sein Selbstwertgefühl in Gefahr sieht.

Leugnen ist keine Charaktereigenschaft, die bestimmte Menschen haben und immer haben werden, sondern eine Reaktion, die im Kommunikationsprozeß zwischen zwei Menschen unter bestimmten Umständen auftritt, und zwar in der Regel dann, wenn einer der Beteiligten sein Selbstwertgefühl in Gefahr sieht.

Die Weigerung, über eine Veränderung nachzudenken, kann aber auch beim geleitenden Kommunikationsstil auftreten, beispielsweise weil Sie sich im Gespräch verfrüht auf eine Verhaltensänderung fixiert haben. Dies kommt in der kardialen Rehabilitation, bei Diabetes und bei der Versorgung aller Patienten mit langfristigen Krankheiten häufig vor. Dem Patienten erscheint dann etwas anderes wichtiger als die von Ihnen propagierte Verhaltensänderung, oder der gesamte Gesprächsverlauf unterliegt dem verborgenen Einfluß dessen, wie der Patient seine Krankheit erlebt. Beispielsweise widersetzen sich manche Patienten mit Asthma allen Bemühungen, sie zur Nutzung prophylaktischer Mittel zu bewegen, weil Sie nicht bereit oder in der Lage sind, sich Ihrer Ansicht über die genaue Art des Problems anzuschließen. Die Nutzung des Zuhörens ist der Schlüssel, der aus dieser Sackgasse herausführt. Indem Sie sich fünf Minuten um Klarheit bemühen, können Sie den Weg zur Verhaltensänderung erschließen und Zeitvergeudung und fruchtlose Konsultationstermine vermeiden.

»Ich verstehe schon, was Sie meinen, aber …«

Sie kommen ein gutes Stück weit, und dann weichen Ihre Patienten zurück. Irgendwann reden sie nicht mehr über Veränderung, und ihre Stimme klingt plötzlich defensiv und bringt das genaue Gegenteil von dem zum Ausdruck, worauf Sie hinzuarbeiten versuchen. Feine Schwankungen der Bereitschaft, sich ernsthaft mit einer Veränderung auseinanderzusetzen, sind normal und kommen häufig vor, wenn ein Patient ambivalente Gefühle hat. Schon eine leichte Übertreibung beim Versuch, jemanden zu einer Veränderung zu animieren, kann eine Gegenreaktion auslösen. Wenn Sie auf diese Möglichkeit gefaßt sind und sie als völlig normal akzeptieren, sind Sie in der Lage, so ruhig zu bleiben, daß Sie angemessen reagieren können – beispielsweise indem Sie beide Aspekte der ambivalenten Haltung des Patienten spiegeln. Diesem scheinbar irrationalen Prozeß mit Geduld zu begegnen und ihn zu akzeptieren ist gewöhnlich die nützlichste Reaktion.

Feine Schwankungen der Bereitschaft, sich ernsthaft mit einer Veränderung auseinanderzusetzen, sind normal und kommen häufig vor, wenn ein Patient ambivalente Gefühle hat.

»Sagen Sie mir doch einfach, was ich nach Ihrer Meinung tun soll!«

Manche Patienten schauen zu Ihnen auf und erwarten, daß Sie ihnen eine Antwort geben. Vielleicht verhalten sich Menschen in einer bestimmten Wohngegend, Kultur, Sprach- oder Altersgruppe im Gesundheitsbereich normalerweise so. Wenn Patienten nicht besonders darauf aus sind, eigene Ideen zu entwickeln und auszudrücken, sollte man durchaus erwägen, nicht weiter zu versuchen, ihnen Lösungsansätze zu entlocken; statt dessen übermittelt man besser Informationen und Ratschläge, ohne dabei den Kommunikationsstil des Geleitens aufzugeben. Sie können dann einfach einen oder mehrere Vorschläge machen und durch eine geleitende Frage feststellen, ob der Vorschlag für den Patienten akzeptabel und sinnvoll ist. So könnten Sie z. B. fragen: »Was denken Sie, wie Sie damit zurechtkommen werden?«

»Ich kann das alles wirklich nicht ertragen.«

Ein Patient ist einsam, leidet unter seiner schlechten Wohnsituation, hat nie Geld übrig, hat eine chronische Krankheit wie Diabetes, und nun wollen Sie ihm klar machen, daß es gut für ihn wäre, sein Verhalten zu ändern. Wenn es Ihnen gelingt, Verständnis für die schwierige Lage des Patienten auszudrücken und die Stärken hervorzuheben, die Sie in seinen Bemühungen, mit seiner schwierigen Situation fertig zu werden, erkennen, können Sie auf diese Weise die Grundlage für einen intensiveren Planungsprozeß schaffen, der sich damit befaßt, wie der Patient seine Lebenssituation stärker beeinflussen kann. Oft kommt es anschließend zu einem Gespräch über eine wirklich nützliche Verhaltensänderung.

Probleme, die in einer Konsultation über Verhaltensänderungen auftreten, basieren häufig auf den Einflüssen beider Beteiligter. Ein solches Gespräch ist ein Zusammentreffen zwischen Ihren Bestrebungen und denjenigen des Patienten. Wir wenden uns nun Ihren eigenen Empfindungen im Laufe einer vom geleitenden Kommunikationsstil geprägten Konsultation zu, denn auch solche Empfindungen können den Fortschritt der Arbeit behindern.

Der Helfer: Ihre Gefühle

Es ist völlig normal, daß Helfer Patienten gegenüber unterschiedliche Gefühle haben. Einige mögen sie, andere weniger. Sie können wegen des Dilemmas oder der Einstellungen von Patienten besorgt, frustriert, verärgert oder sogar empört sein oder weil sie selbst unter dem Druck stehen, verschiedene Aufgaben bewältigen zu müssen. Die Ruhe im Zentrum des Geleitens ist nicht immer leicht zu erreichen.

Sie können nicht erwarten, daß Sie sich an einem normalen Arbeitstag mit unzähligen Verpflichtungen in einem Zustand völliger Ruhe befinden; und ebensowenig können Sie ohne weiteres zu einem Psychotherapeuten werden, der darin geschult ist, seine eigenen Gefühle und deren Wirkung auf seine Beziehung zum Patienten ständig im Auge zu behalten. Aber Gefühle können ziemlich hohe Wellen schlagen, und auch Ihr eigener emotionaler Zustand beeinflußt Verlauf und Ergebnis einer Konsultation. Ein älterer Arzt, mit dem wir gearbeitet haben, hat einmal in einem Gespräch gesagt: »Wenn ich bei der Arbeit auf Autopilot geschaltet habe und auch nur ein bißchen gestreßt bin, produziere ich müde, automatische Reaktionen.« Dann erklärte er, wie wichtig es ist, dessen bewußt zu sein, was man fühlt, und es zu akzeptieren: »In den vielen Jahren meiner Arbeit habe ich gelernt, mir über meine jeweils aktuellen Gefühle klar zu werden. Es ist eigenartig, aber ich kenne meine Stimmungen. Wenn ich merke, daß ich zu gestreßt bin, um einem Patienten wirklich helfen zu können, rege ich mich nicht darüber auf, sondern akzeptiere es. Danach komme ich zur Ruhe und fühle mich flexibler.«

Ihre Bestrebungen, das Verhalten eines Patienten zu verändern

Zu den stärksten Kräften, die Patienten zu einer Veränderung bewegen können, zählen Ihre eigenen Gedanken und Gefühle darüber, was für den Patienten gut sein könnte. Wir nennen dies Ihre Bestrebungen, das Verhalten des Patienten zu verändern (*aspirations for patient behavior change* [ABCs]). Solche Bestrebungen sind sehr verbreitet und völlig normal, aber wenn man ihnen den Raum gibt, die Konsultation zu dominieren, erschweren sie es zu respektieren, daß der Patient das Recht hat, selbst zu entscheiden, was für ihn das Beste ist.

> *Wenn Ihre Bestrebungen, das Verhalten des Patienten zu verändern, die Konsultation dominieren, erschweren sie es zu respektieren, daß der Patient das Recht hat, selbst zu entscheiden, was für ihn das Beste ist.*

Sie kommen auf eine Verhaltensänderung zu sprechen, und Sie wollen, daß Ihre Bemühungen von Erfolg gekrönt sind. Doch eine Veränderung zu *wollen*, kann auf viele Arten zum Ausdruck kommen, und oft sind dabei starke Gefühle im Spiel: Hoffnung, Enthusiasmus, Entschlossenheit, Gereiztheit, Wut und sogar Hoffnungslosigkeit können sich auf Ihr eigenes Wohl und auf Ihre fachlichen Fertigkeiten negativ auswirken. Wenn es Ihnen gelingt, genau darauf zu achten, wie Sie sich vor und während der Konsultation fühlen, halten Sie den Schlüssel für bessere Resultate Ihrer Arbeit in Händen. Versetzen Sie sich in folgende Beispielsituationen, in denen wohl die meisten Helfer es *wollen* würden, daß Patienten ihr Verhalten ändern:

- Sie arbeitet als Prostituierte, um sich das Heroin leisten zu können, von dem sie abhängig ist, und sie steht kurz davor, das Sorgerecht für ihr Kind zu verlieren.
- Wenn er nicht bald seine Flüssigkeitsaufnahme verringert, wird sein Herz nicht mehr damit fertig werden, und er wird sterben.

Bei Helfern findet bei Gesprächen mit solchen Patienten häufig ein stiller innerer Monolog statt, etwas, das man »Helfer-Change-talk« nennen könnte. »Ich will ihm helfen, dieser Sache auf den Grund zu gehen und die Situation völlig zu verändern« (Wunsch). »Ich glaube, daß ich hier etwas Entscheidendes ändern kann« (Fähigkeit). »Sie muß sich wirklich verändern, weil ihr Kind sonst furchtbar leidet« (Gründe). »Ich muß das Thema zur Sprache bringen« (Bedürfnis/Notwendigkeit). »Ich werde ihr die zusätzliche Zeit geben, die sie jetzt braucht« (Selbstverpflichtung). Diese Bestrebungen können tief verwurzelte persönliche Werte spiegeln: »Deshalb habe ich mich doch für diesen Beruf entschieden: Ich will Menschen wie diesen helfen, ihr Leben völlig umzugestalten.« Manchmal beinhalten solche inneren Monologe aber auch negative Aspekte: »O nein! Diese Situation ist doch völlig hoffnungslos. Ich weiß nicht, wo ich anfangen soll.«

Im Gesundheitsbereich kommen Helfer ständig mit Menschen in Kontakt, die sich in einer Situation befinden, welche die Helfer verändern wollen. Es ist kaum vermeidbar, daß zwischen diesen Veränderungsbestrebungen und dem gleichzeitigen Wunsch der Helfer, die Entscheidungsfreiheit ihrer Patienten zu respektieren, ein Konflikt entsteht. Das folgende Beispiel zeigt, wie dieser Konflikt in einem Gespräch zwischen Kollegen zum Ausdruck kommen kann:

HELFER A: »Ich will diese Patientin dazu bringen, sich so zu ernähren, daß ihr Blutzuckerspiegel sinkt.«

HELFER B: »Aber Sie können Sie nicht *dazu bringen*, etwas zu tun. Ob sie es tut, liegt völlig bei ihr.«

Nicht selten vertritt ein Helfer die beiden obigen Positionen gleichzeitig. Ihr Bestreben, das Verhalten eines Patienten zu verändern, ist sehr stark, *und* Sie respektieren die Freiheit des Patienten, selbst zu entscheiden. Beides ist nicht grundsätzlich unvereinbar. Vielmehr sind komplexe Herausforderungen dieser Art bei Konsultationen, in denen es um Verhaltensänderungen geht, normal. Ein geübter und trittsicherer Bergführer, der sich die Bemühungen eines Schülers mit fachmännischem Blick anschaut, würde sicherlich gern erleben, daß es diesem gelingt, die Schwierigkeiten, mit denen er konfrontiert wird, zu bewältigen; aber gleichzeitig ist ihm völlig klar, daß er das Problem nicht *für* den Neuling lösen kann. Daß dem Schüler zugestanden wird, innerhalb eines von Sicherheitserwägungen bestimmten Rahmens selbst einen Weg zur Lösung zu finden, und daß der Lehrer dieses Resultat mit Geduld und Respekt akzeptiert, ist charakteristisch für eine gute Beziehung zwischen Schüler und Lehrer.

Es gibt auch Situationen, in denen die Bestrebungen, das Verhalten eines Patienten zu verändern, nicht so stark ausgeprägt sind und dem Helfer im Grunde nicht so wichtig ist, ob der Patient sein Verhalten ändert oder nicht; diese Situation wird manchmal *Position des Gleichgewichts* genannt.

- »Ob er dieses Medikament einnehmen sollte oder nicht, ist schwer zu sagen. Letztlich muß er selbst es entscheiden, denn die Argumente dafür und dagegen halten einander ziemlich die Waage.«
- »Mir ist klar, daß sich da Probleme anbahnen, die ihre Füße betreffen. Aber es gibt wichtigere Dinge, die sie tun muß, um ihre Diabetes unter Kontrolle zu behalten. Es wäre mir nicht ungelegen, wenn wir die Füße erst einmal unbeachtet lassen.«

Ähnlich wie man sich die Veränderungsbereitschaft eines Patienten als einen Punkt auf einer Skala vorstellen kann, kann man das Bestreben eines Helfers, bei einem Patienten ein Verhalten zu verändern, auf einer von 1 bis 10 reichenden Skala einordnen, wobei die »1« bedeutet, daß sich Ihre verschiedenen Bestrebungen die Waage halten, und »10«, daß eine bestimmte Veränderung für Sie mit sehr starken Gefühlen verbunden ist.

Wie könnte Ihnen dies in einer Konsultation helfen? Schon das bloße Bewußtsein dessen, daß Ihr Drang, den Patienten zu verändern, sehr stark ist, sollte Sie dazu bewegen, dies zu unterlassen. Ihr Bestreben, das Verhalten eines Patienten zu verändern, sollte Ihre Kommunikation mit dem Betreffenden nicht beherrschen. Gelingt Ihnen dies nicht, warten die verschiedensten Fallen auf Sie. Es folgen einige Beispiele.

Bestrebungen, das Verhalten eines Patienten zu verändern, und einige verbreitete Fallen

Je stärker Sie den Drang verspüren, einen Patienten zu verändern, um so genauer sollten Sie Ihr eigenes Verhalten prüfen. Daß Sie bei einem Patienten eine Verhaltensänderung erreichen wollen und hoffen, daß es Ihnen gelingt, ist völlig legitim, aber wenn dieses Bestreben sehr stark ist, können Sie aufgrund dessen dem Korrekturreflex und anderen problematischen Lösungsversuchen erliegen. Zu beobachten, wie Sie sich fühlen, ist der erste Schritt. Der nächste ist, daß Sie sich bemühen, nicht in ein Reaktionsmuster zu verfallen, das sich vom Geleiten entfernt. Es folgen entsprechende Beispiele.

Zu beobachten, wie Sie sich fühlen, ist der erste Schritt, wenn Sie Schwierigkeiten vermeiden wollen.

IN DAS LENKEN VERFALLEN

Manchmal entscheiden sich Helfer nicht deshalb für den direktiven (lenkenden) Kommunikationsstil, weil sie das Gefühl haben, daß ein Patient dies von ihnen erwartet, sondern weil sie meinen, für den Betreffenden sei es besonders wichtig, sich zu verändern. Vielleicht fühlen Sie sich unter Zeitdruck oder werden von dem Drang beherrscht, eine Veränderung zu erreichen, und lassen deshalb zu, daß Sie in den direktiven Kommunikationsstil verfallen. Aber dadurch entfernen Sie sich vom Geleiten. Das Folgende kann in den ersten Sekunden eines Gesprächs passieren:

HELFER: [*fühlt sich ziemlich entschlossen*] Ich wollte Sie noch fragen, ob Sie etwas wegen des Rauchens getan haben, denn das ist sehr schädlich für Ihre Gesundheit.

PATIENT: [*macht augenblicklich die Schotten dicht*] Es hat nie lange funktioniert, wenn ich es aufgegeben habe; deshalb habe ich mich entschlossen, mein Leben nicht zu verändern.

ZU EIFRIG ZU ÜBERZEUGEN VERSUCHEN

Ihr Wunsch, bei einem anderen Menschen eine Veränderung herbeizuführen, kann Sie in eine Überzeugungs-Widerstands-Falle führen: Je intensiver Sie jemanden zu überzeugen versuchen, um so mehr Widerstand entwickelt der Betreffende. Ein Helfer, der gut geleitet, wagt sich nie zu weit vor.

HELFER: [*ist sehr besorgt um die Patientin*] Wenn Sie nicht aufhören, Drogen zu konsumieren, werden Sie Ihr Kind verlieren. Haben Sie schon einmal über eine Behandlung nachgedacht, die Ihnen hilft, von den Drogen loszukommen?

PATIENTIN: Mein Problem ist das Geld. Ich gehe mit diesen Männern [als Prostituierte], um mich und mein Baby ernähren zu können. Und das Heroin hilft mir, das alles zu verkraften.

Den Patienten retten

Eine andere häufige Reaktion auf den starken Drang, Patienten zu einer Veränderung zu bewegen, ist der Versuch, sie zu retten. Das kann viele Formen annehmen, von übertriebenem Enthusiasmus, Drängen und Anbieten starker Unterstützung oder sogar Überschreiten der Grenzen der Helferrolle durch Hausbesuche bei Patienten bis hin zu Geldgeschenken usw. Bedauerlicherweise ist eine solche »Rettung« manchmal genau das Gegenteil von dem, was die Person braucht, weil der Helfer dadurch unabsichtlich die Rolle des Opfers, das auf eine Lösung wartet, verstärkt. Güte kann zu weit gehen, insbesondere wenn sie es dem Patienten erspart, Dinge selbst in die Hand zu nehmen, die er ohne Schwierigkeiten selbst erledigen könnte.

Dem Patienten folgen und sich verirren

Wenn jemand mit einer schlechten Nachricht oder einem Verlust fertig zu werden versucht, sind Sie mit Ihrem Herzen bei ihm, und Sie wissen, daß es dem Betreffenden sehr helfen kann, wenn Sie einfach bei ihm sind und ihm folgen. Ein ähnliches Muster kann in einem Gespräch über eine Verhaltensänderung entstehen, wenn Ihr starker Wunsch zu helfen Sie dazu bringt, dem Betreffenden nur zuzuhören (ihm zu folgen), und Sie dadurch die Möglichkeit verlieren, den Gesprächsverlauf zu beeinflussen. In manchen Fällen, in denen Sie im Laufe zahlreicher Begegnungen eine Beziehung zu einem Patienten entwickeln, bleibt dieses Muster Monate oder sogar Jahre lang bestehen. Ist eine Verhaltensänderung eines der zentralen Probleme, mit denen sich ein Patient konfrontiert sieht, kann es sinnvoll sein, sich den Einfluß auf den Gesprächsverlauf zumindest in einem geringen Maße wieder zu eigen zu machen, vielleicht indem Sie eine oder zwei geleitende Fragen stellen, ohne daß Ihre gute Beziehung zum Patienten darunter leidet. Das gemeinsam Entwickeln eines Plans kann Ihnen beiden helfen, sich von der aktuellen Situation innerlich zu distanzieren und über Möglichkeiten einer Verhaltensänderung nachzudenken. Nützlich ist auch manchmal, offen mit dem Patienten darüber zu kommunizieren.

Patienten mit Informationen überschütten

Sie sind sehr besorgt. Und weil Sie nicht viel Zeit haben, beschließen Sie, dem Patienten einfach alle Informationen, die er nach Ihrer Auffassung braucht, auf einmal zu übermitteln. Ein Problem taucht auf. Sie sind der Fachmann. Sie korrigieren, was falsch gelaufen ist, und das Übermitteln neuer Informationen gehört zu Ihren Werkzeugen. In Verbindung mit dem starken Wunsch, der Patient möge sich verändern, kann dies zur Folge haben, daß Ihr Werkzeug in der Weise aktiv wird, daß es eine wahre Informationsflut produziert, die der passive Patient schon bald nicht mehr verfolgt.

SICH AUF PROBLEME UND SCHWÄCHEN FIXIEREN

Manchmal sind Sie so stark auf Ihre Sicht des Problems konzentriert und darauf, die Arbeit zu erledigen, daß Sie die Sichtweise des Patienten aus dem Blick verlieren und sich mit einer solchen Entschiedenheit auf das problematische Verhalten fixieren, daß der Patient in die Defensive getrieben wird. Die Überwachung »schlechten« Verhaltens tritt an die Stelle des Erkennens von Möglichkeiten, die Stärken und Bestrebungen des Patienten zu wecken und zu aktivieren.

Ihre positiven Bemühungen, den Patienten zu einer Veränderung zu veranlassen, können ein wohlerwogenes Urteil und echte Sorge spiegeln, sie können aber auch von äußeren Faktoren wie vermeintlich verbindlichen Richtlinien und Aufgabenbeschreibungen bestimmt sein. Erstere können gute Dienste leisten, letztere erfordern ein höheres Maß an Vorsicht Ihrerseits. Wir haben nicht vor, Sie zum Psychotherapeuten auszubilden, sondern es geht uns darum, Sie dazu anzuhalten, Ihre eigenen emotionalen Reaktionen aufmerksam zu verfolgen und sich klarzumachen, wie diese den Prozeß des Geleitens entgleisen lassen können.

Wenn es bei Konsultationen um Verhaltensänderungen geht, liegt immer ein Gemisch aus Ihren eigenen Bestrebungen und denjenigen des Patienten vor. Wie Sie mit dieser Herausforderung konstruktiv fertig werden, ist unser nächstes Thema.

Die Beziehung: Wenn unterschiedliche Zielvorstellungen bestehen

Versuchen Sie sich einmal vorzustellen, wie unter den Umständen, die das einfache Vier-Felder-Diagramm in Abbildung 9.1 darstellt, eine Konsultation verlaufen kann. Die schwierigsten Szenarien sind die, in denen zwischen den Bestrebungen beider Seiten ein Mißverhältnis besteht – was in der Regel dann der Fall ist, wenn Ihr eigenes Veränderungsstreben stark und das des Patienten schwach ist. Tun Sie in sol-

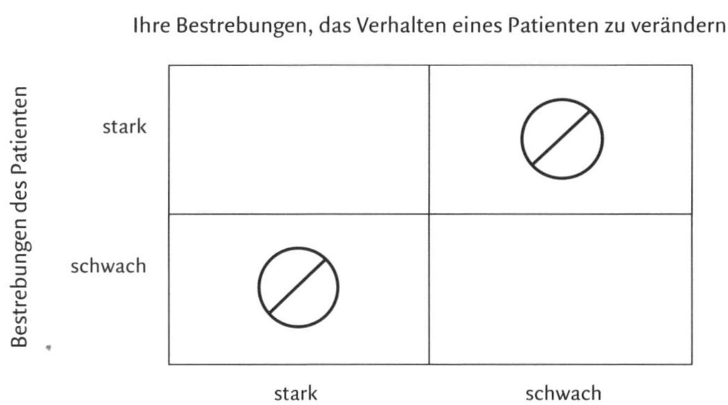

ABBILDUNG 9.1 Bestrebungen, eine Verhaltensänderung herbeizuführen

chen Fällen so, als bestünde keine Divergenz oder sollte zumindest keine bestehen, verschwenden Sie höchstwahrscheinlich Ihre Zeit. Vielleicht versuchen Sie sogar insgeheim, um das Problem herumzukommen, indem Sie den Patienten in diese oder jene Richtung drängen oder ihn sogar manipulieren. Darunter leidet Ihre Empathie dem Patienten gegenüber, und einer der wichtigsten Grundsätze der Motivierenden Gesprächsführung, den Patienten zu respektieren, wird unterminiert. In solchen Fällen kann es nützlich sein, mit dem Patienten zusammen eine Bestandsaufnahme zu machen, und gemeinsam einen Plan zu entwickeln dient genau diesem Ziel. Ähnlich sollte man im umgekehrten Fall vorgehen, wenn die Bestrebungen des Patienten sehr stark und Ihre eigenen eher schwach sind. Beispielsweise könnte ein Patient darauf drängen, von Ihnen eine Überweisung zu einer chirurgischen Operation zu bekommen, obwohl Sie vom Sinn der Maßnahme ganz und gar nicht überzeugt sind. Irgendwann müssen Sie mit ihm dann möglicherweise ein offenes Gespräch über diese Dinge führen.

Einen Plan entwickeln

Das Entwickeln eines Plans, das in Kapitel 4 erläutert wurde, ist eine Routinestrategie, die dazu dient, einen Kompromiß zwischen Ihren persönlichen Bestrebungen und Plänen und den Vorstellungen des Patienten zu finden. Je notwendiger es Ihnen erscheint, dem Patienten Ihre Bestrebungen aufzuzwingen, um so wichtiger ist es, einen solchen Plan klar zu formulieren.

»Ich möchte, daß sie ihren Körper etwas besser trainiert und sich auf die Rückkehr in das Arbeitsleben vorbereitet; sie möchte von mir noch einmal ein Attest bekommen, damit sie nicht zur Arbeit gehen muß.«

»Ich will mich auf das Rauchen konzentrieren, und er glaubt anscheinend, andere Medikamente würden alle Probleme lösen.«

»Jetzt will er, daß ich ihn noch einmal zu einem Scan überweise, obwohl er genau weiß, daß ich der Meinung bin, er sollte sich mit seinem Streß im Alltagsleben beschäftigen, der wahrscheinlich die Ursache für seine Kopfschmerzen ist.«

»Sie will immer mehr Schmerztabletten, und ich möchte, daß sie aktiver wird.«

Je notwendiger es Ihnen erscheint, dem Patienten Ihre Bestrebungen aufzuzwingen, um so wichtiger ist es, einen solchen Plan klar zu formulieren.

Guter Rapport ist für die Auflösung solcher Schwierigkeiten von unschätzbarem Wert. In Kapitel 4 haben wir ein strukturiertes Verfahren beschrieben, bei dem alle Themen aufgeführt werden, über die gesprochen werden kann, so daß Sie und der Patient sich gleich zu Beginn über die weitere Arbeit verständigen können. Sie können aber im Laufe einer Konsultation auch zu einer weniger strukturierten Form des Planens übergehen, um den unterschiedlichen Bestrebungen Ihrer selbst und des Patienten Rechnung zu tragen. Beispielsweise könnten Sie in der vierten der soeben beschriebenen kurzen Szenen, in dem sich die Patientin mehr Schmerztabletten wünscht und Sie das Gefühl haben, ein Körpertraining wäre besser für sie, folgendes tun:

- Sie fassen zunächst zusammen, wie sich die Patientin fühlt und wie Sie ihre Bestrebungen verstehen. Dadurch verstärken Sie den Rapport und sorgen dafür, daß die Patientin nicht das Gefühl hat, Sie hätten sie mißverstanden oder würden ihre Bedürfnisse ignorieren.
- Sie fahren mit der Planentwicklung fort, indem Sie beispielsweise sagen: »Lassen Sie uns einen Augenblick lang einen Schritt zurücktreten und uns anschauen, welche Fortschritte wir schon erzielt haben. Wir beide möchten Ihnen weitere Schmerzen ersparen, das ist klar, und wir können uns diesem Ziel auf verschiedene Arten nähern. Eine Möglichkeit wäre, daß Sie mehr Schmerztabletten einnehmen; das war Ihr Vorschlag, und ich bin nicht so begeistert davon. Sie könnten aber auch Ihr Körpertraining verbessern, was mir lieber wäre, wohingegen Sie das nicht so positiv sehen! Das ist der momentane Stand der Dinge. Wie sollen wir weitermachen? Habe ich etwas vergessen?«

Es wäre nicht sinnvoll, wenn wir Ihnen Vorschriften machen würden, wie Sie in einer schwierigen Beratungssituation wie dieser weiter verfahren sollten. Aber das Planen vergrößert Ihren Handlungsspielraum, so daß Sie beispielsweise über Ihre Sorgen bezüglich des Konsums von Schmerzmitteln sprechen können, insbesondere wenn Sie die Patientin vorher um Erlaubnis bitten. Indem Sie ihr klarmachen, daß die Sorge um ihr Wohl Sie antreibt, und indem Sie den Prozeß des Planens nutzen, um sich unterschiedlichen Bestrebungen gegenüber offen zu zeigen, gelingt es Ihnen oft, die problematische Situation produktiver zu bewältigen.

Schwierigere Beratungssituationen: Wo der lenkende Kommunikationsstil unverzichtbar zu sein scheint

Im Praxisalltag gibt es immer wieder Drucksituationen und Zwangslagen, die sowohl Sie als auch Ihre Patienten verwirren können. Selbst wenn Sie bereit sind, sich grundsätzlich am Kommunikationsstil des Geleitens zu orientieren, müssen Sie auch andere Rollen spielen können, die häufig von der Institution, für die Sie arbeiten, festgelegt werden. Deshalb müssen Sie manchmal zeitweise auf das Geleiten verzichten und den Patienten mit

Selbst wenn Sie bereit sind, sich grundsätzlich am Kommunikationsstil des Geleitens zu orientieren, müssen Sie auch andere Rollen spielen können, die häufig von der Institution, für die Sie arbeiten, festgelegt werden. Deshalb müssen Sie manchmal zeitweise auf das Geleiten verzichten und den Patienten mit bestimmten Themen konfrontieren.

bestimmten Themen konfrontieren, unabhängig davon, was Sie und er wollen oder nicht. Hierzu einige Beispiele.

- Sie möchten einer Mutter in einer sehr schwierigen Situation helfen, ihr Verhalten zu ändern, weil es ihr zugute kommen könnte, wenn sie mehr sozialen Kontakt hätte, weniger Alkohol trinken würde und mit den Verhaltensproblemen ihrer Kinder in anderer Weise als bisher umgehen würde; doch andererseits ist es Ihre Pflicht, das Wohlergehen ihrer Kinder zu sichern, wenn diese sich in Gefahr befinden.
- Zu Ihren beruflichen Aufgaben zählt es, Patienten auf mögliche Veränderungen der Lebensweise anzusprechen, was sich mit dem geleitenden Kommunikationsstil nicht immer vereinbaren läßt. Und eine bestimmte Routineeinschätzung *muß* durchgeführt werden.
- Sie fühlen sich verpflichtet, einen Patienten warnend auf ein Testergebnis hinzuweisen, nach dem er sein Verhalten in bestimmter Hinsicht verändern muß.
- Ein Patient hat sich angewöhnt, unter Rauschmitteleinfluß mit seinem Auto zur Klinik zu fahren, und in diesem Zustand ist er eindeutig eine Gefahr für andere.

Wenn Ihre beruflichen Aufgaben, Ihre Rolle oder Ihr klinisches Urteil Sie dazu verpflichtet, einen direktiven Kommunikationsstil zu benutzen und Patienten zu zwingen, sich mit für sie schwierigen Themen auseinanderzusetzen, wie ließe sich diese Verpflichtung dann mit dem geleitenden Kommunikationsstil vereinbaren, so daß an einer Verhaltensänderung gearbeitet werden kann? Es folgen einige Empfehlungen, die Ihnen bei diesem Bemühen nützlich sein könnten, dargestellt anhand des Beispiels der Mutter, die sich in einer sehr schwierigen Situation befindet.

- Geben Sie sich besondere Mühe, Rapport aufzubauen und zuzuhören, am besten gleich zu Beginn der Konsultation.
- Stellen Sie rasch klar, daß die Situation sowohl für Sie als auch für die Patientin schwierig ist – ebenfalls möglichst zu Beginn der Konsultation. Dabei kann die Metapher des »Hütewechselns« nützlich sein. Versuchen Sie einmal, sich in folgende Darstellung hineinzuversetzen:

  »Ein sehr wichtiger Teil meiner Aufgaben besteht darin, Ihnen die Hilfe zukommen lassen, die bei Ihnen notwendig zu sein scheint. Und damit würde ich heute gern einige Zeit verbringen [das ist der »Hut des Geleitens«]. Außerdem gehört aber auch noch ein anderer wichtiger Aspekt [der »Hut des Lenkens«], nämlich mir Gedanken darüber zu machen, was für Ihre Kinder das Beste ist, zu meinen Aufgaben. Das bedeutet, daß ich zwischen diesen beiden Aufgaben hin- und herwechseln muß. Ich würde mich aber gern zunächst damit beschäftigen, wie ich Ihnen helfen kann, denn ich weiß sehr wohl, daß eine glücklichere Mutter auch glücklichere Kinder hat, falls Sie verstehen, was ich meine.«

- Falls das Problem im Laufe einer Konsultation auftaucht, unterbrechen Sie die Arbeit kurz, fassen zusammen, wo Sie im Moment stehen, treten mit der Patientin gemeinsam einen Schritt zurück und wenden sich dem neu aufgetauchten Problem zu. Versuchen Sie, klar und ehrlich zu sein, und räumen Sie einem respektvollen Umgang mit der Patientin eine hohe Priorität ein.
- Beginnen Sie wenn möglich mit den Sorgen der Patientin, und benutzen Sie dabei den geleitenden Kommunikationsstil. Versichern Sie ihr, daß Sie ihre Sicht akzeptieren, und demonstrieren Sie mit Hilfe von reflektierendem Zuhören, daß Sie das Dilemma der Patientin verstehen, auch wenn Sie dem nur in Form einiger Äußerungen im Sinne reflektierenden Zuhörens Ausdruck geben.
- Machen Sie deutlich, wann Sie zwischen dem geleitenden und dem direktiven Kommunikationsstil wechseln. Das verstehen wir unter »den Hut wechseln«. Versuchen Sie, den Unterschied zwischen diesen beiden Rollen nicht zu verschleiern, indem Sie sich auf eine für den Patienten verwirrende Weise durch das Gespräch winden. Sie könnten zum Beispiel sagen:

  »Ich habe über meine verschiedenen Aufgaben gesprochen, und wir haben uns ziemlich lange damit befaßt, wie Sie mit Ihren Kindern besser zurecht kommen und häufiger aus dem Haus gehen könnten, um nicht verrückt zu werden. Nun würde ich mir gern den anderen Hut aufsetzen und nur über die Kinder reden, denn ich mache mir ihretwegen Sorgen und möchte gern mit Ihnen darüber sprechen. Ist das für Sie in Ordnung?«

Machen Sie deutlich, wann Sie zwischen dem geleitenden und dem direktiven Kommunikationsstil wechseln. Das verstehen wir unter »den Hut wechseln«. Versuchen Sie, den Unterschied zwischen diesen beiden Rollen nicht zu verschleiern, indem Sie sich auf eine für den Patienten verwirrende Weise durch das Gespräch winden.

Ihre eigene Gesundheit

Sich dafür verantwortlich zu fühlen, daß andere Menschen ihr Verhalten verändern, kann erschöpfen. Wenn Ihnen der Kommunikationsstil des Geleitens vertrauter geworden ist, könnte diese Streßquelle für Sie an Bedeutung verlieren, weil Sie dann lernen, sich um Patienten zu kümmern, ohne sich damit zu belasten, eine Verhaltensänderung erreichen zu müssen.

Wenn Sie sich weniger verantwortlich fühlen, werden Sie mit Belastungen einer völlig anderen Art konfrontiert: Durch gute Arbeit können Sie dem Kern jenes Leidens sehr nahe kommen, das mit den Bemühungen eines Patienten verbunden ist, eine Veränderung ins Auge zu fassen. Auch dies zu erleben kann belastend wirken und Ihr Wohlbefinden beeinträchtigen. Das Geleiten erfordert eine delikate Balance zwischen der Notwendigkeit, Ihren Patienten so nahe zu kommen, daß Sie ihre Erlebnisse verstehen und ihnen gegenüber Mitgefühl entwickeln können, und Ihrem Bemühen, als Heiler eine gewisse Distanz vom Patienten aufrechtzuerhalten. Im Alten Testament findet Moses seine Berufung, als seine Aufmerksamkeit durch einen Busch gefesselt wird, der brennt, ohne vom Feuer verzehrt zu werden. Diese Szene ist ein Symbol für die Balance des Heilens: zu brennen, ohne vom Feuer verzehrt zu werden. Ein sehr erfahrener Kinderarzt hat einmal gesagt:

Das Geleiten erfordert eine delikate Balance zwischen der Notwendigkeit, Ihren Patienten so nahe zu kommen, daß Sie ihre Erlebnisse verstehen und ihnen gegenüber Mitgefühl entwickeln können, und Ihrem Bemühen, als Heiler eine gewisse Distanz vom Patienten aufrechtzuerhalten.

»Jede Familie, die ich kennenlerne, hat eine Geschichte, und jede dieser Geschichten ist interessant, und jede Geschichte ist anders. Ich werde nie ausgebrannt sein, weil mich die Geschichten all dieser Menschen interessieren. Behandle ich Patienten hingegen nach Checklisten und Formeln, langweile ich mich bald, und wenn das passiert, besteht auch bei mir die Gefahr eines Burnout.«

Die eigenen Konsultationen untersuchen

Um den Kommunikationsstil des Geleitens besser zu erlernen, können Sie sich Videoaufnahmen von Ihren eigenen Konsultationen anschauen (die natürlich nur hergestellt werden sollten, wenn der betreffende Patient dies erlaubt). Das ist so, wie wenn sich ein Sportler Videos von sportlichen Wettkämpfen, an denen er teilgenommen hat, anschaut. Dies hilft Ihnen, klarer zu erkennen, wo Ihnen etwas gut und wo etwas weniger gut gelungen ist.

»Zuerst hatte ich das Gefühl, alles den Patienten zu überlassen, so daß es mir unmöglich wäre, auch nur den zeitlichen Ablauf beeinflussen zu können, einmal ganz abgesehen davon, ob ich unter diesen Umständen noch tun konnte, was ich selbst wollte und was ich tun mußte. Als ich mir dann eine Videoaufnahme von einer meiner Konsultationen anschaute, fiel mir auf, daß ich eine bestimmte offene Frage gestellt hatte. Offenbar *hatte* ich noch Einfluß auf das Geschehen, und der Patient verfügte trotzdem über eine gewisse Bewegungsfreiheit. Das Klima der Konsultation hatte sich völlig verändert. Ich wußte damals nie genau, was tatsächlich geschehen war.«

Wie Sie Ihre Fertigkeiten im Alltagsleben üben können

Es gibt Untersuchungen über die Interaktion zwischen Mutter und Kind, die den Schluß nahelegen, daß das Geleiten ein universeller und natürlicher Kommunikationsstil ist, mit dem Mütter kleinen Kindern helfen, sich in ihrer neuen Umgebung zurechtzufinden. *Scaffolding* und *geleitete Partizipation (guided participation)* sind Bezeichnungen für die Bemühungen guter Eltern und guter Betreuer, ein Gespräch so zu strukturieren, daß die Bedürfnisse und Fähigkeiten des Kindes berücksichtigt und angesprochen werden. Erfahrene Eltern und Betreuer tun weder zuviel (Lenken) noch zu wenig für ein Kind, so daß dieses sich mit der ihm fremden Situation nicht abquält (Folgen). Erfahrenes Geleiten führt zu besseren Lernergebnissen.

Gelegenheiten, Geleiten zu üben, ergeben sich im Laufe eines Gesprächs mit einem Freund, mit dem man über eine schwierige Entscheidung spricht. Die Versuchung, im Sinne des direktiven Kommunikationsstils mit Lösungen vorzupreschen, ist oft sehr stark. Zuhören, Fragen, Vorschlagen, Unterstützen und Ermutigen sind in der Regel nützlicher und wirksamer. Gegen Ende ihres Lebens müssen ältere Menschen oft über schwierige Probleme sprechen. Wie sollte man Zuhören, Fragen und Informieren in solchen Fällen kombinieren? Ein Patentrezept gibt es nicht, aber wenn Sie diese Fertigkeiten grundsätzlich im Dienste des Geleitens nutzen, ist das oft sinnvoller, als den Betreffenden direktiv zu erklären, wie Sie ihre Probleme lösen sollen.

Zuhören kann man in fast jedem Gespräch üben, nicht nur im Dienste des Geleitens. Wenn Sie versuchen, Reflexionen im Alltagsleben zu benutzen, wird Ihnen möglicherweise als Erstes auffallen, daß Sie aus dem Blick verlieren, was Ihr Gesprächspartner sinngemäß sagt, sobald Sie sich zu intensiv auf den Wortlaut seiner Äußerung konzentrieren. Mit diesem Gefühl der Unbeholfenheit müssen Sie fertig werden, bis Sie eine gewisse Geschicklichkeit entwickelt haben; lassen Sie sich davon nicht abschrecken. Wenn Sie in Ihren Bemühungen nicht nachlassen, werden Sie sich sehr bald weniger unbeholfen fühlen und können dann die Früchte Ihrer Bemühungen ernten.

> *Zuhören kann man in fast jedem Gespräch üben, nicht nur im Dienste des Geleitens.*

Abgesehen von der wichtigen Rolle dieser Fertigkeiten gibt es aber noch etwas viel Wichtigeres: Durch kompetentes Zuhören und Geleiten übermitteln Sie eine Botschaft des Akzeptierens, der Hoffnung und des Mitgefühls, die sich nicht künstlich herbeizaubern läßt. Mitgefühl, Akzeptieren und Hoffnung sind Empfindungen, die Sie selbst innerlich erleben und die für Ihre Patienten so lange nicht von großem Nutzen sind, wie Sie sie nicht kommunizieren. Natürlich können Sie diese Empfindungen auch verbal ausdrücken: »Ich kümmere mich darum«, »Ich glaube, daß alles wieder in Ordnung kommen wird.« Trotzdem ist ein von Mitgefühl, Zuhören und Geleiten geprägter Kommunikationsstil, der Hoffnung und Ihre Bereitschaft zu akzeptieren zum Ausdruck bringt, besonders wirkmächtig, nicht nur in Form Ihrer Äußerungen Ihren Patienten gegenüber, sondern auch in der Art Ihres Zusammenseins mit ihnen. Möglicherweise war ja der Wunsch, andere Menschen zu heilen, einer der Gründe für Ihre Berufswahl. Das reflektierende Zuhören in Verbindung mit dem Geleiten zählt zu den besten Möglichkeiten des Ausdrucks von Fürsorglichkeit und Akzeptieren. Indem Sie sich im reflektierenden Zuhören üben, verbessern Sie gleichzeitig Ihre Fähigkeit, zu akzeptieren und mitfühlend zu sein.

Zum Abschluß

Mit dem Ende dieses Kapitels ist die Darstellung der Motivierenden Gesprächsführung und ihrer Nutzung im Alltag der Gesundheitspflege unter schwierigen Umständen abgeschlossen. Im nächsten und letzten Kapitel geht es um die Auswirkungen der Anwendung der Motivierenden Gesprächsführung in klinischen Zusammenhängen, in denen gesundheitliche Dienstleistungen angeboten werden.

10 Über das Einzelgespräch hinaus

In diesem Buch ging es bisher hauptsächlich um eine bestimmte Art der Kommunikation, die in Vier-Augen-Gesprächen im Gesundheitsbereich eine wichtige Rolle spielt. Wir haben Ihnen empfohlen, Ihren Patienten zu helfen, ihre Ambivalenz hinsichtlich Veränderungen zu erforschen und sich mehr Möglichkeiten, ihre eigene Gesundheit zu verbessern, zu erschließen. In diesem Kapitel stellen wir einige Beispielsituationen vor, in denen es gelang, die Motivierende Gesprächsführung auf positive Weise mit dem System, in dem sie benutzt wurde, zu verbinden. Wir hoffen, Ihnen durch die Beispiele zu veranschaulichen, wie sich MI erfolgreich in einen Service integrieren läßt, der auf die Bedürfnisse der Leistungsempfänger eingeht.

Individuelle Beratungen haben generell ihre Grenzen. Kräfte, die mit der Beratungssituation selbst nichts zu tun haben, ob innerhalb einer Arztpraxis oder medizinischen Institution oder außerhalb davon wirksam, können Patienten an Veränderungen hindern. Oft sind ökonomische und soziale Faktoren für den Erfolg von Bemühungen, Gesundheit und Lebensweise zum Positiven zu verändern, entscheidend. Auch die innerhalb von Gesundheitsinstitutionen wirksamen Kräfte beeinflussen Ihre Arbeit. Verstärkt beispielsweise der betreffende Dienstleister oder ein Gesundheitssystem insgesamt die Passivität von Patienten, können Ihre Bemühungen, Veränderung mit Hilfe von Einzelgesprächen zu fördern, dadurch unterminiert werden.

> »Der Nächste bitte *(nach einstündiger Wartezeit in einem überfüllten Wartezimmer)*. Danke, Mrs. Evans. Darf ich Sie bitten, sich bis auf die Unterwäsche zu entkleiden und diesen Umhang anzuziehen? Ich bin gleich wieder da und messe dann Ihre Vitalzeichen, okay? Anschließend kümmert sich eine Helferin um Sie, und dann ...«

Wenn Sie ein Gespräch über Verhaltensänderungen führen wollen, nachdem eine Patientin diese Art von Routinebehandlung erlebt hat, wird es erheblich schwieriger, sie erfolgreich zu geleiten, denn bei einem solchen Gespräch ginge es in erster Linie darum, daß die Patientin aktiv über ihre Alternativen nachdenkt und infolge dessen beginnt, ihre Lebensgewohnheiten zu verändern. Und wenn sich unglücklicherweise viele Ihrer Kollegen nicht für eine Verstärkung der Zusammenarbeit mit dem Patienten engagieren, müssen Sie sich wohl auch fragen, welche Chancen Sie mit Ihren individuellen Bemühungen in einem solchen Rahmen überhaupt haben.

Solche Barrieren, die in den Strukturen des Gesundheitssystems und in dessen Umfeld begründet liegen, beeinflussen die Motivation Ihrer Patienten, ihr Gesundheitsverhalten zu verändern. *Lassen sich Hindernisse in einem Gesundheitssystem so beseitigen, daß die Mitarbeiter die Möglichkeit haben, einen geleitenden Kommunikationsstil in ihre tägliche Praxis zu integrieren?* Unsere Ausgangsposition ist in dieser Hinsicht, daß wir diese Dinge tun können und auch tun sollten. Wir haben uns zum Ziel gesetzt, im Gesundheitsbereich Wegzeichen der Veränderung zu entdecken. Uns ist völlig klar, daß sich vor uns schon andere, die einen wesentlich größeren Erfahrungs- und Wissensschatz zur Verfügung hatten, mit Versuchen, ein so gewaltiges System zu verändern, abgemüht haben. Dennoch können sich wohlüberlegte Modifikationen der täglichen Praxis im Gesundheitsbereich erkennbar auf das Geschehen im Behandlungsraum auswirken und die Nutzung des geleitenden Kommunikationsstils erleichtern und wirksamer machen.

Die folgenden Berichte stammen aus realen Situationen der klinischen Praxis. Wir haben mit den Menschen, die in diesen Zusammenhängen tätig sind, ausführlich gesprochen, und wir kennen sie und ihre Arbeit sehr gut. Die Beschreibungen und Zitate entsprechen zwar nicht buchstäblich, aber in ihrem Geist der Realität; sie wurden so modifiziert, daß die Anonymität der Beteiligten, wo erforderlich, gewahrt bleibt. In der ersten Serie von Beispielen geht es um die Beseitigung allgemeiner Hindernisse innerhalb eines Systems, in der zweiten um Bemühungen, die Motivierende Gesprächsführung direkt in für den Gesundheitsbereich typischen Situationen zu nutzen.

Beseitigen von Einflüssen, die Veränderungen behindern

In den folgenden beiden Beispielen trugen Veränderungen des Gesamtsystems dazu bei, daß die eigentlichen Dienstleistungen der betreffenden Einrichtung für die Patienten erreichbarer wurden, ihren Bedürfnissen besser entsprachen und sie ermutigten, Entscheidungen über Verhaltensänderungen wann immer möglich selbst zu treffen. Vor diesen Veränderungen des Gesamtsystems erschien es fast unmöglich, die Motivierende Gesprächsführung in das System zu integrieren. Nach der Umstrukturierung war das Mitarbeiterteam eifrig bemüht, diese neue Möglichkeit zu erschließen und zu nutzen.

1. Einen Dienst umgestalten

Setting und Problem: ambulante Klinik für Entgiftung und die Behandlung von Substanzmißbrauch

Ziele: die Therapietreue verbessern; die Patienten aktiver in die Behandlung einbeziehen; positive Veränderungen hinsichtlich des Substanzkonsums fördern

Vorher

Die Mitarbeiter des Programms waren kompetent und guten Willens, aber völlig entmutigt und demoralisiert. Sie wurden täglich mit Menschen konfrontiert, deren Leben zerstört war und die von Alkohol und anderen Drogen abhängig waren. Das medizinische Personal bot ein qualitativ hochwertiges ambulantes Entgiftungsprogramm an, und im Anschluß daran konnten die Patienten in der gleichen Einrichtung an einer Behandlungsmaßnahme teilnehmen, die ihnen helfen sollte, ihren Substanzmißbrauch zu überwinden. Viele, die nach einer Evaluation an dem Entgiftungsprogramm teilgenommen hatten, kehrten danach nicht zur weiteren Behandlung zurück. Einige kamen Monate später erneut in die Klinik, wieder akut krank. Unter den Mitarbeitern herrschte allgemein Pessimismus und eine Atmosphäre der Hilflosigkeit, weil sie die Patienten für undankbar, rüpelhaft, widerständig, unmotiviert und realitätsleugnend hielten. Der Mitarbeiterstab fluktuierte sehr stark, es gab häufig krankheitsbedingte Ausfälle, und zwischen den Teammitgliedern kam es oft zu Streitigkeiten.

Versuchen Sie sich nun einmal in die Perspektive eines Patienten zu versetzen, der bei dieser Institution Hilfe suchte. Telefonisch konnte man keine Termine vereinbaren. Die größtenteils armen Patienten mußten sich um 8.00 Uhr morgens, wenn das Aufnahmefenster geöffnet wurde, persönlich einfinden. Die Klinik lag in einem Industriegebiet, ziemlich weit von öffentlichen Verkehrsmitteln entfernt, und manche brauchten zwei Stunden, um sie mit Bahnen und Bussen zu erreichen. Das Aufnahmefenster war tatsächlich nur ein kleines Fenster in einer Mauer, hinter dem jemand saß und arbeitete. Das Fenster öffnete sich zum Flur des Gebäudes, der ziemlich dunkel und im Winter oft sehr kalt war. Auf dem Flur standen vier oder fünf alte Stühle; kamen mehr Patienten, mußten sie stehen. Sie mußten dort die normale allmorgendliche Geschäftigkeit über sich ergehen lassen: Klinikmitarbeiter, die zur Arbeit kamen, Patienten, die sich ihre tägliche Methadon-Dosis holten, Polizisten und Mitarbeiter eines Sicherheitsdienstes. Wenn sich um Punkt acht Uhr morgens das Fenster öffnete, stand gewöhnlich schon eine Schlange Wartender davor. Weil das Aufnahmeverfahren so kompliziert war, hatten nur fünf oder sechs

Hilfesuchende die Chance, auch nur an die Reihe zu kommen. Den übrigen sagte man, sie müßten entweder bis zum Nachmittag warten oder nach Hause gehen und es am nächsten Tag noch einmal versuchen. Die Atmosphäre unter den Wartenden am Aufnahmefenster war oft sehr mürrisch und chaotisch.

Diejenigen, die blieben, wurden einzeln und nacheinander in den medizinischen Bereich der Klinik gebracht. Manche warteten zwei Stunden, bis dies geschah. Zuerst wurden sie einer Krankenschwester vorgestellt, die einige Tests vornahm und feststellte, ob akute Entgiftungsmaßnahmen notwendig waren. Danach verbrachten die Patienten ungefähr eine halbe Stunde mit einem Sachbearbeiter, der ihre berufliche Situation überprüfte, sich ihren Einkommensnachweis (beispielsweise eine Gehaltsscheckquittung) anschaute und ihnen eine Reihe von Fragen stellte, um herauszufinden, ob ihre Versicherung die Kosten einer Behandlung übernehmen würde oder ob sie ein Anrecht auf staatliche Hilfe hätten. Wurden sie bei diesem Schritt nicht »aussortiert«, kamen sie anschließend zu einem anderen Sachbearbeiter, der einige Formulare ausfüllte und mit ihnen ein strukturiertes Interview durcharbeitete, in dem einige sehr persönliche Fragen gestellt wurden.

Nachdem sie alles überstanden hatten, gab man ihnen einen Termin für die Teilnahme an einer Orientierungsgruppe, einer von zwei wöchentlich stattfindenden Veranstaltungen, die sie auf eine Behandlung vorbereiten sollten. Im übrigen fungierten diese Gruppentermine wie eine Art »Zwischenlager«, in dem die Patienten »aufbewahrt« wurden, bis ein Berater für sie verfügbar war, und als Prüfstein für ihre »Motivation«. Den Teilnehmern der Orientierungsgruppe wurden einige Vorträge über die schädlichen Auswirkungen von Substanzmißbrauch und entsprechende Filme angeboten, und die Patienten mußten diese Veranstaltungen durchschnittlich vier bis sechs Mal besuchen, bevor sie einen Termin bei einem Berater bekamen. Erst dann erfuhren sie den Namen ihres Beraters und erhielten einen Termin für den Beginn der Behandlung. Nur sehr wenige von denen, die sich am Aufnahmefenster eingefunden hatten, hielten die lange Prozedur bis zur Zuteilung eines Beratungstermins durch. Und bei denjenigen, die dies schafften, bestand die Behandlung in den Maßnahmen, die der jeweilige Berater persönlich für sinnvoll hielt.

Veränderungen des Systems

Ein neues Management stellte einige neue Ressourcen zur Verfügung und ermöglichte es, das gesamte Dienstleistungssystem zu verändern. Die Klinik sollte so umgestaltet werden, daß sie auf Besucher freundlich und offen wirkte und so vielen Patienten wie möglich so schnell wie möglich guten Service bieten konnte. Deshalb wurde für das neue patientenzentrierte Fürsorgemodell ein Leitfaden der »sieben Cs« entwickelt:

1. *Courtesy – Höflichkeit*: Jeder Patient, Anrufer und Kollege wird bei jedem Kontakt höflich und mit Respekt behandelt.
2. *Collaboration – Zusammenarbeit*: Die Mitarbeiter bemühen sich gemeinsam, die Ziele der Einrichtung so gut wie eben möglich umzusetzen. Die meisten Ziele werden durch gemeinsame statt individueller Bemühungen verwirklicht.
3. *Contribution – Mitwirkung*: Alle Mitarbeiter übernehmen einen fairen Anteil an der anfallenden Arbeit und suchen selbst nach Möglichkeiten, den gemeinsamen Zielen durch ihren persönlichen Beitrag näherzukommen.
4. *Conscientiousness – Pflichtbewußtsein*: Alle Mitarbeiter bemühen sich um einen qualitativ hochwertigen Service und um die Einhaltung von Zeitplänen und Standards.
5. *Communication – Kommunikation*: In der Klinik wird grundsätzlich offen kommuniziert. Bedenken können jederzeit vorgetragen werden, und sämtliche Informationen werden unter direkter Beteiligung der Betroffenen überprüft.
6. *Connection – Verbundenheit*: Die Mitarbeiter aller Teilbereiche sind sich über ihre Verbindung mit der gesamten Organisation im klaren und fühlen sich der Vision und Mission der Klinik verpflichtet.
7. *Community – Gemeinschaft*: Alle Mitarbeiter fühlen sich gemeinsam für die Atmosphäre, den äußeren Eindruck und den Service der Klinik sowie für das Wohl aller Patienten verantwortlich.

Im Laufe eines Jahres gelang es, auf dieser Basis viele konkrete Veränderungen umzusetzen. Die Mauer, in die das Aufnahmefenster eingelassen war, wurde abgerissen, so daß ein gut beleuchteter und beheizter Warteraum mit genügend Sitzplätzen entstand und die Patienten nicht mehr durch die ständige Geschäftigkeit auf dem Flur in Unruhe versetzt wurden. Wenn sie eintrafen, wurden sie begrüßt, man bot ihnen Kaffee an, und sie wurden den ganzen Tag über mit und ohne Voranmeldung beraten. Außerdem wurde ein Briefkasten für Feedback installiert, und die Patienten wurden aufgefordert, sowohl über Probleme als auch über guten Service zu berichten. Das Aufnahmeverfahren wurde »entrümpelt« und auf das Wesentliche reduziert. Die meisten wichtigen Informationen wurden mit Hilfe eines Fragebogens gewonnen, den die Patienten schon im Warteraum ausfüllen konnten, wobei denjenigen, die Lese- oder Verständnisschwierigkeiten hatten, geholfen wurde. Der erste Mitarbeiter, mit dem die Neuankömmlinge sprachen, war kein Sachbearbeiter, der ihnen Fragen stellte, sondern ein erfahrener Berater, der ihnen erklärte: »Ich werde Ihnen gleich ein paar Fragen stellen müssen, aber zuerst würde ich gern von Ihnen hören, weshalb Sie heute zu uns gekommen sind. Erzählen Sie mir ein wenig, was vorgefallen ist.« Daran schloß sich eine halbstündige Phase intensiven Zuhörens an, wodurch die meisten erforderlichen Detailinformationen schon gewonnen wurden. Das Ziel der gesamten Arbeit war die Stärkung der Veränderungsmotivation und ein Service, der den Patienten wahrscheinlich auch dann helfen würde, wenn sie nur dieses eine Mal in die Klinik kämen.

Außerdem entwickelte man eine Art Auswahlmenü verschiedener evidenzbasierter Gruppen- und Einzelbehandlungen, die jeweils sowohl tagsüber als auch abends angeboten wurden. Es gelang sogar, das Terminangebot zu erweitern, ohne mehr Personal einzustellen. Die Orientierungsgruppe wurde abgeschafft, und statt dessen erhielten die Patienten bei der Aufnahme eine Liste der verfügbaren Angebote mit entsprechenden Erklärungen, und man half ihnen, die für sie passendsten auszuwählen. Man setzte alles daran, jedem Patienten die Möglichkeit zu geben, zu einem persönlichen Berater in Kontakt zu treten und innerhalb einer Woche mit einer Behandlung zu beginnen. Oft wurde der Erstkontakt zu einem Berater schon während der Aufnahmeprozedur oder im Laufe der Entgiftungsphase ermöglicht.

Die neuen Regelungen hatten sowohl auf die Patienten als auch auf die Mitarbeiter erstaunliche Auswirkungen. Die Behandlungstreue der Patienten nahm stark zu, und nachdem ein Teil des Personals, der sich im alten System wohler gefühlt hatte, ausgeschieden war, nahm auch die Fluktuation unter den Mitarbeitern der Einrichtung ab. Statt den Patienten mangelnde Motivation vorzuwerfen, lernten die Mitarbeiter, Ambivalenz als normal anzusehen und es sich zur Aufgabe zu machen, auf die Überwindung unzureichender Motivation hinzuarbeiten. Die Klinik schaffte es, trotz drastischer Sparzwänge, die ihr von den Trägern auferlegt wurden, zu überleben, wogegen viele ähnliche Einrichtungen schließen mußten. Und eine umfassende Follow-up-Evaluation ergab, daß die Behandlungserfolge gemessen an den in vergleichbaren gut kontrollierten klinischen Studien erzielten hervorragend waren.

Das Zentrum dieser Erfolgsgeschichte bildet ein starker Fundus gemeinsamer Wertvorstellungen aller Beteiligten, obwohl der erste Anstoß zu der Veränderung »von oben« gekommen war – initiiert durch eine Modifikation im Management. Letzteres ist aber keine zwingende Voraussetzung für die Umgestaltung eines Service. Uns ist eine Einrichtung für jugendliche Diabetiker bekannt, deren Mitarbeiterteam aus eigenem Antrieb beschloß, sich den Problemen mangelnder Behandlungstreue und unzureichender glykämischer Kontrolle auf neuartige Weise zu nähern. Sie befragten die Patienten nach ihren Präferenzen und konzentrierten dann die Öffnungszeiten der Klinik auf den späteren Nachmittag, damit die Patienten nach dem Unterricht in der Schule oder im College in die Einrichtung kommen konnten. Später wurde eine subtilere Modifikation realisiert, als das Personal den Schwerpunkt von der Kontrolle von »Gewicht und Blutwerten« weg zu einem etwas entspannteren und umsichtigeren Verfahren hin verlagerte, das besser auf die Bedürfnisse der Patienten einging. Durch diese stille Transformation kam ein Resultat zustande, das sich von dem des ursprünglichen Verfahrens stark unterschied: ein Service, an den sich junge Menschen unbeschwert wenden konnten und wo man sie fragte: »Mit wem würden Sie heute gern zuerst sprechen?« Die Atmosphäre, die Durchführung der Konsultationen und die Wahl der Behandlungsoptionen waren ähnlich strukturiert, wie es soeben bezogen auf die Klinik für Substanzmißbrauch beschrieben wurde. Die Behandlungstreue der Patienten wurde besser, und das Mitarbeiterteam fing an, auf der Grundlage gemeinsamer Wertvorstellungen zu arbeiten und gezielt eine Innovation konkret umzusetzen.

Das nun folgende Beispiel veranschaulicht, welche Früchte die Arbeit nach diesem Prinzip tragen kann.

2. Eine einzelne Innovation

Das Beispiel, das wir nun schildern werden, haben wir über einige Jahre verfolgt. Es stammt aus der Welt der Entwicklungsländer. Ein Team, das in einem der größten Lehrkrankenhäuser Afrikas arbeitete, sah sich mit einer hoffnungslosen Situation konfrontiert: von extremer Armut geplagte Menschen, die unter einer lebensbedrohlichen Krankheit litten und nur sehr unregelmäßig zur Behandlung kamen.

Setting und Problem: ambulante und stationäre Behandlung von Kindern mit HIV/Aids; schlechte Behandlungstreue

Ziele: Förderung der Adhärenz hinsichtlich einer antiretroviralen Therapie; bessere ökonomische und soziale Integration der Mütter; Verlagerung des Behandlungsschwerpunktes auf die Förderung gesünderer Lebensgewohnheiten

Vorher

Mehr als 150 Mütter waren durch den Service registriert worden und sollten ihren Kindern regelmäßig Medikamente zur Behandlung einer lebensbedrohlichen Krankheit verabreichen. Das Behandlungsteam konnte auf die Wichtigkeit der Medikamentenadhärenz gar nicht nachdrücklich genug hinweisen, weil die Mittel wirklich jeden Tag genau zur gleichen Zeit eingenommen werden mußten. Nur sehr wenige Mütter hielten sich an diese Regel, was auf alle Mitarbeiter sehr entmutigend wirkte. Es kamen immer mehr neue Patienten in die Klinik. Alle diese Mütter und ihre Kinder litten an HIV/Aids.

Der typische Weg der Mütter durch die Einrichtung begann in der Aufnahme der Kinderstation des Krankenhauses. Hatte das Baby oder Kleinkind eine akute Infektion überlebt, wurde es in die ambulante Betreuung überstellt. Dann fingen die Schwierigkeiten an. Die Mütter kamen mit den Kindern nur sporadisch zu weiteren Behandlungsterminen, und es war fast unmöglich, ihnen die Wichtigkeit der Medikationsadhärenz klarzumachen. Sie reagierten auf alle entsprechenden Anweisungen mit einem Ausdruck von Bestürzung. Zahllose Kommunikationsprobleme traten auf, und nach Ansicht der Teammitglieder wollten viele Mütter einfach nicht »der Realität ins Auge sehen«. Nur wenige hatten eine Arbeit; die meisten lebten in Behelfsunterkünften, und es fiel ihnen sehr schwer, das Geld für die Fahrt zu den regelmäßigen ambulanten Behandlungsterminen aufzubringen. In ihrer Kultur war HIV ein Grund, sich zu schämen. Sofern sie überhaupt westliche Medikamente einnahmen, hörten sie oft damit auf, sobald es ihnen selbst oder ihren Kindern etwas besser ging, was regelmäßig zu medizinischen und anderen Problemen führte. Eine Krankenschwester erklärte: »Wenn die Mütter wütend werden, wissen wir, daß sich erste Erfolge unserer Bemühungen einstellen. Und das bedeutet, daß es Grund zur Hoffnung gibt.« Meist jedoch waren sie vor allem passiv. Seit kurzem wurde zwar eine antiretrovirale Therapie angeboten, aber wie ließe sich die Medikamentenadhärenz verbessern?

Systemveränderungen

Wie Struktur und Praxis der gesamten Dienstleistung verändert wurden, läßt sich recht gut anhand der Erfahrungen einer jungen Mutter veranschaulichen. Sie ist völlig mittellos und lebt mit zwölf anderen Personen in einer Hütte, die sich in einer großen Township befindet. Eine Ambulanz bringt sie mit ihrem sehr kranken Kind ins Krankenhaus. Während der folgenden vierzehn Tage bleibt sie im Krankenhaus bei ihrem Kind, das sich allmählich von einer schweren akuten Atemwegsinfektion erholt. Kurz nach ihrem Eintreffen wird sie in den Wartebereich für ambulante Patienten geführt, wo sich einer der Berater ihrer annimmt und ihr einen Kaffee und ein Sandwich anbietet. Sie trifft dort andere Mütter, die an einem Tisch sitzen. In diesem Warteraum herrscht eine Atmosphäre wie auf einem kleinen Marktplatz. Die Mütter stellen Perlenschmuck her. In der Mitte des Tischs steht eine brennende Kerze, mit deren Hilfe die Frauen den Nylonfaden abtrennen, den sie benutzen. Dort erlernt die junge Mutter eine Tätigkeit, mit der sie Geld verdienen kann. Sie redet mit den anderen Frauen über ihr Leben. Auf dem Boden spielen Kinder, die nacheinander von einem Arzt untersucht werden, der auch überprüft, ob sie die antiretroviralen Medikamente regelmäßig einnehmen. Den meisten dieser Kinder scheint es recht gut zu gehen.

Als das Kind der jungen Frau aus der stationären Pflege entlassen wird, erhält die Mutter einen Termin für eine ambulante Untersuchung sowie ein Säckchen Perlen samt Nylonfaden, denn sie hat inzwischen von den anderen Müttern gelernt, wie man Ketten für Konferenznamensschilder herstellt. In der folgenden Woche kommt sie mit ihrem Kind wieder in die Klinik, wo sie einen Termin bei einem Arzt hat. Vor und nach dieser Konsultation lernt sie weitere Mütter kennen, und an der Anmeldung kauft man ihr die beste ihrer Perlenketten ab; diese soll anläßlich einer kleinen Wohltätigkeitsveranstaltung zum Verkauf angeboten werden.

Im Laufe der nächsten Monate lernt sie von den anderen Müttern, wie man das antiretrovirale Medikament einnehmen muß. Sie schließt Freundschaft mit anderen Frauen und spricht mit ihnen darüber, wie schwierig es ist, in Gesellschaft damit umzugehen, daß sie HIV-positiv ist. Außerdem kann sie informell mit sämtlichen in der Klinik arbeitenden Beratern sprechen; unter ihnen sind viele ebenfalls HIV-positiv und haben sich entschlossen, anderen zu helfen. Die junge Frau kauft von dem Geld, das sie durch den Verkauf ihrer ersten Perlenketten erwirtschaftet, weitere Perlen. Sie hat nun eine Vollzeitbeschäftigung und kommt regelmäßig zur Klinik, wo man für sie ein Bankkonto eingerichtet hat.

Der Chefarzt der pädiatrischen Abteilung sagte: »Versuchen Sie sich einmal vorzustellen, wie diese Patienten leben. Man kann es sich kaum vorstellen. Ich habe es versucht, aber nicht geschafft.« Rückblickend läßt sich feststellen, daß der Veränderungsprozeß durch ein Erlebnis tiefer Empathie eingeleitet wurde. Kurze Einblikke in das Leben dieser Menschen veranlaßten zum Handeln.

»Wir behandelten nur einen Teil des Problems« erklärte der Kinderarzt einige Jahre später. »Wenn Menschen nicht genug zu essen im Bauch haben, wirkt sich das auf eine Behandlung aus, und wenn wir an dieser Lebenssituation nichts ändern, tauchen medizinische Probleme bald erneut auf und verfolgen uns. Letztlich geht es darum, daß wir nicht nur für die Behandlung individueller Patienten Verantwortung übernehmen. Deshalb beschlossen wir, in unserem Krankenhaus eine sozioökonomische Intervention zu entwickeln.«

Was als eine auf den ersten Blick sehr begrenzte Innovation begann und vor allem dazu gedacht war, Menschen zu ermöglichen, sich das Geld für die Fahrt zum Krankenhaus zu verdienen, trägt nun auch zur Überwindung anderer Barrieren bei: von sozialer Isolation, von Problemen bezüglich des Eingestehens des eigenen HIV-positiven Status, mangelnden Verständnisses der Wirkung antiretroviraler Medikamente und eines ganzen Spektrums weiterer persönlicher und sozialer Hindernisse. Sofern die HIV-positiven Kinder ihre Medikamente regelmäßig einnehmen, wird die Behandlung dieses Problems bei ihnen allmählich dem Umgang mit anderen chronischen Krankheiten wie Diabetes ähnlich, hat also nicht mehr den Charakter einer reinen Palliativbehandlung. Dieses Modell einer bewährten Behandlungsmethode ist mittlerweile auch andernorts übernommen worden (siehe *www.kidzpositive.org*). Die Klinikmitarbeiter haben inzwischen an einem ersten MI-Training teilgenommen, was dem Service zugute kommt und dem Prinzip entspricht, die Patienten zu befähigen. Die Berater entwickeln nun eine professionelle Identität, sie konferieren wöchentlich mit dem Kinderarzt, und sie stehen in ständigem Kontakt mit ähnlichen Teams, die in anderen afrikanischen Ländern Kinder behandeln (*www.teampata.org*).

Diese Innovation ist kein Einzelfall. Wenn ein Krankenhaus in eine Gemeinschaftseinrichtung umgewandelt wird, kann die Effektivität der Arbeit in der Institution dadurch stark verbessert werden. Man könnte die starke Zunahme neuer Primärversorgungseinrichtungen überall auf der Welt als Ausdruck des Bemühens verstehen, den Zugang zur medizinischen Versorgung zu verbessern und deren Kontinuität zu sichern, was auf das Leben der betroffenen Menschen erkennbar positive Auswirkungen hat. Viele kommunale Initiativen im Sozialbereich und in der Gesundheitsfürsorge zeigen, wie wichtig es ist, sich um die Verbesserung des Gewahrseins zu bemühen, Betroffene über wichtige Themen zu informieren, die existierenden Betreuungsmöglichkeiten zu verbessern und sogar auf eine Verbesserung der ökonomischen Situation der Betroffenen hinzuarbeiten. Wenn man diese Ziele verfolgt, wird eine Verhaltensänderung wahrscheinlicher.

Die Motivierende Gesprächsführung in ein bestehendes System integrieren

In den Beispielen, die bisher geschildert wurden, ergab sich die Nutzung der Motivierenden Gesprächsführung als Begleiterscheinung der Verbesserung grundlegender Dienstleistungsaspekte. Im nächsten Abschnitt werden Beispiele für die direkte Integration der Motivierenden Gesprächsführung in ein System beschrieben. Im ersten der folgenden Beispiele führte ein MI-Training zu ergänzenden Veränderungen der Gestaltung eines Service. Im zweiten Beispiel wurde MI als Rahmen für die Gesundheitsförderung in einem Wasserreinigungsprogramm eingesetzt, das in einem Entwicklungsland durchgeführt wurde.

Training in Motivierender Gesprächsführung und andere Veränderungen

Setting und Problem: ambulante und stationäre Betreuung in einem Krankenhaus; kardiale Rehabilitation

Ziele: Veränderung des Programms zugunsten der Förderung einer gesünderen Lebensweise bei den Patienten; an das Mitarbeiterteam gerichtete Empfehlung, die Motivierende Gesprächsführung zu erlernen; Veränderung standardisierter Verfahrensweisen im Sinne des geleitenden Kommunikationsstils.

Im folgenden kurzen Bericht wird eine noch nicht abgeschlossene Innovation beschrieben. Er gibt Ihnen Gelegenheit, ein besseres Gespür für die allmähliche Umsetzung einer Veränderung innerhalb eines Systems und für die damit verbundenen Probleme zu entwickeln. Der Bericht ist für praktisch jede Art von Team im Bereich der Primär- und Sekundärversorgung von Interesse.

Vorher

Wenn die Patienten ihre akuten Krisen überwunden hatten, wirkten sie passiv, verängstigt und manchmal deprimiert, unabhängig davon, ob sie operiert worden waren oder nicht. Sie waren es gewöhnt zu hören, sie müßten ihren Körper besser trainieren, sich besser ernähren, mit dem Rauchen aufhören usw. Zu den Problemen, die sie schon vor ihrer Zeit im Krankenhaus gehabt hatten, waren nun noch ein paar hinzugekommen, mit denen sie fertig werden mußten. Sie stammten aus sehr unterschiedlichen kulturellen Zusammenhängen. Bei ihrer Entlassung bot man ihnen an, weiterhin als ambulante Patienten an der kardialen Rehabilitation teilzunehmen. Dieses Angebot nahmen zunächst tatsächlich viele wahr, doch von diesen gaben viele vor dem Ende des Programms auf.

Daß die Stimmung unter den Mitarbeitern nicht besonders gut war, hing hauptsächlich mit dem Druck zusammen, unter dem sie infolge von Arbeitsüberlastung standen, und damit, daß sie sich dafür verantwortlich fühlten, die Patienten dazu zu *bringen*, ihr gesundheitsschädliches Verhalten zu ändern. Das Team, das aus vielen Pflegern und Pflegerinnen, einem Psychologen, einer Physiotherapeutin und einem Ernährungsberater bestand, bot ein mehrphasiges Rehabilitationsprogramm an, das mit einer Einschätzung begann und unter anderem Komponenten wie eine edukative Gruppenveranstaltung, ein Entspannungstraining und Einzelberatungen umfaßte. Die Arbeit zielte in erster Linie darauf, Patienten mit seit langem bestehenden Problemen zur Entscheidung für gesundheitsförderliche Verhaltensweisen unterschiedlichster Art zu bewegen, wobei es vielfach um die Veränderung von Lebensgewohnheiten ging. Alle Mitarbeiter waren vorrangig bemüht, den Patienten möglichst viele Gelegenheiten zu bieten, durch Verhaltensänderungen etwas für ihre Gesundheit zu tun. Allen Beteiligten war klar, daß es bei ihnen sehr dringlich war, bestimmte Lebensgewohnheiten zu ändern. Aufklärung schien der entscheidende Ansatzpunkt für die Arbeit der ganzen Einrichtung zu sein. Und die Helfer bezichtigten die Patienten immer wieder des Widerstands, des Leugnens und des Starrsinns. Ob eine Veränderung der Art, wie das Team mit den Patienten redete, die Situation wirklich deutlich verbessern würde?

Nachher

Der Leiter des Teams, ein Psychologe, gab der Oberschwester einen Artikel über Motivierende Gesprächsführung zu lesen, und beide waren sich einig, daß sie zuviel Zeit darauf verwendeten, für die Patienten über deren Prioritäten zu entscheiden, ihnen Ratschläge zu geben und ihnen alle möglichen Belehrungen zu verpassen. Vielleicht würde ja die Bereitschaft der Patienten, an dem Programm teilzunehmen, stärker werden, wenn das Team lernen würde, anders als bisher mit der Situation umzugehen. Daraufhin wurde für die Mitarbeiter ein zweitägiger MI-Workshop organisiert. Sie wußten, in welche Richtung sie gehen wollten, und waren in der Lage, die Unsicherheit bezüglich des Tempos und der Resultate des Veränderungsprozesses zu ertragen. Das Team war bisher noch nie außerhalb der üblichen Fallbesprechungstreffen zusammen gekommen.

Die Einrichtung wurde während des Workshops für zwei Tage geschlossen. Vierzehn Mitarbeiter versammelten sich in einem Haus in ländlicher Umgebung, wo der Workshop stattfand. Schon bald befanden sich alle in simulierten Konsultationen im ihnen vertrauten Stil, wobei Schauspieler die Rollen typischer Patienten spielten. Die meisten Teilnehmer hatten noch nie etwas von Motivierender Gesprächsführung gehört, und ebenso neu waren ihnen die Übungssimulationen. Probleme beim Wechsel zwischen direktiver und geleitender Kommunikation traten ebenso zutage wie Schwierigkeiten damit, aufgrund des Zuhörens Reflexionen zu formulieren, statt Fragen zu stellen. Den Patienten zumindest einen Teil der Verantwortung für ihre Entscheidungen zu überlassen war für die Mitarbeiter offensichtlich ein ganz generelles Problem.

Dann schlug die Realität wieder zu. Das Tempo der Alltagsroutine in der Klinik ließ vielen Kursteilnehmern keine andere Wahl, als zum bisher bevorzugten aufklärenden Ansatz zurückzukehren und den Patienten Ratschläge bezüglich erstrebenswerter Veränderungen zu geben. Die MI-Fertigkeiten in die Praxis umzusetzen war für sie offensichtlich sehr schwer. Sie schafften es fast nie, die Dinge, die sie während des Workshops gelernt hatten, auch wirklich umzusetzen. Bei einigen allerdings hatte die Arbeit offensichtlich gefruchtet. Einer sagte: »Manchmal wird mir während eines Gesprächs mit einem Patienten plötzlich klar: ›Ah, das war ja MI!‹ Und dann denke ich, daß ich so etwas öfter machen sollte. Ich versuche, mir bewußter zu machen, wann ich MI benutze.« Jemand anders berichtete, Mitarbeiter der Koronarstation hätten ihn gefragt, warum er die Patienten nicht wegen ihres Rauchens anschreie und sie nicht mehr auffordere, auf Junkfood zu verzichten. Darauf hatte er geantwortet, wahrscheinlich würden es diese Patienten irgendwann leid, wenn ständig Leute an ihrem Bett ständen und ihnen sagten, sie würden sterben, wenn sie nicht dieses tun und jenes lassen würden. Eine Pflegerin faßte die Situation wie folgt zusammen: »Man weiß, daß man richtig liegt, wenn man vom Patienten eine positive Reaktion bekommt, und daß man schrecklich daneben liegt, wenn man eine negative Reaktion erhält – aber alles, was dazwischen liegt, ist kompliziert; man übersieht so leicht die Feinheiten.«

In Gesprächen im Erholungsraum des Personals über die Fortsetzung der Weiterbildung wurde über die Möglichkeit kürzerer Auffrisch-Workshops, selbstorganisierter Unterstützungsgruppen, das Lesen von Beratungstranskripten, das Anhören von Audioaufnahmen von Sitzungen, das Hospitieren bei den Konsultationen von Kollegen und die Selbsteinschätzung der Qualität der eigenen Konsultationen mit Hilfe einer Checkliste gesprochen. Doch die Vorgesetzten, die den Anstoß zur Durchführung der Workshops gegeben und selbst begeistert daran teilgenommen hatten, zeigten kein Interesse an der Umsetzung dieser Ideen. Sie hatten ein umfassenderes Ziel vor Augen: Sie wollten die gesamte Servicekultur verändern und untersuchen, wie bestimmte Eigenarten des Service Verhaltensänderungen verstärkten bzw. erschwerten.

TEAMBESPRECHUNGEN

Man bot dem Team an, eine Reihe zweistündiger »Teambesprechungen« durchzuführen, in denen sich die Mitarbeiter damit beschäftigen sollten, wie man den Service stärker dem Kommunkationsstil des Geleitens (im Gegensatz zu dem des Lenkens) annähern könnte. Zunächst versuchte der Moderator, die Teilnehmer dazu zu bringen, sich darüber zu äußern, welche Veränderungen sie sich wünschten. Später konzentrierte die Gruppe sich auf die Themen Einschätzung und Gruppenarbeit. Insgesamt fanden im Laufe von drei Monaten fünf derartige Gespräche statt, und alle Teilnehmer waren einhellig der Meinung, daß die Gespräche im Laufe der Zeit produktiver geworden seien. Anfangs habe man ein wenig ziellos diskutiert.

Parallel zur Verbesserung der Zusammenarbeit während der Besprechungen setzten sich auch in der täglichen Arbeit allmählich innovative Tendenzen und gegenseitige Unterstützung durch. Der Begriff *culture change* (»Wandel der institutionellen Kultur«) fiel in den Gesprächen immer wieder, und die Mitarbeiter waren aufgrund des Austauschs besser in der Lage, individuelle und rollenbedingte Unterschiede zu tolerieren. Einer sagte: »Ich bekomme jetzt regelmäßig eMails und Anrufe von Teamkollegen, die mich wegen irgendwelcher Probleme um Hilfe bitten.«

VERÄNDERUNG VON EINSCHÄTZUNGSVERFAHREN

In der ersten Sitzung mit einem neuen Patienten fand eine umfangreiche Einschätzung statt, die durchschnittlich 30 Minuten dauerte. Dabei griffen die Helfer gewöhnlich auf den direktiven Kommunikationsstil zurück, um Antworten auf eine lange Liste von Fragen zu bekommen, woraufhin diese Informationen schriftlich festgehalten wurden. Die ersten Versuche, die in den Teambesprechungen vereinbarten Änderungen umzusetzen, verliefen frustrierend, weil die Helfer fanden, der Gesprächsverlauf sei durch die Vorgabe, das Formular durchzuarbeiten, zu stark festgelegt, und die Patienten reagierten zwangsläufig auf die vorgegebene Struktur. Sie wünschten eine weniger »klinisch« anmutende Einschätzungsprozedur, die eher den Charakter eines Austauschs hätte, damit auch die Patienten die Möglichkeit erhielten, sich über ihre Motive für eine Verhaltensänderung klar zu werden.

Daraufhin beschloß man, die Reihenfolge der Fragen stark zu verändern. Außerdem kamen einige neue Fragen hinzu, in denen die Patienten gebeten wurden, ihre eigenen Ansichten zu den Ursachen ihrer Herzkrankheit zu äußern, zu erklären, ob sie an Veränderungen ihrer Lebensgewohnheiten interessiert waren, und ihre diesbezüglichen Überzeugungen zu beschreiben. Einige Fragen, die sich auf rein faktische Informationen bezogen, wurden an das Ende der Liste gesetzt, weil man vermutete, daß die Patienten, wenn sie sich aktiv am Einschätzungsprozeß beteiligten, die betreffenden Fragen wahrscheinlich spontan im Gesprächsverlauf beantworten würden. Außerdem wurde eine Art »Spickzettel« neu entwickelt, damit das Gespräch frei den Impulsen des Patienten folgen konnte, ohne daß der Helfer aus dem Blick verlor, daß alle wichtigen Themen abgedeckt werden mußten. Erst nach Abschluß dieser etwas offeneren Befragung wurde das Formular ausgefüllt.

Die Einschätzungsprozedur wurde auf diese Weise für alle Beteiligten deutlich interessanter. Ein Helfer berichtete: »Ich bin überrascht, welche Geschichten mir Menschen erzählen, die manchmal seit zwanzig Jahren unter Angina pectoris leiden und immer noch sehr merkwürdige Vorstellungen über den Ursprung ihres Leidens haben.« Ein anderer berichtete:

> »Ich finde, daß das neue Einschätzungsverfahren sehr nützlich ist, denn Patienten zu fragen, was sie selbst über ihre Erlebnisse denken und weshalb sie hierher gekommen sind, ist ungeheuer aufschlußreich. Im alten Formular war für diese Dinge kein Platz vorgesehen. Ebenso nützlich sind Fragen danach, was ihnen am meisten Sorgen macht – das ist oft nicht ihre Herzkrankheit, sondern beispielsweise daß ihre Frau sehr krank ist oder ihre Kinder Drogen konsumieren. Wenn man so etwas weiß, wird es unter anderem verständlicher, warum unser Service für sie nicht so interessant ist, wie wir es eigentlich erwarten. Solche Dinge zu wissen, scheint mir sehr nützlich.«

Ein Gefühl für die Gesamtsituation der Patienten zu entwickeln – wozu auch ihre Ansichten darüber zählen, welche Veränderungen ihrer Lebensweise sie selbst für möglich halten –, erleichterte den Mitarbeitern die Entscheidung darüber, auf was sie sich in späteren Beratungsgesprächen konzentrieren sollten. Einige klagten, das neue Einschätzungsverfahren nehme noch mehr Zeit in Anspruch als das alte; andere bestritten dies und machten sich über die Langsamkeit ihrer Kollegen lustig.

PATIENTENAUFKLÄRUNGSGRUPPEN

Das Team führte jede Woche eine Serie themenzentrierter aufklärender »Gespräche« durch. Die Mitarbeiter beschlossen, dabei nicht mehr so stark wie früher auf Power-Point-Präsentationen zurückzugreifen; sie stellten die Reihenfolge der Themenbehandlung um, und sie entwickelten Leitlinien für den Umgang mit Fragen und Beobachtungen der Patienten. Die radikalste Veränderung war die Neueinführung einer relativ unstrukturierten Abschlußsitzung, in der im Sinne der MI-Prinzipien über Schwierigkeiten mit Verhaltensänderungen gesprochen werden konnte.

Die Gruppensitzungen waren für die Mitarbeiter die einzige Situation, in der sie mit Kollegen zusammenarbeiten konnten. Aufgrund der weniger starken Strukturierung der Arbeit ergab sich das Problem, daß die Helfer Schwierigkeiten hatten, sich von ihrem gut gemeinten Impuls zu lösen, den Patienten vorsorglich alle Informationen, die sie für notwendig hielten, zu übermitteln. Der Lohn für diesen großzügigen Umgang mit Informationen mußte nach ihrer Auffassung sein, daß sich die Patienten stärker engagierten.

> »Es ist schwierig, schwerer als vorher, weil ich es gewöhnt bin, einfach sämtliche Informationen zu übermitteln, und am Ende können dann noch Fragen gestellt werden – und das war's. Das hier ist ja fast wie ein offenes Diskussionsforum, und wissen Sie was? Mein Eindruck ist, daß die Leute mehr davon haben. ...

> Mehr Teilnehmer fangen an, ihre Ideen in das Gespräch einzubringen, und anschließend tut es jemand anders auch, und dann noch einer. Plötzlich meldet sich jemand zu Wort, dem man das am wenigsten zugetraut hätte, und man denkt sich: ›Das ist ja phantastisch!‹ ... Alle wirken viel interessierter und enthusiastischer. Statt daß wir einfach nur dastehen und den Patienten Informationen geben, versuchen wir herauszufinden, was diese Leute wirklich brauchen – und das ist nicht immer das, was man selbst vermutet hat ... Mein Gefühl ist, daß ich dadurch den Patienten gegenüber viel verständnisvoller geworden bin. Ganz bestimmt.«

In den ersten Monaten nach der Neuregelung fand das Team heraus, unter welchen Umständen bestimmte Fragen in Gruppengesprächen besonders nützlich waren. Nach Bedeutung und Zuversicht zu fragen (siehe Kapitel 4) war offenbar sehr nützlich, wenn es um die Einnahme von Medikamenten ging. Die Benutzung einer Für-und-Wider-Struktur (siehe Kapitel 4) erwies sich in vielerlei Hinsicht als nützlich, und besonders brauchbar war dies, wenn es um Körpertraining ging. Jemand erklärte: »Dieses Muster eignet sich sehr gut für die Suche nach Verständnislücken; beispielsweise verstehen 90 Prozent der Patienten normales Gehen nicht als Körpertraining.« Bezüglich des Themas Feedback erklärte eine Pflegerin: »Ich glaube, aufgrund des neuen Verfahrens haben wir uns abgewöhnt, den Patienten zu verheimlichen, was wir wirklich denken. Wir gestatten ihnen, uns zu sagen, was das Feedback nach *ihrer* Meinung beinhalten sollte, und sie gestatten uns anschließend, ihnen zu sagen, was das Feedback nach *unserer* Meinung beinhalten sollte, und ich glaube, wir treffen uns dann irgendwo in der Mitte.«

Veränderungen, die eigentlich nur einen Teil des Programms betrafen, wirkten sich auf andere Teile aus. Ein Helfer äußerte sich wie folgt über diese Entwicklung: »Nach meinen ersten Versuchen damit in Gruppen führte ich diese Art von Gesprächen auch außerhalb der Gruppen; für mich ist das eine mit dem anderen eng verbunden.« Dieser Prozeß wirkte sogar auf diejenigen, die an dem MI-Workshop nicht teilgenommen hatten. »Einige Mitglieder unseres Teams haben nie an einem der Trainings teilgenommen. Sie haben das Verfahren durch unseren neuartigen Umgang mit den Gruppen erlernt, und sie verändern ihre individuelle Arbeit nun entsprechend, was hochinteressant ist.«

In Gesprächen, die ein Jahr später stattfanden, waren sich die Teammitglieder einig, daß die Teilnahme aller an einem Workshop, über dessen Thema bisher niemand von ihnen etwas gewußt hatte, alle Mitarbeiter auf eine Stufe gestellt und sie trotz unterschiedlicher beruflicher Voraussetzungen gemeinsam auf ein Ziel konzentriert hatte, das ihnen allen als erstrebenswert erschien. Allerdings hatten die praktischen Übungen nicht allen zugesagt bzw. nicht dem Lernstil aller entsprochen. Eine Pflegerin sagte: »Ich fand die Gruppensimulationen schrecklich: herumzusitzen und Leuten Dinge aus der Nase zu ziehen; aber die MI-Arbeit hat mir gut gefallen.«

Kommentar

Bei entsprechendem Engagement und Nutzung der vorhandenen kreativen Ressourcen ist es möglich, Organisationen und Serviceangebote zu verändern, und solche Bemühungen kommen den Möglichkeiten der Patienten, ihr gesundheitsrelevantes Verhalten zu verändern, zugute. Die Aufmerksamkeit ist dabei sowohl auf das *Warum* als auch auf das *Wie* der Verhaltensänderung gerichtet. Im obigen Beispielfall dienten Teambesprechungen und Trainingsveranstaltungen nicht nur dazu, die erforderlichen Aktivitäten herauszuarbeiten – das *Wie* der Veränderung –, sondern es ging auch um das *Warum* der Veränderung – um die Bereitschaft der Mitarbeiter, ihren Service im Interesse wirksamerer und respektvollerer Möglichkeiten der Veränderung des Gesundheitsverhaltens umzustrukturieren. Toleranz gegenüber Unsicherheit und Ambivalenz, das Festlegen erreichbarer Ziele und die bewußte Registrierung der erzielten Fortschritte sind Aspekte der Arbeit individueller Helfer an Verhaltensänderungen, die Achtsamkeit und einen sicheren Umgang mit dem Kommunikationsstil des Geleitens durch die Teamleiter selbst erfordern. Letztlich lernte das gesamte Team, besser zu geleiten:

> »Es ist nützlich, wenn ich mit diesem Menschen als Individuum spreche und herausfinde, warum es für ihn wichtig ist, fitter zu werden. Der Grund kann so simpel sein wie das Bedürfnis, die Hausarbeit erledigen zu können; ebensogut kann es aber auch um die Teilnahme an einem Marathonlauf gehen. Es ist also in jedem Fall gut herauszufinden, was der Betreffende wirklich braucht und wieviel er dafür zu tun bereit ist – und wie weit er auf diese Weise auch mit anderen Problemen kommen kann. Dies hat mir auch geholfen, zu den Patienten als Individuen in Beziehung zu treten.«

Das Interesse an der Möglichkeit, Gruppen im Sinne der MI-Grundregeln zu leiten, ist in den letzten Jahren erheblich stärker geworden. In Tabelle 10.1 haben wir zusammen mit zwei Kollegen, die in verschiedenen Zusammenhängen an diesem Thema gearbeitet haben, einige allgemeine Leitlinien für die Gruppenarbeit zusammengestellt.

Tabelle 10.1 *Leitlinien für die Arbeit mit Gruppen*

Prinzipien

Abgesehen von den Grundprinzipien der Zusammenarbeit, des Evozierens und des Respekts vor der Autonomie des Patienten (siehe Kapitel 1) sollten Sie sich die folgenden Punkte vergegenwärtigen, die vor allem für Gruppenzusammenhänge wichtig sind:

Vermeiden Sie Fallen

- Führen Sie in einer Gruppensitzung nicht mehrmals individuelle Konsultationen durch.
- Vermeiden Sie Frage-und-Antwort-Sequenzen, deren Verlauf Sie als der Experte steuern.
- Gestatten Sie der Gruppe weder, zu unfokussiert, noch, zu ernst zu werden.

Goldene Regeln

- Führen Sie sich immer wieder Ihr Ziel vor Augen: alle Gruppenmitglieder dazu zu bringen, auf ein bestimmtes Thema zu fokussieren und einander zu unterstützen.
- Verknüpfen Sie die Berichte Einzelner über ihre Erlebnisse mit Themen und Erlebnissen, über die andere Gruppenmitglieder berichtet haben. Arbeiten Sie den Sinn der Geschichte eines Patienten heraus, und formulieren Sie ihn so um, daß er sich verallgemeinern läßt. Ein geschickter Gruppenleiter deutet eine »Unterbrechung« zu einem Richtungswechsel um.
- Animieren Sie die ruhigen und beruhigen Sie die lauten Teilnehmer. Beispielsweise können Sie stille Gruppenmitglieder bitten, einen Teil des Gesprächs der Gruppe zusammenzufassen und anschließend zu sagen, was sie darüber denken. Oder Sie bitten besonders redselige Gruppenmitglieder, die Punkte, um die es ihnen geht, zusammenzufassen und dann eine Frage an die Gruppe zu richten.
- Minimieren Sie die Zahl negativer Interaktionen. Manchmal übertreiben Patienten ihre Bemühungen, anderen Ratschläge zu geben, oder konfrontieren die anderen sogar mit ihrem mutmaßlichen »Leugnen« oder mit ihren Scheingründen für die Verweigerung jeder Veränderung. Verhindern Sie, daß negative Interaktionen eskalieren. Bleiben Sie empathisch und unterstützend, aber greifen Sie umgehend ein, wenn Gruppenprozesse sich negativ entwickeln. Fordern Sie die Teilnehmer auf, ihre an andere gerichteten Ratschläge als »etwas, das bei mir funktioniert hat«, darzustellen.
- Sorgen Sie dafür, daß der Fokus der Gruppe auf die Stärkung der Veränderungsmotivation und der Hoffnung sowie auf die Verringerung des Gefühls, daß Veränderungen eine Last sein müssen, gerichtet bleibt. Lassen Sie nicht zu, daß die Gruppe zu einer explorierenden Psychotherapiegruppe oder zu einer Klagesitzung wird.

TABELLE 10.1 *(Fortsetzung)*

Themen und Strategien

- *Frühere Erfolge:* Die Aufmerksamkeit auf Dinge zu richten, die die Teilnehmer schon erreicht haben, kann bezogen auf die augenblicklich angestrebte Veränderung das Selbstvertrauen wiederherstellen und die Kreativität fördern.
- *Ambivalenz:* Sich den gemischten Gefühlen von Teilnehmern bezüglich einer Veränderung zuzuwenden kann einerseits die Defensivität verringern und die Betreffenden andererseits darauf vorbereiten, Veränderungen in Angriff zu nehmen und Rückfälle zu verhindern.
- *Werte:* Indem man Teilnehmern zu untersuchen hilft, ob ihr aktuelles Verhalten sich mit ihren zentralen Werten in Einklang befindet, stärkt die Veränderungsmotivation und hilft den Betreffenden, einen inneren Kompaß zu finden, auf den sie sich verlassen können, wenn der Status quo die Oberhand zu gewinnen droht.
- *Nach vorn schauen:* Wenn man Teilnehmern hilft, sich eine bessere Zukunft vorzustellen, statt in das Muster widerwilligen Anerkennens und Erforschens früherer Mißerfolge zu verfallen, kann sich auf die Beziehungen zwischen den Teilnehmern und auf ihre Bemühungen, sich zu verändern, positiv auswirken.
- *Stärken erforschen:* Indem man bei den Teilnehmern das Gefühl für die eigenen Stärken weckt, kann man ihr Selbstwertgefühl verbessern und ihnen helfen, innere Ressourcen zu entdekken, die ihren aktuellen Bemühungen um eine Veränderung zugute kommen. Eine in der gemeinsamen Arbeit schon erfahrene Gruppe kann der Leiter auffordern, ihre Eindrücke von den Stärken der einzelnen Mitglieder zu schildern. Dies kann eine sehr wirksame Unterstützung sein.
- *Eine Veränderung planen:* Wenn man durch Diskussionen und das Ausfüllen von Arbeitsblättern in der Einzelarbeit, Paararbeit und Großgruppenarbeit Veränderungen fördert, kann dies zur Umwandlung einer vagen Motivation in konkrete Pläne beitragen, Veränderungen in die Wege zu leiten und dauerhaft zu machen. Fordern Sie die Teilnehmer auf, über eine kleine Veränderung zu berichten, zu deren Umsetzung sie sich wirklich verpflichten, statt über einen zwar großartigen, aber eher vagen Plan zu sprechen. Erkundigen Sie sich in der nächsten Gruppensitzung, was aus dieser Selbstverpflichtung geworden ist.
- *Bedeutung und Zuversicht erforschen:* Mit Hilfe der Skalen für Bedeutung und Zuversicht die Beziehung zwischen den Teilnehmern und ihren Veränderungsplänen zu untersuchen, hilft den Teilnehmern zu erkennen, daß diese kognitiven und emotionalen Elemente sie in ihren Veränderungsbemühungen unterstützen oder behindern können.

Anmerkung: Geschrieben in Zusammenarbeit mit Dr. Karen Ingersoll und Dr. Chris Wagner. Abdruck mit Genehmigung der Autoren.

Motivierende Gesprächsführung und die Förderung der öffentlichen Gesundheit

Die Verfügbarkeit von keimfreiem Trinkwasser ist in den Entwicklungsländern ein gewaltiges Problem für die öffentliche Gesundheit, und Diarrhöe, verursacht durch im Wasser enthaltene Krankheitserreger, ist eine der Hauptursachen für den Tod von Kindern im Alter von unter fünf Jahren. Durch relativ unaufwendige und kostengünstige Wasserreinigungsmethoden lassen sich Erkrankungen und Todesfälle infolge des Konsums von kontaminiertem Wasser effektiv verringern. Um Familien von der Notwendigkeit, das Wasser zu entkeimen, zu überzeugen, werden meist Informationen über das Warum und Wie solcher Maßnahmen übermittelt. Allerdings können solche edukativen Strategien bei dem Bemühen um Förderung lebensrettender Verhaltensweisen aus vielerlei Gründen unwirksam sein.

So war es in bestimmten Regionen Sambias. Um dieses Problem zu lösen, entschlossen sich Dr. Angelica Thevos und Kollegen zu einem einzigartigen Experiment. Dazu wählten sie zwei Dorfgemeinschaften ohne Wasseraufbereitungssysteme aus, deren Mitglieder kaum Chlor für die Wasseraufbereitung benutzten. Zehn in diesen beiden Gemeinden tätige Freiwillige, die sich bemühten, gesundheitsfördernde Maßnahmen einzuführen, wurden in zwei Teams zu je fünf Personen aufgeteilt. Eines dieser Teams erhielt kein zusätzliches Training und versuchte wie bisher, die Familien durch Vorträge und mit Hilfe von Flyern und Flipcharts über das Verfahren der Chlorierung aufzuklären. Das andere Team nahm an einem fünfstündigen Training in Motivierender Gesprächsführung teil, das speziell auf die Thematik der Wasserreinigung ausgerichtet war und das auch praktische Simulationen, Übungen in Form eines Rollenspiels, umfaßte.

Im Laufe der nächsten acht Monate benutzten die beiden Teams einen ebenso simplen wie unauffälligen Maßstab, um zu überprüfen, wie sich die Anwendung des Wasserreinigungsverfahrens durchsetzte: die Zahl der in den beiden Gemeinden verkauften Natriumhypochlorit-Flaschen. Diese Untersuchung ergab, daß die Chlorverkäufe in der Gemeinde, in der die MI-geschulten Freiwilligen gearbeitet hatten, zwei- bis viermal höher lagen als in der anderen Gemeinde, also ein starker Effekt ($p < .001$).* Natürlich liefert eine einzige Studie nur selten definitive Antworten. Beispielsweise könnte man sich fragen, was genau in den Gesprächen der MI-geschulten Freiwilligen mit den Bewohnern geschah. Andererseits zeigt sowohl dieses Beispiel als auch das des Teams aus der kardialen Rehabilitation sehr deut-

---

* Thevos, A. K., Quick, R. E., & Yanduli, V. (2000). Application of motivational interviewing to the adoption of water disinfection practices in Zambia. *Health Promotion International*, 15(3), 207–214.

lich, daß Trainer, Forscher und Helfer selbst Strategien erforschen, einschätzen und anwenden können, die auf den Prinzipien und der Praxis der Motivierenden Gesprächsführung basieren. Eine Liste entsprechender Untersuchungen enthält Anhang B.

Zum Abschluß

Die geschilderten Beispiele veranschaulichen verschiedene Möglichkeiten, in Dienstleistungssystemen Veränderungen herbeizuführen, die weit über die Gestaltung der Beratungsgespräche zur Förderung des Wohls einzelner Patienten hinausreichen. Es ist ein glücklicher Umstand, daß sich die Ziele der *Patient-Empowerment*-Initiativen, so wie sie in diesem Kapitel beschrieben werden, mit Zielen und Praxis der Motivierenden Gesprächsführung weitgehend decken und daß erstere die Nutzung letzterer erleichtern. Beide Ansätze können nur bei einem hohen Maß an Aufmerksamkeit erfolgreich sein, und beide setzen voraus, daß die Helfer in der Lage sind, kreativ auf die Schwierigkeiten der Patienten einzugehen und sowohl in den Konsultationen als auch in deren Umfeld Respekt, Hoffnung, Flexibilität und Kompetenz zu zeigen. Mit einem Patienten zusammenzusitzen und Zurückhaltung zu üben, Ungewißheit zu ertragen und auf die Fähigkeit des Betreffenden, gute Entscheidungen zu treffen, zu vertrauen, ist eine Sache; etwas völlig anderes jedoch ist es, einen Service anzubieten, der ganz generell von diesen Werten und Fertigkeiten geprägt ist.

Unser wichtigstes Anliegen in diesem Buch ist, unsere Leser zu animieren, diese auf Zusammenarbeit mit dem Patienten basierende empathische und geleitende Kommunikationsweise in Ihrer Einzelberatungspraxis auszuprobieren und sich parallel dazu Gedanken darüber zu machen, wie man Gesundheitsinstitutionen so verändern kann, daß sie dem *Patient-Empowerment*-Ansatz entsprechen. Bei vielen für unsere Zeit typischen gesundheitlichen Problemen sind gesundheitsfördernde Verhaltensänderungen ein wichtiger Bestandteil jeder Prävention und Behandlung. Ärzte und Helfer können zwar über die Verschreibung von Medikamenten und die Anwendung bestimmter Behandlungsverfahren entscheiden, doch das Verhalten ihrer Patienten können sie nicht verläßlich steuern; um es beeinflussen zu können, müssen sie sich auf eine Zusammenarbeit mit den Patienten einlassen. Wenn aufklärende Information und Ermahnungen nicht gefruchtet haben, vermag die Motivierende Gesprächsführung oft, Verhaltensänderungen einzuleiten. Nicht jeder Kliniker kann sich damit anfreunden, aber wenn Sie sich mit diesem neuen Ansatz vertraut machen und er Ihnen etwas sagt, können Sie Ihr Leben lang damit experimentieren und davon profitieren. Wir beenden dieses Buch mit einem kurzen praxisorientierten Epilog und zwei Anhängen, in denen Sie weitere Informationen über Möglichkeiten, die Motivierende Gesprächsführung zu erlernen, sowie über Forschungsaktivitäten finden.

Epilog | Einige Landkarten zur Orientierung

Die Motivierende Gesprächsführung erlernen

Die Kunst der Motivierenden Gesprächsführung zu erlernen ist komplexer, aber auch befriedigender, als sich einfach nur ein paar neue Techniken anzueignen. Im Verlauf dieses tiefreichenden Prozesses lernen Sie den Wechsel zum Kommunikationsstil des Geleitens zu schätzen, sich vom Korrekturreflex zu lösen und der Weisheit Ihrer Patienten zu vertrauen. Aber auch nachdem Sie diese grundlegende Umstrukturierung Ihrer Bemühungen, Veränderungen des Gesundheitsverhaltens zu erreichen, vollzogen haben, gibt es noch viel zu lernen.

Im folgenden wird der Prozeß des Erlernens der Motivierenden Gesprächsführung – stark vereinfachend – in drei Phasen unterteilt dargestellt.

Phase 1: Zwischen den Kommunikationsstilen wechseln und sich dabei wohlfühlen

In der ersten Phase lernen Sie zunächst, die Unterschiede zwischen den verschiedenen Kommunikationsstilen (Lenken, Geleiten und Folgen) zu erkennen und die drei Core-Skills (Fragen, Zuhören und Informieren) in Verbindung mit den verschiedenen Kommunikationsstilen jeweils qualitativ und quantitativ unterschiedlich zu nutzen (Kapitel 2). Sie registrieren, wie es sich auf Ihre Patienten auswirkt, wenn Sie den Stil wechseln, und entwickeln die Fähigkeit, diese Wechsel auf eine für Sie und Ihre Patienten angenehme und natürliche Weise zu vollziehen. Beim Wechsel zum Geleiten sollten Sie versuchen, die Kontrolle über die Zielrichtung der Konsultation zu behalten, es hingegen dem Patienten überlassen, darüber zu entscheiden, warum und wie er sich verändern will. Dies befreit Sie von der Last, unablässig auf die Realisation einer Veränderung hinzuarbeiten.

Üben Sie auch, im Laufe normaler Konsultationen die vier RULE-Prinzipien (Kapitel 1) verbal auszudrücken. Wählen Sie einen passenden Augenblick, wechseln Sie zum Kommunikationsstil des Geleitens, und erklären Sie den Patienten, daß

Sie ihnen nicht voreilig Lösungen anbieten wollen (**R***esist – Widersetzen Sie sich dem Korrekturreflex*), daß es Ihnen wichtig ist herauszufinden, was sie bezüglich einer Veränderung wirklich empfinden (**U***nderstand – Die Motive der Patienten verstehen*), indem Sie ihnen zuhören (**L***istening*), und daß Sie daran glauben, daß sie selbst in der Lage sind, Lösungen zu finden (**E***mpower – Befähigen der Patienten*). Denken Sie darüber nach, eventuell praktische Hilfsmittel zu nutzen, beispielsweise ein Formular für die Entwicklung eines Aktionsplans oder eine Skala zur Messung der Veränderungsbereitschaft (siehe Kapitel 4), die Ihnen herauszufinden helfen, worüber ein Patient mit Ihnen reden möchte und wie es um seine Bereitschaft, sich zu verändern, steht. Bemühen Sie sich weiterhin, mehr offene als geschlossene Fragen zu stellen (siehe Kapitel 4). Helfer merken häufig, daß ihre Patienten völlig anders reagieren, wenn sie zum geleitenden Kommunikationsstil wechseln, auch wenn sie mit der Nutzung der Motivierenden Gesprächsführung gerade erst begonnen haben. Sie können die Früchte dieser Art der Arbeit schon relativ bald ernten, und manchmal ändert sich der Charakter der Konsultationen dadurch sogar dramatisch.

Noch eine andere Technik ist in dieser Anfangsphase des MI-Lernprozesses sehr nützlich: die Zusammenfassung (siehe Kapitel 5). Wenn Sie zum Kommunikationsstil des Geleitens wechseln, wird der Patient gewöhnlich verbal aktiver und sagt oft innerhalb von nur einer oder zwei Minuten ziemlich viel. Plötzlich stürmt auf Sie als Helfer sehr viel ein, und vielleicht fürchten Sie dann, die Kontrolle sowohl über den zeitlichen Verlauf der Sitzung als auch über die Zielrichtung des Gesprächs zu verlieren. Bieten Sie dem Patienten in solchen Situationen eine Zusammenfassung dessen, was gesagt wurde, an. Sie werden feststellen, daß er dies zu schätzen weiß und daß er durchaus bereit und in der Lage ist, sich in eine andere Richtung zu orientieren, falls Sie dies wünschen.

Fortschritte in der Anwendung der Motivierenden Gesprächsführung erkennen Sie daran, daß Sie sich nach Belieben zwischen den Kommunikationsstilen hin- und herbewegen können, ohne das Gefühl zu haben, dies sei eine große Sache. Es erscheint Ihnen eher als ein unproblematischer Bestandteil eines normalen Gesprächs. Dies zu erleben kann Sie dazu motivieren, mehr zu lernen.

Phase 2: Die Kunst des Geleitens verfeinern

Nachdem Sie den Wert des geleitenden Kommunikationsstils zu schätzen gelernt haben, können Sie ihn zu einer hohen Kunst weiterentwickeln. Sie erschließen sich zeiteffiziente Arten, einen Plan zu entwickeln (Kapitel 4). Dadurch wird in der Regel sichergestellt, daß der Patient »an Bord ist« und daß guter Rapport aufrechterhalten bleibt. Formulieren Sie einfache, offene Fragen, die sich auf Verhaltensänderungen beziehen (Kapitel 4), und benutzen Sie auf Zuhören basierende Reflexionen, um in einer Folge kurzer Untersuchungen das Warum und Wie einer Veränderung zu erkunden (Kapitel 5). Üben Sie sich auch im Entwickeln längerer Zusammenfassungen, durch die Sie das Gesagte in einen Zusammenhang bringen, zur Fortsetzung der Arbeit anspornen und nötigenfalls die Orientierung der Arbeit verändern können (Kapitel 5). Erhalten Sie sich bei alldem ein Gefühl der Neugier, bleiben Sie geduldig, und zügeln Sie den Korrekturreflex dauerhaft. Bei alldem ist es ein Segen, daß Helfer in Konsultationen oft deutlich positive Veränderungen in Richtung des angestrebten Verhaltens erleben, wenn sie in ihrer täglichen Praxis auch nur einen Teil der neu erlernten Fertigkeiten ausprobieren, beispielsweise das Stellen offener Fragen oder das Entwickeln von Reflexionen und Zusammenfassungen.

Phase 3: Die Verfeinerung der MI-Fertigkeiten

Sobald Sie Wechsel zwischen den Kommunikationsstilen problemlos vollziehen können und Sie die Core-Skills auf eine jeweils sachdienliche Weise anwenden, bleibt nur noch Feinarbeit. Wie bereits angedeutet, lernen Sie mit der Zeit, den Change-talk Ihres Patienten zu erkennen und zu beachten, denn dieser zeigt Ihnen, ob Sie mit Ihrer Arbeit richtig liegen. So werden Ihre Patienten für Sie zu Lehrern. Im Laufe der Zeit werden Sie merken, welche offenen Fragen über Verhaltensänderungen sich zur Eröffnung von Gesprächen und zur Förderung von Change-talk eignen. Je einfacher diese Fragen sind, um so besser. Sie lernen allmählich, in dem, was der Patient sagt, das große Spektrum von Change-talk-Äußerungen zu erkennen. Und Sie registrieren, was geschieht, wenn Sie unmittelbar nach einer Change-talk-Äußerung des Patienten selbst eine aus dem Gehörten abgeleitete Reflexion formulieren. Versuchen Sie, unterschiedliche Elemente der verbalen Äußerungen des Patienten zu reflektieren, insbesondere wenn es sich um Change-talk handelt. Üben Sie, Change-talk in längeren Zusammenfassungen zu konzentrieren, und benutzen Sie dabei die Formulierungen des Patienten, wenn Sie seine Werte und Bestrebungen wiedergeben.

Durch unsere Ausbildungs- und Forschungsaktivitäten haben wir herausgefunden, daß es im Rahmen einer einwandfreien MI-Praxis durchaus möglich ist, die verschiedensten persönlichen Eigenarten zur Geltung kommen zu lassen. Wir, die drei Autoren dieses Buches, haben, was unsere Praxis der Motivierenden Gesprächsführung angeht, jeweils sehr unterschiedliche Charakteristika entwickelt, und doch ist die Grundlage bei uns allen die gleiche: der für MI typische geleitende Kommunikationsstil. In dieser dritten Phase des Erlernens der Motivierenden Gesprächsführung machen Sie sich diese wirklich völlig zu eigen und finden heraus, was für Sie persönlich am wichtigsten ist, wenn Sie Ihren Patienten helfen, Verhaltensänderungen in die Tat umzusetzen.

Eine Anleitung für die Durchführung von Beratungen im Sinne der Motivierenden Gesprächsführung

Es gibt keine zwei Beratungsgespräche, die einander gleichen. Trotzdem kommen bestimmte Muster immer wieder vor, und meist signalisieren sie einen Themenwechsel oder daß der Helfer seinen Kommunikationsstil wechselt. In einem Gespräch mit einem Patienten, der kürzlich eine schlechte Nachricht erhalten hat, würden beispielsweise die meisten Helfer zunächst den Kommunikationsstil des Folgens benutzen und sich dann beim Patienten erkundigen, ob er irgendwelche Fragen hat. In diesem Sinne kann man Elemente einer Anleitung für eine gute MI-Praxis zusammenstellen, wobei man allerdings soviel Flexibilität zulassen muß, daß jede Beratung in diesem vorgegebenen Rahmen ihre Besonderheit entfalten kann.

Das wichtigste Element von Beratungsgesprächen über Verhaltensänderungen, auf das in diesem Buch hingewiesen wurde, ist der *Spirit*: daß der Patient durch den Kommunikationsstil des Geleitens dazu gebracht wird, seine eigenen guten Gründe für eine Veränderung zu entdecken und auszudrücken.

Manche MI-Praktiker haben berichtet, sie hätten eine Art von Erstarren erlebt, obwohl zunächst alles gut gelaufen sei. Plötzlich seien sie sich nicht mehr sicher gewesen, in welche Richtung sie den nächsten Schritt hätten tun sollen. Die Empfehlung, sich am Spirit der Methode zu orientieren, scheint in solchen Fällen nicht über den Engpaß hinwegzuhelfen. Könnte eine detailliertere Anleitung eher zur Überwindung eines Problems dieser Art führen?

Trotz unserer grundsätzlichen Bedenken, ganz und gar entgegen unserer Absicht eine formelhafte Beratungspraxis im Hinblick auf Verhaltensänderungen zu fördern, werden wir Ihnen nun eine Art Leitfaden für die Beratungspraxis vorstellen. Wir haben diese Beschreibung ganz bewußt sehr skizzenhaft gehalten, so daß man sie bestenfalls als Ergänzung zu der im Buch immer wieder erwähnten grundsätzlich wichtigsten Maxime benutzen kann: sich am Spirit der MI-Arbeit zu orientieren.

1. Einigen Sie sich mit dem Patienten auf einen Fokus

Stellen Sie Rapport her. Die Grundlage für eine gute MI-Praxis ist die simple Erkenntnis, daß Ihre Patienten sich von Ihnen um so besser verstanden fühlen, je freundlicher und unterstützender die Atmosphäre während des Gesprächs ist, und daß eine gute Atmosphäre Fortschritte in der Beratung und über diese hinaus nach sich zieht.

Entwickeln Sie einen Plan. (Kapitel 4 und 9) Wenn es nur um die Veränderung eines einzelnen Verhaltens (z. B. des Rauchens) geht, ist diese Aufgabe in der Regel leicht zu bewältigen. Sie sprechen das Thema an und bitten den Patienten um Erlaubnis, mit ihm darüber zu reden. Ist es hingegen möglich, an verschiedenen Verhaltensweisen, zwischen denen eine Verbindung besteht, zu arbeiten, können Sie dem Patienten vorschlagen, sich das gesamte Spektrum der Möglichkeiten vor Augen zu führen, und während er dies tut, können Sie sich ein Bild von seiner Veränderungsbereitschaft machen (Kapitel 4). Dabei sollten Sie sich ehrlich über Ihre Sorgen äußern. Versuchen Sie, sich mit dem Patienten darüber zu einigen, an welchen Verhaltensweisen konkret gearbeitet werden soll.

Erklären Sie dem Patienten den besonderen Spirit Ihres Beratungsansatzes. (Kapitel 1) Einfache Botschaften sind sehr aussagekräftig und helfen Ihnen außerdem, zum Kommunikationsstil des Geleitens zu wechseln und dies dem Patienten verständlich zu machen. Ein oder zwei Sätze wie die folgenden können vieles klarstellen: »Ich sehe meine Aufgabe nicht darin, Ihnen hier einen Vortrag darüber zu halten, was Sie verändern könnten, sondern ich verstehe mich eher als jemanden, der Sie geleitet. Dabei kann ich meine Erfahrungen mit anderen Patienten nutzen, um Ihnen zu helfen, Entscheidungen zu treffen, die für Sie persönlich sinnvoll sind. Zunächst einmal würde ich mir gern Klarheit darüber verschaffen, was Sie wirklich von einer Veränderung halten. Ist das für Sie okay?«

2. Erforschen und Stärken der Veränderungsmotivation

Dies ist das Zentrum jedes Gesprächs über Verhaltensänderungen. Sie hören dem Patienten zu, achten dabei auf Change-talk und animieren ihn dazu, stärker herauszuarbeiten, warum und wie er sich verändern könnte. Dabei können Sie folgende Möglichkeiten nutzen:

Austausch von Informationen (Kapitel 6) Durch die Nutzung einer Struktur wie EPE *(elicit-provide-elicit)* können Sie die Veränderungsmotivation erheblich stärken.

Nützliche geleitende Fragen stellen (Kapitel 4) Kombinieren Sie solche Fragen mit reflektierendem Zuhören (Kapitel 5), was im Grunde einer Einladung gleichkommt, zu klären, wie sich der Patient fühlt, und unterschiedliche Perspektiven einzubeziehen. Dabei sollte man die Beziehung zwischen der angestrebten Verhaltensänderung und den zentralen Werten des Patienten im Auge behalten.

Eventuell strukturierte Strategien nutzen (Kapitel 4) Beispielsweise kann man »Für und Wider« oder »Bedeutung und Zuversicht« nutzen, um die Veränderungsmotivation des Patienten (Change-talk) zu aktivieren.

3. Fortschritte zusammenfassen

In dieser Hinsicht gibt es unter anderem folgende Möglichkeiten:

Eine lange Zusammenfassung entwickeln (Kapitel 5) Im Anschluß daran können Sie den Patienten fragen, was aus seiner Sicht der nächste Schritt sein könnte.

Rückkehr zur Planentwicklung (Kapitel 4) Die erzielten Fortschritte feststellen und sich dann über den weiteren Weg einigen.

Über den nächsten Schritt nachdenken Rekapitulieren Sie etwaige Zukunftspläne, auf die Sie sich mit dem Patienten verständigt haben (z. B. bezüglich eines Anschlußtermins oder der Arbeit an einem sehr konkreten und erreichbaren Ziel).

Anhang A Wie Sie mehr über Motivierende Gesprächsführung lernen können

»Könnten Sie uns in der Mittagspause die Motivierende Gesprächsführung beibringen? Ein Pharmaunternehmen spendiert den Lunch.« Solche Einladungen bekommen wir erstaunlich häufig, und sie belegen, daß die Motivierende Gesprächsführung oft irrigerweise für eine Art »Trick« gehalten wird, etwas, das man in wenigen Minuten erlernen kann, während man eine Pizza ißt. Tatsächlich handelt es sich um eine komplexe klinische Fertigkeit, die zu entwickeln und zu verfeinern man ein ganzes Berufsleben braucht, ähnlich wie beim Schach-, Golf- oder Klavierspielen. Ein einstündiger Vortrag reicht ebensowenig aus wie ein ganztägiges Training, um in der Anwendung so komplexer Fertigkeiten besonders kompetent zu werden. Der für MI charakteristische Kommunikationsstil des Geleitens ist keine Technik, sondern eine klinische Methode: eine bestimmte Art, mit Patienten zu kommunizieren.

Wenn es sich mit der Motivierenden Gesprächsführung ähnlich verhält wie mit dem Schach- oder Klavierspiel, kann man vom Lesen eines Buches zum Thema, vom Anhören eines Vortrags über MI und vom Anschauen einer Videoaufnahme der Arbeit fortgeschrittener MI-Praktiker bestenfalls eine sehr bescheidene positive Wirkung erwarten. Den entscheidenden Wechsel zum geleitenden Kommunikationsstil kann man im Rahmen des beruflichen Alltags üben, denn durch die Reaktionen der Patienten erhält man in diesem Rahmen unmittelbar Gelegenheit, die eigene Fertigkeit zu verbessern. Diese Möglichkeit des Lernens in der täglichen Praxis zu nutzen hilft meist am besten, sich um die Verbesserung der eigenen MI-Fertigkeiten zu bemühen.

In der Regel ist es völlig unrealistisch anzunehmen, daß Helfer, die an einem Workshop teilgenommen haben, danach kompetente MI-Anwender sind. Wir haben das untersucht. In einer Studie versetzten wir nach dem Zufallsprinzip Interessenten, die MI erlernen wollten, in eine von fünf unterschiedlichen Ausbildungssituationen. Einer Gruppe schickten wir ein Buch (Miller & Rollnick 2002) sowie einen Stapel Ausbildungsvideos (Miller, Rollnick & Moyers 1998) und forderten die Probanden auf zu versuchen, MI in Eigenregie zu erlernen. Vier Monate später war bei den Mitgliedern dieser Gruppe keine Verbesserung der MI-Kompetenz festzustellen (Miller, Yahne, Moyers, Martinez & Pirritano 2004). Auch in einer anderen Gruppe, der man die gleichen Hilfsmittel zur Verfügung gestellt hatte und die außerdem an einem zweitägigen klinischen Workshop mit Dr. Miller teilgenommen hatte (siehe z. B. Miller & Mount 2001), besserten sich die MI-Fertigkeiten nur geringfügig. Echte MI-Kompetenz entwickelte sich nur, wenn zusätzlich eine der beiden folgenden Hilfen oder beide gegeben wurden: systematisches Feedback bezüglich der Leistung und Coaching bezüglich der persönlichen Fertigkeit. Dies erscheint uns deshalb als nachvollziehbar, weil Feedback und Expertenrat häufig die für das Erlernen einer komplexen Fertigkeit entscheidenden Elemente sind. Als wir untersuchten, wie Patienten auf die Fähigkeiten der an der Untersuchung teilnehmenden Helfer reagierten, konnten wir nur bei einer einzigen Gruppe signifikante Kompetenzverbesserungen erkennen: bei derjenigen, die zusätzlich zu ihrem Training auch noch Feedback erhalten hatte und gecoacht worden war (Miller *et al.* 2004).

Folglich erwarten wir natürlich auch von Ihnen nicht, daß es Ihnen gelingt, allein durch die Lektüre dieses Buches eine fundierte MI-Kompetenz zu entwickeln, ebensowenig wie dies allein durch die Teilnahme an einem Einführungsvortrag oder -workshop möglich ist, so gut solche Angebote für den Einstieg auch sein mögen. Sie erlernen die Kunst der Motivierenden Gesprächsführung, indem Sie sie in einer Situation anwenden, in der Sie Feedback über Ihre Aktivitäten erhalten. Ohne solches Feedback zu üben ist nicht besonders sinnvoll und kann sogar die Entstehung schlechter Angewohnheiten fördern. Man könnte diese Situation damit vergleichen, daß jemand auf einem elektronischen Tasteninstrument spielt, dessen Ton abgeschaltet ist. Man spürt, daß man die erforderlichen Handgriffe ausführt, und kann sich auch vorstellen, wie das Ergebnis klingt, aber die Befriedigung (oder Unzufriedenheit), die das Anhören des Resultats hervorrufen würde, fehlt.

Lernhilfen

Eine gute Hilfe ist deshalb der Kontakt zu einem Kliniker, der in der Motivierenden Gesprächsführung sehr erfahren ist, sie also definitiv besser beherrscht als Sie selbst. Natürlich müssen Sie auch auf sich gestellt üben, doch kurze Beratungen mit einem Experten können sehr nützlich sein. Um Ihnen helfen zu können, muß ein Coach Ihnen bei Ihrer praktischen MI-Arbeit zuhören (eventuell in Form des Abhörens einer Audioaufnahme), ähnlich wie ein Tenniscoach Ihnen beim Tennisspiel zuschauen und ein Klavierlehrer Sie spielen hören muß. Viele Gesundheitsinstitutionen haben deshalb einen Supervisor eingestellt, der sich mit MI auskennt, oder sie lassen eines ihrer regulären Teammitglieder so ausbilden, daß es die Funktion eines Supervisors erfüllen kann. Der Betreffende kann dann als »firmeneigener Coach« anderen Mitarbeitern helfen, ihre klinischen Fertigkeiten weiterzuentwickeln. Dies ist eine völlig andere Grundlage als ein einmaliges Training, weil der Lernprozeß sich dann über einen längeren Zeitraum erstrecken kann. Andere Weiterbildungsinitiativen, die ohne solch einen unternehmenseigenen Experten auskommen müssen, nutzen fortlaufende Peer-Konsultationen und Unterstützungsgruppen, die regelmäßig zusammenkommen, um über Theorie und Praxis der Motivierenden Gesprächsführung zu diskutieren und einander über die eigenen Praxiserfahrungen auf dem Laufenden zu halten.

Eine andere Möglichkeit besteht darin, einmalig oder regelmäßig einen Trainer einzuladen, der den Klinikern weitere Anstöße für ihre Praxis gibt. Wiederholte Besuche eines Trainers ermöglichen Klinikern, zwischen den Ausbildungssitzungen neu erlernte Fertigkeiten auszuprobieren und sich später mit auftauchenden Fragen und Problemen wieder an den Trainer zu wenden.

Auf der Website *www.motivationalinterview.org* finden Sie eine Beschreibung von Übungen, die in Trainings häufig benutzt werden.

Wie im Laufe dieses Buches immer wieder erwähnt wurde, gibt es auch noch eine andere sehr zuverlässige Quelle für Feedback über Ihre Leistungen: Ihre Patienten. Bei jeder praktischen Anwendung der Motivierenden Gesprächsführung liefern Ihre Patienten Ihnen Anhaltspunkte für den Erfolg Ihrer Bemühungen. Schauen wir uns beispielsweise einmal die Fertigkeit des reflektierenden Zuhörens genauer an. Ihr Patient gibt Ihnen einige persönliche Informationen über sich, und Sie versuchen, im Sinne reflektierenden Zuhörens (also mit einer Reflexion) darauf zu reagieren (Kapitel 7). Sie erhalten dann auf zwei Arten unmittelbares Feedback. Erstens teilt Ihr Patient Ihnen mit, ob der Inhalt Ihrer Reflexion zutreffend war oder nicht:

PATIENT: Ich fühle mich ein wenig melancholisch.

PRAKTIKER: Sie sind ein wenig traurig.

PATIENT: Ja, ich kann es mir zwar nicht so recht erklären, aber ich könnte jeden Augenblick zu weinen anfangen.

oder

PATIENT: Nein, eigentlich bin ich nicht traurig, eher einsam.

In jedem Fall erhalten Sie weitere Informationen und Feedback darüber, ob Ihre Reflexion korrekt war. Wenn der Patient weiter mit Ihnen redet, das Thema erforscht und zusätzliche Informationen liefert, sind Sie sehr wahrscheinlich auf dem richtigen Weg.

Eine andere wichtige Feedbackquelle sind die Change-talk-Äußerungen des Patienten (siehe Kapitel 5). Zuerst fragen und achten Sie auf Change-talk im Sinne der DARN-Kategorien (***d**esire*, ***a**bility*, ***r**easons*, ***n**eeds*) bezogen auf eine Veränderung des Gesundheitsverhaltens. Nachdem Sie diese »Blumen« erhalten und gesammelt haben, spiegeln Sie auch sie und binden sie zu Blumensträußen (Zusammenfassungen), die Sie dem Patienten anbieten. Wenn Sie dies gut machen, hören Sie irgendwann Selbstverpflichungsäußerungen (Kapitel 5) – Äußerungen wie »Ich werde« und »Ich werde ... tun«. Diese signalisieren die Art mentaler Verarbeitung, die – wenn auch nicht immer, so doch in der Regel – zu Verhaltensänderungen führt.

Sie können also aus dem, was Ihre Patienten während eines Beratungsgesprächs zu Ihnen sagen, Feedback über Ihre Fortschritte beim Erlernen der Motivierenden Gesprächsführung ableiten. Anfangs wird es Ihnen vielleicht schwerfallen, solche Äußerungen während einer Konsultation als das zu erkennen, was sie sind, und das ist einer der Gründe, aus denen es nützlich ist, von einigen Sitzungen Audioaufnahmen zu machen (natürlich nur mit Erlaubnis der Patienten) und sie sich später noch einmal anzuhören, entweder allein oder zusammen mit einem Berater, Trainer oder Mitstudenten. Trainer analysieren Tonaufnahmen auch manchmal mit Hilfe eines Kodierungssystems, das viele spezifische Informationen liefert. In der wissenschaftlichen Literatur wurde über verschiedene Systeme dieser Art berichtet (Lane *et al.* 2005; Madson, Campbell, Barrett, Brondino & Melchert 2005; Miller & Mount 2001; Moyers, Martin, Catley, Harris & Ahluwalia 2003; Moyers, Martin, Manuel, Hendrickson & Miller 2005; Rosengren, Baer, Hartzler, Dunn & Wells 2005).

Entscheidend ist hier, daß es einige Zeit dauert, in der Motivierenden Gesprächsführung eine gewisse Kompetenz zu entwickeln. Man lernt diese Methode nicht, indem man Bücher liest, jemandem zuschaut oder an einem einzigen Trainingskurs teilnimmt. Manchmal kommt man sogar zunächst nur sehr langsam weiter, so wie es bei jeder komplexen Fertigkeit der Fall ist. Stellen Sie sich auf einen Lernprozeß ein, der sich über einen längeren Zeitraum erstreckt und der durch Feedback und Coaching unterstützt und gefördert werden kann. Sie können die Kunst der Motivierenden Gesprächsführung so lange verfeinern und weiterentwickeln, wie Sie sie praktizieren.

Trainer

Wir haben keinerlei Versuch unternommen, die MI-Praxis oder Ausbildungen in Motivierender Gesprächsführung irgendwelchen Beschränkungen zu unterwerfen. Zur Zeit gibt es keine formalisierte oder »anerkannte« Ausbildung zum MI-Trainer. Allerdings gibt es eine Organisation, deren Ziel es ist, die Qualität der MI-Trainingsaktivitäten zu fördern: das internationale *Motivational Interviewing Network of Trainers* (MINT). MINT betreibt eine Informations-Website (*www.motivationalinterviewing.org*) mit einer Bibliographie, die laufend ergänzt wird, ausführlichen Informationen über die klinische Methode *Motivierende Gesprächsführung* und einer nach geographischen Kriterien geordneten Liste der MINT-Mitglieder, die im Jahre 2007 schon in 27 Sprachen Trainings anboten. Außerdem gibt die Gruppe das kostenlos online verfügbare MINT-Bulletin heraus.

Es ist wichtig, zwischen informativem Unterrichten über MI (so wie man es gewöhnlich in einem Einführungskurs tut) und einem klinischen Training in der Anwendung der Methode zu unterscheiden. Nach unserer Auffassung sollte ein kompetenter MI-Trainer in der praktischen Anwendung der Methode sehr erfahren sein. Auf der MINT-Website finden Sie eine Übersichtsdarstellung mit dem Titel »Was können Sie von Trainingsveranstaltungen unterschiedlicher Dauer und von unterschiedlichen Trainingsarten erwarten?« *(»What might you expect out of different lengths and types of training?«)* Diese Darstellung gibt einen guten Überblick über die Fertigkeiten, die ein MI-Trainer braucht. Außerdem gibt es ein Handbuch, das die wichtigsten Übungen enthält, die MINT-Trainer in verschiedenen Kombinationen benutzen.

Falls Sie einen Trainer suchen, können Sie sich auf der MINT-Website einen ersten Überblick verschaffen. MINT veranstaltet von Zeit zu Zeit dreitägige spezielle Kurse für angehende Trainer, an denen alle MINT-Mitglieder teilgenommen haben müssen und die angehende Trainer dazu berechtigen, MINT-Mitglieder zu werden. Natürlich ist das allein noch keine Garantie für die Trainerkompetenz dieser neuen MINT-Mitglieder. Falls Sie einen Trainer oder Berater suchen, sollten Sie potentielle Kandidaten fragen, wie viel Erfahrung sie in der Betreuung von MI-Praktikern in Ihrem speziellen Arbeitsbereich haben und ob sie aufgrund bereits durchgeführter Trainings Referenzen vorweisen können.

Eine Bibliographie über MI-Trainings

Amrhein, P. C., Miller, W. R., Yahne, C., Knupsky, A., & Hochstein, D. (2004). Strength of client commitment language improves with therapist training in motivational interviewing. *Alcoholism: Clinical and Experimental Research*, 28 (5), 74 A.

Baer, J. S., Rosengren, D. B., Dunn, C. W., Wells, W. A., Ogle, R. L., & Hartzler, B. (2004). An evaluation of workshop training in motivational interviewing for addiction and mental health clinicians. *Drug and Alcohol Dependence*, 73 (1), 99–106.

Bennett, G. A., Roberts, H. A., Vaughan, T. E., Gibbins, J. A., & Rouse, L. (2007). Evaluating a method of assessing competence in motivational interviewing: A study using simulated patients in the United Kingdom. *Addictive Behaviors*, 32, 69–79.

Broers, S., Smets, E. M. A., Bindels, P., Evertsz, F. B., Calff, M., & DeHaes, H. (2005). Training general practitioners in behavior change counseling to improve asthma medication adherence. *Patient Education and Counseling*, 58, 279–287.

Brug, J., Spikmans, F., Aarsen, C., Breedveld, B., Bes, R., & Ferreira, I. (2007). Training dietitians in basic motivational interviewing skills results in changes in their counseling style and in lower saturated fat intakes in their patients. *Journal of Nutrition Education and Behavior*, 39 (1), 8–12.

Burke, P. J., DaSilva, J. D., Vaughan, B. L., & Knight, J. R. (2006). Training high school counselors in the use of motivational interviewing to screen for substance abuse. *Substance Abuse*, 26, 31–34.

Byrne, A., Watson, R., Butler, C., & Accoroni, A. (2006). Increasing the confidence of nursing staff to address the sexual health needs of people living with HIV: The use of motivational interviewing. *AIDS Care*, 18, 501–504.

DeJonge, J. M., Schippers, G. M., & Schaap, C. P. D. R. (2005). The Motivational Interviewing Skill Code: Reliability and a critical appraisal. *Behavioural and Cognitive Psychotherapy*, 33, 1–14.

Doherty, Y., Hall, D., James, P. T., Roberts, S. H., & Simpson, J. (2000). Change counselling in diabetes: The development of a training programme for the diabetes team. *Patient Education and Counseling*, 40 (3), 263–278.

Handmaker, N. S., Hester, R. K., & Delaney, H. D. (1999). Videotaped training in alcohol counseling for obstetric care practitioners: A randomized controlled trial. *Obstetrics and Gynecology*, 93, 213–218.

Lane, C., Huws-Thomas, M., Hood, K., Rollnick, S., Edwards, K., & Robling, M. (2005). Measuring adaptations of motivational interviewing: The development and validation of the Behavior Change Counseling Index (BECCI). *Patient Education and Counseling*, 56, 166–173.

Lane, C., Johnson, S., Rollnick, S., Edwards, K., & Lyons, M. (2003). Consulting about lifestyle change: Evaluation of a training course for specialist diabetes nurses. *Practical Diabetes International*, 20, 204–208.

Levin, F. R., Owen, P., Stinchfield, R., Rabinowitz, E., & Pace, N. (1999). Use of standardized patients to evaluate the physicians in residence program: A substance abuse training approach. *Journal of Addictive Diseases*, 18 (2), 39–50.

Madson, M. B., & Campbell, T. C. (2006). Measures of fidelity in motivational enhancement: A systematic review. *Journal of Substance Abuse Treatment*, 31, 67–73.

Madson, M. B., Campbell, T. C., Barrett, D. E., Brondino, M. J., & Melchert, T. P. (2005). Development of the Motivational Interviewing Supervision and Training Scale. *Psychology of Addictive Behaviors*, 19, 303–310.

Miller, W. R., & Mount, K. A. (2001). A small study of training in motivational interviewing: Does one workshop change clinician and client behavior? *Behavioural and Cognitive Psychotherapy*, 29, 457–471.

Miller, W. R., Moyers, T. B., Arciniega, L. T., Ernst, D., & Forcehimes, A. (2005). Training, supervision and quality monitoring of the COMBINE study behavioral interventions. *Journal of Studies on Alcohol* (Suppl. 15), 188–195.

Miller, W. R., & Rollnick, S. (2002). *Motivational interviewing: Preparing people for change* (2nd ed.). New York: Guilford Press; dt. (2004). *Motivierende Gesprächsführung*. Freiburg: Lambertus.

Miller, W. R., Rollnick, S., & Moyers, T. B. (1998). *Motivational interviewing* [Videotape series]. Albuquerque: University of New Mexico.

Miller, W. R., Yahne, C. E., Moyers, T. B., Martinez, J., & Pirritano, M. (2004). A randomized trial of methods to help clinicians learn motivational interviewing. *Journal of Consulting and Clinical Psychology*, 72, 1050–1062.

Mounsey, A. L., Bovbjerg, V., White, L., & Gazewood, J. (2006). Do students develop better motivational interviewing skills through role-play with standardized patients or student colleagues? *Medical Education*, 40, 775–780.

Moyers, T. B., Martin, T., Catley, D., Harris, K. J., & Ahluwalia, J. S. (2003). Assessing the integrity of motivational interventions: Reliability of the motivational interviewing skills code. *Behavioural and Cognitive Psychotherapy*, 31, 177–184.

Moyers, T. B., Martin, T., Manuel, J. K., Hendrickson, S. M. L., & Miller, W. R. (2005). Assessing competence in the use of motivational interviewing. *Journal of Substance Abuse Treatment*, 28, 19–26.

Ockene, J. K., Wheeler, E. V., Adams, A., Hurley, T. G., & Hebert, J. (1997). Provider training for patient-centered alcohol counseling in a primary care setting. *Archives of Internal Medicine*, 157, 2334–2341.

Pierson, H. M., Hayes, S. C., Gifford, E. V., Roget, N., Padilla, M., Bissett, R., *et al.* (2007). An examination of the motivational interviewing treatment integrity code. *Journal of Substance Abuse Treatment*, 32 (1), 11–17.

Prescott, P., Opheim, A., & Bortveit, T. (2002). The effect of workshops and training on counselling skills. *Journal of the Norwegian Psychological Association*, 5, 426–431.

Rollnick, S., Kinnersley, P., & Butler, C. (2002). Context-bound communication skills training: Development of a new method. *Medical Education*, 36 (4), 377–383.

Rosengren, D. B., Baer, J. S., Hartzler, B., Dunn, C. W., & Wells, E. A. (2005). The Video Assessment of Simulated Encounters (VASE): Development and validation of a groupadministered method for evaluating clinician skills in motivational interviewing. *Drug and Alcohol Dependence*, 79, 321–330.

Rubak, S., Sandbaek, A., Lauritzen, T., Borch-Johnsen, K., & Christensen, B. (2006). An education and training course in motivational interviewing influence: GPs' professional behaviour. *British Journal of General Practice*, 56, 429–436.

Schoener, E. P., Madeja, C. L., Henderson, M. J., Ondersma, S. J., & Janisse, J. J. (2006). Effects of motivational interviewing training on mental health therapist behavior. *Drug and Alcohol Dependence*, 82, 269–275.

Thrasher, A. D., Golin, C. E., Earp, J. A., Tien, H., Porter, C., & Howie, L. (2005). Training general practitioners in behavior change counseling to improve asthma medication adherence. *Patient Education and Counseling*, 58, 279–287.

Tober, G., Godfrey, C., Parrott, S., Copello, A., Farrin, A., Hodgson, R., *et al.* (2005). Setting standards for training and competence: The UK alcohol treatment trial. *Alcohol and Alcoholism*, 40, 413–418.

Velasquez, M. M., Hecht, J., Quinn, V. P., Emmons, K. M., DiClemente, C. C., & Dolan-Mullen, P. (2000). Application of motivational interviewing to prenatal smoking cessation: Training and implementation issues. *Tobacco Control*, 9 (Suppl. 3), 36–40.

Welch, G., Rose, G., Hanson, D., Lekarcyk, J., Smith-Ossman, S., Gordon, T., *et al.* (2003). Changes in motivational interviewing skills code (misc) scores following motivational interviewing training for diabetes educators. *Diabetes*, 52 (Suppl. 1), A421.

Anhang B Eine themenspezifisch geordnete Bibliographie über Untersuchungen zur Motivierenden Gesprächsführung

Alkohol-/Drogenmißbrauch

Adamson, S. J., & Sellman, J. D. (2001). Drinking goal selection and treatment outcome in out-patients with mild–moderate alcohol dependence. *Drug and Alcohol Review*, 20, 351–359.

Agostinelli, G., Brown, J. M., & Miller, W. R. (1995). Effects of normative feedback on consumption among heavy drinking college students. *Journal of Drug Education*, 25, 31–40.

Allsop, S., Saunders, B., Phillips, M., & Carr, A. (1997). A trial of relapse prevention with severely dependent male problem drinkers. *Addiction*, 92, 61–74.

Alwyn, T., John, B., Hodgson, R. J., & Phillips, C. J. (2004). The addition of a psychological intervention to a home detoxification programme. *Alcohol and Alcoholism*, 39, 536–541.

Anton, R. F., Moak, D. H., Latham, P., Waid, L. R., Myrick, H., Voronin, K., *et al.* (2005). Naltrexone combined with either cognitive behavioral or motivational enhancement therapy for alcohol dependence. *Journal of Clinical Psychopharmacology*, 25, 349–357.

Anton, R. F., O'Malley, S. S., Ciraulo, D. A., Couper, D., Donovan, D. M., Gastfriend, D. R., *et al.* (2006). Combined pharmacotherapies and behavioral interventions for alcohol dependence. The COMBINE study: randomized controlled trial. *Journal of the American Medical Association*, 295, 2003–2017.

Aubrey, L. L. (1998). *Motivational interviewing with adolescents presenting for outpatient substance abuse treatment.* Unpublished doctoral dissertation, University of New Mexico.

Babor, T. F. (2004). Brief treatments for cannabis dependence: Findings from a randomized multisite trial. *Journal of Consulting and Clinical Psychology*, 72, 455–466.

Baer, J. S., Garrett, S. B., Beadnell, B., Wells, E. A., & Peterson, P. L. (in Vorbereitung). Brief motivational intervention with homeless adolescents: Evaluating effects on substance use and service utilization. *Psychology of Addictive Behaviors.*

Baer, J. S., Kivlahan, D. R., Blume, A.W., McKnight, P., & Marlatt, G. A. (2001). Brief intervention for heavy-drinking college students: 4-year follow-up and natural history. *American Journal of Public Health*, 91, 1310–1316.

Baer, J. S., Marlatt, G. A., Kivlahan, D. R., Fromme, K., Larimer, M., & Williams, E. (1992). An experimental test of three methods of alcohol risk-reduction with young adults. *Journal of Consulting and Clinical Psychology*, 60, 974–979.

Bailey, K. A., Baker, A. L., Webster, R. A., & Lewin, T. J. (2004). Pilot randomized controlled trial of a brief alcohol intervention group for adolescents. *Drug and Alcohol Review*, 23 (2), 157–166.

Baker, A., Boggs, T. G., & Lewin, T. J. (2001). Randomized controlled trial of brief cognitive-behavioural interventions among regular users of amphetamine. *Addiction*, 96, 1279–1287.

Baker, A., Lee, N. K., Claire, M., Lewin, T. J., Grant, T., Pohlman, S., *et al.* (2005). Brief cognitive–behavioural interventions for regular amphetamine users: A step in the right direction. *Addiction*, 100, 367–378.

Ball, S. A., Todd, M., Tennen, H., Armeli, S., Mohr, C., Affleck, G., *et al.* (2007). Brief motivational enhancement and coping skills interventions for heavy drinking. *Addictive Behaviors*, 32, 1105–1118.

Barnett, N. P., Tevyaw, T. O., Fromme, K., Borsari, B., Carey, K. B., Corbin, W. R., *et al.* (2004). Brief alcohol interventions with mandated or adjudicated college students. *Alcoholism: Clinical and Experimental Research*, 77, 49–59.

Battjes, R. J., Gordon, M. S., O'Grady, K. E., Kinlock, T. W., Katz, E. C., & Sears, E. A. (2004). Evaluation of a group-based substance abuse treatment program for adolescents. *Journal of Substance Abuse Treatment*, 27, 123–134.

Bellack, A. S., Bennett, M. E., Gearon, J. S., Brown, C. H., & Yang, T. (2006). A randomized clinical trial of a new behavioral treatment for drug abuse in people with severe and persistent mental illness. *Archives of General Psychiatry*, 63, 426–432.

Bennett, G. A., Edwards, S., & Bailey, J. (2002). Helping methadone patients who drink excessively to drink less: Short term outcomes of a pilot motivational intervention. *Journal of Substance Use*, 7, 191–197.

Bernstein, J., Bernstein, E., Tassiopoulos, K., Heeren, T., Levenson, S., & Hingson, R. (2005). Brief motivational intervention at a clinic visit reduces cocaine and heroin use. *Drug and Alcohol Dependence*, 77, 49–59.

Bien, T. H., Miller, W. R., & Boroughs, J. M. (1993). Motivational interviewing with alcohol outpatients. *Behavioural and Cognitive Psychotherapy*, 21, 347–356.

Booth, R. E., Corsi, K. F., & Mikulich-Gilbertson, S. K. (2004). Factors associated with methadone maintenance treatment retention among street-recruited injection drug users. *Drug and Alcohol Dependence*, 74, 177–185.

Borsari, B., & Carey, K. B. (2000). Effects of a brief motivational intervention with college student drinkers. *Journal of Consulting and Clinical Psychology*, 68, 728–733.

Breslin, C., Li, S., Sdao-Jarvie, K., Tupker, E., & Ittig-Deland, V. (2002). Brief treatment for young substance abusers: A pilot study in an addiction treatment setting. *Psychology of Addictive Behaviors*, 16, 10–16.

Brown, J. M., & Miller, W. R. (1993). Impact of motivational interviewing on participation and outcome in residential alcoholism treatment. *Psychology of Addictive Behaviors*, 7, 211–218.

Brown, T. G., Dongier, M., Latimer, E., Legault, L., Seraganian, P., Kokin, M., *et al.* (2006). Group-delivered brief intervention versus standard care for mixed alcohol/other drug problems: A preliminary study. *Alcoholism Treatment Quarterly*, 24, 23–40.

Budney, A. J., Higgins, S. T., Radonovich, K. J., & Novy, P. L. (2000). Adding voucher-based incentives to coping skills and motivational enhancement improves outcomes during treatment for marijuana dependence. *Journal of Consulting and Clinical Psychology*, 68, 1051–1061.

Carroll, K. M., Ball, S. A., Nich, C., Martino, S., Frankforter, T. L., Farentinos, C., *et al.* (2006). Motivational interviewing to improve treatment engagement and outcome in individuals seeking treatment for substance abuse: A multisite effectiveness study. *Drug and Alcohol Dependence*, 81, 301–312.

Carroll, K. M., Easton, C. J., Hunkele, K. A., Neavins, T. M., Sinha, R., Ford, H. L., *et al.* (2006). The use of contingency management and motivational/skills-building therapy to treat young adults with marijuana dependence. *Journal of Consulting and Clinical Psychology*, 74, 955–966.

Carroll, K. M., Libby, B., Sheehan, J., & Hyland, N. (2001). Motivational interviewing to enhance treatment initiation in substance abusers: An effectiveness study. *American Journal on Addictions*, 10, 335–339.

Cisler, R. A., Barrett, D. E., Zweben, A., & Berger, L. K. (2003). Integrating a brief motivational treatment in a private outpatient clinic: Client characteristics, utilization of services and preliminary outcomes. *Alcoholism Treatment Quarterly*, 21 (3), 1–21.

Collins, S. E., & Carey, K. B. (2005). Lack of effect for decisional balance as a brief motivational intervention for at-risk college drinkers. *Addictive Behaviors*, 30, 1425–1430.

Connors, G. J., Walitzer, K. S., & Dermen, K. H. (2002). Preparing clients for alcoholism treatment: Effects on treatment participation and outcomes. *Journal of Consulting and Clinical Psychology*, 70, 1161–1169.

Copello, A., Godfrey, C., Heather, N., Hodgson, R., Orford, J., Raistrick, D., *et al.* (2001). United

Kingdom Alcohol Treatment Trial (UKATT): Hypotheses, design and methods. *Alcohol and Alcoholism*, 36, 11–21.

D'Angelo, M. (2006). *A comparative study of motivational interviewing and traditional treatment approach on movement along stages of change, treatment completion, compliance with aftercare plan, and length of abstinence.* Unpublished doctoral dissertation.

Davidson, D., Gulliver, S. B., Longabaugh, R., Wirtz, P. W., & Swift, R. (2007). Building better cognitive-behavioral therapy: Is broad-spectrum treatment more effective than motivational-enhancement therapy for alcohol-dependent patients treated with naltrexone? *Journal of Studies on Alcohol and Drugs*, 68, 238–247.

Davis, T. M., Baer, J. S., Saxon, A. J., & Kivlahan, D. R. (2003). Brief motivational feedback improves post-incarceration treatment contact among veterans with substance use disorders. *Drug and Alcohol Dependence*, 69, 197–203.

Dennis, M., Godley, S. H., Diamond, G., Tims, F. M., Babor, T., Donaldson, J., *et al.* (2004). The Cannabis Youth Treatment (CYT) study: Main findings from two randomized trials. *Journal of Substance Abuse Treatment*, 27, 197–213.

Dennis, M., Scott, C. K., & Funk, R. (2003). An experimental evaluation of recovery management checkups (RMC) for people with chronic substance use disorders. *Evaluation and Program Planning*, 26, 339–352.

DeWildt, W., Schippers, G. M., Van den Brink, W., Potgeiter, A. S., Deckers, F., & Bets, D. (2002). Does psychosocial treatment enhance the efficacy of acamprosate in patients with alcohol problems? *Alcohol and Alcoholism*, 37, 375–382.

Dunn, C. W., & Ries, R. (1997). Linking substance abuse services with general medical care: Integrated, brief interventions with hospitalized patients. *American Journal of Drug and Alcohol Abuse*, 23, 1–13.

Dzialdowski, A., & London, M. (1999). A cognitive behavioural intervention in the context of methadone tapering treatment for opiate addiction: Two single cases. *Clinical Psychology and Psychotherapy*, 6, 308–323.

Emmen, M. J., Schippers, G. M., Bleijenberg, G., & Wollersheim, H. (2005). Adding psychologist's intervention to physicians' advice to problem drinkers in the outpatient clinic. *Alcohol and Alcoholism*, 40, 219–226.

Feldstein, S. W. (2007). *Motivational interviewing with late adolescent college underage drinkers: An investigation of therapeutic alliance.* Unpublished doctoral dissertation, University of New Mexico.

Floyd, R. L., Sobell, M., Velasquez, M. M., Ingersoll, K., Nettleman, M., Sobell, L., *et al.* (2007). Preventing alcohol-exposed pregnancies: A randomized controlled trial. *American Journal of Preventive Medicine*, 32, 1–10.

Foote, J., Deluca, A., Magura, S., Warner, A., Grand, A., Rosenblum, A., *et al.* (1999). A group motivational treatment for chemical dependency. *Journal of Substance Abuse Treatment*, 17, 181–192.

Gil, A. G., Wagner, E. F., & Tubman, J. G. (2004). Culturally sensitive substance abuse intervention for Hispanic and African American adolescents: Empirical examples from the Alcohol Treatment Targeting Adolescents in Need (ATTAIN) project. *Addiction*, 99, 140–150.

Gray, E., McCambridge, J., & Strang, J. (2005). The effectiveness of motivational interviewing delivered by youth workers in reducing drinking, cigarette and cannabis smoking among young people: Quasi-experimental pilot study. *Alcohol and Alcoholism*, 40, 535–539.

Grenard, J. L., Ames, S. L., Wiers, R. W., Thush, C., Stacy, A. W., & Sussman, S. (2007). Brief intervention for substance use among at-risk adolescents: A pilot study. *Journal of Adolescent Health*, 40 (2), 188–191.

Handmaker, N. S., Hester, R. K., & Delaney, H. D. (1999). Videotaped training in alcohol counseling for obstetric care practitioners: A randomized controlled trial. *Obstetrics and Gynecology*, 93, 213–218.

Handmaker, N. S., Miller, W. R., & Manicke, M. (1999). Findings of a pilot study of motivational interviewing with pregnant drinkers. *Journal of Studies on Alcohol*, 60, 285–287.

Heather, N., Rollnick, S., Bell, A., & Richmond, R. (1996). Effects of brief counselling among heavy drinkers identified on general hospital wards. *Drug and Alcohol Review*, 15, 29–38.

Hester, R. K., Squires, D. D., & Delaney, H. D. (2005). The drinker's check-up: 12-month outcomes of a controlled clinical trial of a stand-alone software program for problem drinkers. *Journal of Substance Abuse*, 28, 159–169.

Hickman, M. E. (1999). *The effects of personal feedback on alcohol intake in dually diagnosed clients: An empirical study of William R. Miller's motivational enhancement therapy.* Unpublished doctoral dissertation.

Holder, H. D., Cisler, R. A., Longabaugh, R., Stout, R. L., Treno, A. J., & Zweben, A. (2000). Alcoholism treatment and medical care costs from Project MATCH. *Addiction*, 95, 999–1013.

Ingersoll, K., Floyd, L., Sobell, M., Velasquez, M. M., Baio, J., Carbonari, J., *et al.* (2003). Reducing the risk of alcohol-exposed pregnancies: A study of a motivational intervention in community settings. *Pediatrics*, 111, 1131–1135.

Ingersoll, K. S., Ceperich, S. D., Nettleman, M. D., Karanda, K., Brocksen, S., & Johnson, B. A. (2005). Reducing alcohol-exposed pregnancy risk in college women: Initial outcomes of a clinical trial of a motivational intervention. *Journal of Substance Abuse Treatment*, 29, 173–180.

John, U., Veltrup, C., Driessen, M., Wetterling, T., & Dilling, H. (2003). Motivational intervention: An individual counselling vs a group treatment approach for alcohol-dependent in-patients. *Alcohol and Alcoholism*, 38 (3), 263–269.

Juarez, P., Walters, S. T., Daugherty, M., & Radi, C. (2006). A randomized trial of motivational interviewing and feedback with heavy drinking college students. *Journal of Drug Education*, 36, 233–246.

Kadden, R. M., Litt, M. D., Kabela-Cormier, E., & Petry, N. M. (2007). Abstinence rates following behavioral treatments for marijuana dependence. *Addictive Behaviors*, 32, 1220–1236.

Kahler, C. W., Read, J. P., Stuart, G., Ramsey, S. E., & McCrady, B. S. (2004). Motivational enhancement for 12-step involvement among patients undergoing alcohol detoxification. *Journal of Consulting and Clinical Psychology*, 72, 736–741.

Karno, M. P., & Longabaugh, R. (2004). What do we know? Process analysis and the search for a better understanding of Project MATCH's anger-by-treatment matching effect. *Journal of Studies on Alcohol*, 65, 501–512.

Kelly, A. B., Halford, W. K., & Young, R. M. (2000). Maritally distressed women with alcohol problems: The impact of a short-term alcohol-focused intervention on drinking behaviour and marital satisfaction. *Addiction*, 95, 1537–1549.

Knight, J. R., Sherritt, L., Van Hook, S., Gates, E. C., Levy, S., & Chang, G. (2005). Motivational interviewing for adolescent substance use: A pilot study. *Journal of Adolescent Health*, 37, 167–169.

Kranzler, H. R., Wesson, D. R., & Billot, L. (2004). Naltrexone depot for treatment of alcohol dependence: A multicenter, randomized, placebo-controlled clinical trial. *Alcoholism: Clinical and Experimental Research*, 28, 1051–1059.

Kuchipudi, V., Hobein, K., Fleckinger, A., & Iber, F. L. (1990). Failure of a 2-hour motivational intervention to alter recurrent drinking behavior in alcoholics with gastrointestinal disease. *Journal of Studies on Alcohol*, 51, 356–360.

Labrie, J. W., Lamb, T. F., Pedersen, E. R., & Quinlan, T. (2006). A group motivational interviewing intervention reduces drinking and alcohol-related consequences in adjudicated college students. *Journal of College Student Development*, 47, 267–280.

Labrie, J. W., Pederson, E. R., Lamb, T. F., & Quinlan, T. (2007). A campus-based motivational enhancement group intervention reduces problematic drinking in male college students. *Addictive Behaviors*, 32, 889–901.

Lapham, S. C., Chang, I. Y., & Gregory, C. (2000). Substance abuse intervention for health care workers: A preliminary report. *Journal of Behavioral Health Services and Research*, 27, 131–143.

Larimer, M. E., Turner, A. P., Anderson, B. K., Fader, J. S., Kilmer, J. R., Palmer, R. S., *et al.* (2001). Evaluating a brief alcohol intervention with fraternities. *Journal of Studies on Alcohol*, 62, 370–380.

Leontieva, L., Horn, K., Haque, A., Helmkamp, J., Ehrlich, P., & Williams, J. (2005). Readiness to change problematic drinking assessed in the emergency department as a predictor of change. *Journal of Clinical Care*, 20, 251–256.

Lincourt, P., Kuettel, T. J., & Bombardier, C. H. (2002). Motivational interviewing in a group setting with mandated clients: A pilot study. *Addictive Behaviors*, 27, 381–391.

Longabaugh, R., Wirtz, P. W., Zweben, A., & Stout, R. L. (1998). Network support for drinking, Alcoholics Anonymous and long-term matching effects. *Addiction*, 93, 1313–1333.

Longabaugh, R., Woolard, R. E., Nirenberg, T. D., Minugh, A. P., Becker, B., Clifford, P. R., *et al.* (2001). Evaluating the effects of a brief motivational intervention for injured drinkers in the emergency department. *Journal of Studies on Alcohol*, 62, 806–816.

Longshore, D., & Grills, C. (2000). Motivating illegal drug use recovery: Evidence for a culturally congruent intervention. *Journal of Black Psychology*, 26, 288–301.

Longshore, D., Grills, C., & Annon, K. (1999). Effects of a culturally congruent intervention on cognitive factors related to drug-use recovery. *Substance Use and Misuse*, 34, 1223–1241.

Maisto, S. A., Conigliaro, J., Mcneil, M., Kraemer, K., Conigliaro, R. L., & Kelley, M. E. (2001). Effects of two types of brief intervention and readiness to change on alcohol use in hazardous drinkers. *Journal of Studies on Alcohol*, 62, 605–614.

Marlatt, G. A., Baer, J. S., Kivlahan, D. R., Dimeff, L. A., Larimer, M. E., Quigley, L. A., *et al.* (1998). Screening and brief intervention for high-risk college student drinkers: Results from a 2-year follow-up assessment. *Journal of Consulting and Clinical Psychology*, 66, 604–615.

Marques, P. R., Voas, R. B., Tippetts, A. S., & Beirness, D. J. (1999). Behavioral monitoring of DUI offenders with the alcohol ignition interlock recorder. *Addiction*, 94 (12), 1861–1870.

Marsden, J., Stilwell, G., Barlow, H., Boys, A., Taylor, C., Junt, N., *et al.* (2006). An evaluation of a brief motivational intervention among young Ecstasy and cocaine users: No effect on substance and alcohol use outcomes. *Addiction*, 101, 1014–1026.

Martin, G., Copeland, J., & Swift, W. (2005). The adolescent cannabis check-up: Feasibility of a brief intervention for young cannabis users. *Journal of Substance Abuse Treatment*, 29, 207–213.

McCambridge, J., & Strang, J. (2004). The efficacy of single-session motivational interviewing in reducing drug consumption and perceptions of drug-related risk and harm among young people: Results from a multi-site cluster randomized trial. *Addiction*, 99, 39–52.

McCambridge, J., & Strang, J. (2005). Deterioration over time in effect of motivational interviewing in reducing drug consumption and related risk among young people. *Addiction*, 100, 470–478.

McCambridge, J., Strang, J., Platts, S., & Witton, J. (2003). Cannabis use and the GP: Brief motivational intervention increases clinical enquiry by GPs in a pilot study. *British Journal of General Practice*, 53 (493), 637–639.

Miller, W. R., Benefield, R. G., & Tonigan, J. S. (1993). Enhancing motivation for change in problem drinking: A controlled comparison of two therapist styles. *Journal of Consulting and Clinical Psychology*, 61, 455–461.

Miller, W. R., Sovereign, R. G., & Krege, B. (1988). Motivational interviewing with problem drinkers: II. The Drinker's Check-up as a preventive intervention. *Behavioural Psychotherapy*, 16, 251–268.

Miller, W. R., Toscova, R. T., Miller, J. H., & Sanchez, V. (2000). A theory-based motivational approach for reducing alcohol/drug problems in college. *Health Education and Behavior*, 27, 744–759.

Miller, W. R., Yahne, C. E., & Tonigan, J. S. (2003). Motivational interviewing in drug abuse services: A randomized trial. *Journal of Consulting and Clinical Psychology*, 71, 754–763.

Mitcheson, L., McCambridge, J., & Byrne, S. (2007). Pilot cluster-randomized trial of adjunctive motivational interviewing to reduce crack cocaine use in clients on methadone maintenance. *European Addiction Research*, 13, 6–10.

Monti, P. M., Colby, S. M., Barnett, N. P., Spirito, A., Rohsenow, D. J., Myers, M., *et al.* (1999). Brief intervention for harm reduction with alcohol-positive older adolescents in a hospital emergency department. *Journal of Consulting and Clinical Psychology*, 67, 989–994.

Morgenstern, J., Irwin, T. W., Wainberg, M. L., Parsons, J. T., Muench, F., Bux, D. A., Jr., *et al.* (2007). A randomized controlled trial of goal choice interventions for alcohol use disorders among men who have sex with men. *Journal of Consulting and Clinical Psychology*, 75, 72–84.

Mullins, S. A., Suarez, M., Ondersma, S. J., & Page, M. C. (2004). The impact of motivational interviewing on substance abuse treatment retention: A randomized controlled trial of women involved with child welfare. *Journal of Substance Abuse Treatment*, 27 (1), 521–558.

Murphy, J. G., Benson, T. A., Vuchinich, R. E., Deskins, M. M., Eakin, D., Flood, A. M., *et al.* (2004). A comparison of personalized feedback for college student drinkers delivered with and without a motivational interview. *Journal of Studies on Alcohol*, 65, 200–203.

Murphy, J. G., Duchnick, J. J., Vuchinich, R. E., Davison, J. W., Karg, R. S., Olson, A. M., et al. (2001). Relative efficacy of a brief motivational intervention for college student drinkers. *Psychology of Addictive Behaviors*, 15 (4), 373–379.

Noonan, W. C. (2001). *Group motivational interviewing as an enhancement to outpatient alcohol treatment.* Unpublished doctoral dissertation, University of New Mexico.

Ondersma, S. J., Svikis, D. S., & Schuster, C. R. (2007). Computer-based motivational intervention for post-partum drug use: A randomized trial. *American Journal of Preventive Medicine*, 32, 231–238.

Peterson, P. L., Baer, J. S., Wells, E. A., Ginzler, J. A., & Garrett, S. B. (2006). Short-term effects of a brief motivational intervention to reduce alcohol and drug use among homeless adolescents. *Psychology of Addictive Behaviors*, 20, 254–264.

Project MATCH Research Group. (1997). Matching alcoholism treatments to client heterogeneity: Project MATCH posttreatment drinking outcomes. *Journal of Studies on Alcohol*, 58, 7–29.

Project MATCH Research Group. (1997). Project MATCH secondary a priori hypotheses. *Addiction*, 92, 1671–1698.

Project MATCH Research Group. (1998). Matching alcoholism treatments to client heterogeneity: Project MATCH three-year drinking outcomes. *Alcoholism: Clinical and Experimental Research*, 22, 1300–1311.

Project MATCH Research Group. (1998). Matching alcoholism treatments to client heterogeneity: Treatment main effects and matching effects on drinking during treatment. *Journal of Studies on Alcohol*, 59, 631–639.

Project MATCH Research Group. (1998). Matching patients with alcohol disorders to treatments: Clinical implications from Project MATCH. *Journal of Mental Health*, 7, 589–602.

Project MATCH Research Group. (1998). Therapist effects in three treatments for alcohol problems. *Psychotherapy Research*, 8, 455–474.

Reid, S. C., Teesson, M., Sannibale, C., Matsuda, M., & Haber, P. S. (2005). The efficacy of compliance therapy in pharmacotherapy for alcohol dependence: A randomized controlled trial. *Journal of Studies on Alcohol*, 66, 833–841.

Richmond, R., Heather, N., Kehoe, L., & Webster, I. (1995). Controlled evaluation of a general practice–based brief intervention for excessive drinking. *Addiction*, 90, 119–132.

Rohsenow, D. J., Monti, P. M., Martin, R. A., Colby, S. M., Myers, M. G., Gulliver, S. B., *et al.* (2004). Motivational enhancement and coping skills training for cocaine abusers: Effects on substance use outcomes. *Addiction*, 99 (7), 862–874.

Rosenblum, A., Cleland, C., Magura, S., Mahmood, D., Kosanke, N., & Foote, J. (2005). Moderators of effects of motivational enhancements to cognitive behavioral therapy. *American Journal of Drug and Alcohol Abuse*, 31, 35–58.

Saitz, R., Palfai, T. P., Cheng, D. M., Horton, N. J., Freedner, N., Dukes, K., *et al.* (2007). Brief intervention for medical inpatients with unhealthy alcohol use: A randomized, controlled trial. *Annals of Internal Medicine*, 146, 167–176.

Sanchez, F. P. (2001). *A values-based intervention for alcohol abuse*. Unpublished doctoral dissertation, University of New Mexico.

Saunders, B., Wilkinson, C., & Phillips, M. (1995). The impact of a brief motivational intervention with opiate users attending a methadone programme. *Addiction*, 90, 415–424.

Schneider, R. J., Casey, J., & Kohn, R. (2000). Motivational versus confrontational interviewing: A comparison of substance abuse assessment practices at employee assistance programs. *Journal of Behavioral Health Services Research*, 27, 60–74.

Secades-Villa, R., Fernande-Hermida, J. R., & Arnaez-Montaraz, C. (2004). Motivational interviewing and treatment retention among drug user patients: A pilot study. *Substance Use and Misuse*, 39(9), 1369–1378.

Sellman, J. D., Sullivan, P. F., Dore, G. M., Adamson, S. J., & MacEwan, I. (2001). A randomized controlled trial of motivational enhancement therapy (MET) for mild to moderate alcohol dependence. *Journal of Studies on Alcohol*, 62, 389–396.

Senft, R. A., Polen, M. R., Freeborn, D. K., & Hollis, J. F. (1997). Brief intervention in a primary care setting for hazardous drinkers. *American Journal of Preventive Medicine*, 13, 464–470.

Sinha, R., Easton, C., Renee-Aubin, L., & Carroll, K. M. (2003). Engaging young probationreferred marijuana-abusing individuals in treatment: A pilot trial. *American Journal on Addictions*, 12 (4), 314–323.

Sobell, L. C., Sobell, M. B., Leo, G. I., Agrawal, S., Johnson-Young, L., & Cunningham, J. A. (2002). Promoting self-change with alcohol abusers: A community-level mail intervention based on natural recovery studies. *Alcoholism: Clinical and Experimental Research*, 26, 936–948.

Spirito, A., Monti, P. M., Barnett, N. P., Colby, S. M., Sindelar, H., Rohsenow, D. J., *et al.* (2004). A randomized clinical trial of a brief motivational intervention for alcohol-positive adolescents treated in an emergency department. *Journal of Pediatrics*, 145, 396–402.

Stein, L. A. R., & Lebeau-Craven, R. (2002). Motivational interviewing and relapse prevention for DWI: A pilot study. *Journal of Drug Issues*, 32 (4), 1051–1069.

Stein, L. A. R., Colby, S. M., Barnett, N. M., Monti, P. M., Golembeske, C., & Lebeau-Craven, R. (2006). Effects of motivational interviewing for incarcerated adolescents on driving under the influence after release. *American Journal of Addictions*, 15 (Suppl. 1), 50–57.

Stein, L. A. R., Colby, S. M., Barnett, N. P., Monti, P. M., Golembeske, C., Lebeau-Craven, R., *et al.* (2006). Enhancing substance abuse treatment engagement in incarcerated adolescents. *Psychological Services*, 3, 25–34.

Stein, M. D., Anderson, B., Charuvastra, A., Maksad, J., & Friedman, P. D. (2002). A brief intervention for hazardous drinkers in a needle exchange program. *Journal of Substance Abuse Treatment*, 22, 23–31.

Stephens, R. S., Roffman, R. A., & Curtin, L. (2000). Comparison of extended versus brief treatments for marijuana use. *Journal of Consulting and Clinical Psychology*, 68, 898–908.

Stephens, R. S., Roffman, R. A., Fearer, S. A., Williams, C., & Burke, R. S. (2007). The marijuana check-up: Promoting change in ambivalent marijuana users. *Addiction*, 102, 947–957.

Stockwell, T., & Gregson, A. (1986). Motivational interviewing with problem drinkers: Impact on attendance, drinking and outcome. *British Journal of Addiction*, 81 (5), 713.

Supplee, P. D. (2005). The importance of providing smoking relapse counseling during the postpartum hospitalization. *Journal of Obstetric, Gynecologic and Neonatal Nursing*, 34, 703–712.

Thevos, A. K., Roberts, J. S., Thomas, S. E., & Randall, C. L. (2000). Cognitive behavioral therapy delays relapse in female socially phobic alcoholics. *Addictive Behaviors*, 25 (3), 333–345.

Thevos, A. K., Thomas, S. E., & Randall, C. L. (2001). Social support in alcohol dependence and social phobia: Treatment comparisons. *Research on Social Work Practice*, 11 (4), 458–472.

Walker, D. D., Roffman, R. A., Stephens, R. S., Wakana, K., Berghuis, J. P., & Kim, W. (2006). Motivational enhancement therapy for adolescent marijuana users: A preliminary randomized controlled trial. *Journal of Consulting and Clinical Psychology*, 74, 628–632.

Walters, S. T., Bennett, M. E., & Miller, J. H. (2000). Reducing alcohol use in college students: A controlled trial of two brief interventions. *Journal of Drug Education*, 30, 361–372.

White, H. R., Morgan, T. J., Pugh, L. A., Celinski, K., Labovie, E. W., & Pandina, R. J. (2006). Evaluating two brief substance-use interventions for mandated college students. *Journal of Studies on Alcohol*, 67, 309–317.

Zywiak, W. H., Longabaugh, R., & Wirtz, P. W. (2002). Decomposing the relationships between pretreatment social network characteristics and alcohol treatment outcome. *Journal of Studies on Alcohol*, 63 (1), 114–121.

Asthma/chronisch-obstruktive Lungenerkrankung

Broers, S., Smets, E. M. A., Bindels, P., Evertsz, F. B., Calff, M., & DeHaes, H. (2005). Training general practitioners in behavior change counseling to improve asthma medication adherence. *Patient Education and Counseling*, 58, 279–287.

de Blok, B. M., de Greef, M. H., ten Hacken, N. H., Sprenger, S. R., Postema, K., & Wempe, J. B. (2006). The effects of a lifestyle physical activity counseling program with feedback of a pedometer during pulmonary rehabilitation in patients with COPD: A pilot study. *Patient Education and Counseling*, 61 (1), 48–55.

Schmaling, K. B., Blume, A. W., & Afari, N. (2001). A randomized controlled pilot study of motivational interviewing to change attitudes about adherence to medications for asthma. *Journal of Clinical Psychology in Medical Settings*, 8, 167–172.

Gehirnverletzungen

Bell, K. R., Temkin, N. R., Esselman, P. C., Doctor, J. N., Bombardier, C. H., Fraser, R. T., *et al.* (2005). The effect of a scheduled telephone intervention on outcome after moderate to severe traumatic brain injury: A randomized trial. *Archives of Physical Medicine and Rehabilitation*, 86, 851–856.

Bombardier, C. H., & Rimmele, C. T. (1999). Motivational interviewing to prevent alcohol abuse after traumatic brain injury: A case series. *Rehabilitation Psychology*, 44, 52–67.

Kardiovaskulare Gesundheit / Bluthochdruck

Beckie, T. M. (2006). A behavior change intervention for women in cardiac rehabilitation. *Journal of Cardiovascular Nursing*, 21, 146–153.

Brodie, D. A., & Inoue, A. (2005). Motivational interviewing to promote physical activity for people with chronic heart failure. *Journal of Advanced Nursing*, 50, 518–527.

McHugh, F., Lindsay, G. M., Hanlon, P., Hutton, I., Brown, M. R., Morrison, C., *et al.* (2001). Nurse-led shared care for patients on the waiting list for coronary artery bypass surgery: A randomised controlled trial. *Heart*, 86 (3), 317–323.

Ogedegbe, G., & Chaplin, W. (2005). Motivational interviewing improves systolic blood pressure in hypertensive African Americans [Abstract]. *American Journal of Hypertension*, 18, A212.

Ogedegbe, G., Schoenthaler, A., Richardson, T., Lewis, L., Belue, R., Espinosa, E., *et al.* (2007). An RCT of the effect of motivational interviewing on medication adherence in hypertensive African Americans: Rationale and design. *Contemporary Clinical Trials*, 28, 169–181.

Riegel, B., Dickson, W., Hoke, L., McMahon, J. P., Reis, B. F., & Sayers, S. (2006). A motivational counseling approach to improving heart failure self-care: Mechanisms of effectiveness. *Journal of Cardiovascular Nursing*, 21, 232–241.

Scales, R. (1998). *Motivational interviewing and skills-based counseling in cardiac rehabilitation: The Cardiovascular Health Initiative and Lifestyle Education (CHILE) study.* Unpublished doctoral dissertation, University of New Mexico.

Scales, R., Lueker, R. D., Atterbom, H. A., Handmaker, N. S., & Jackson, K. A. (1997). Impact of motivational interviewing and skills-based counseling on outcomes in cardiac rehabilitation. *Journal of Cardiopulmonary Rehabilitation*, 17, 328.

Watkins, C. L., Anton, M. F., Deans, C. F., Dickinson, H. A., Jack, C. I., Lightbody, C. E., *et al.* (2007). Motivational interviewing early after acute stroke: A randomized, controlled trial. *Stroke*, 38, 1004–1009.

Woollard, J., Beilin, L., Lord, T., Puddey, I., MacAdam, D., & Rouse, I. (1995). A controlled trial of nurse counselling on lifestyle change for hypertensives treated in general practice: Preliminary results. *Clinical and Experimental Pharmacology and Physiology*, 22, 466–468.

Woollard, J., Burke, V., & Beilin, L. J. (2003). Effects of general practice–based nurse-counselling on ambulatory blood pressure and antihypertensive drug prescription in patients at increased risk of cardiovascular disease. *Journal of Human Hypertension*, 17, 689–695.

Woollard, J., Burke, V., Beilin, L. J., Verheijden, M., & Bulsara, M. K. (2003). Effects of a general practice–based intervention on diet, body mass index and blood lipids in patients at cardiovascular risk. *Journal of Cardiovascular Risk*, 10, 31–40.

Zahnheilkunde

Skaret, E., Weinstein, P., Kvale, G., & Raadal, M. (2003). An intervention program to reduce dental avoidance behaviour among adolescents: A pilot study. *European Journal of Paediatric Dentistry*, 4, 191–196.

Weinstein, P., Harrison, R., & Benton, T. (2004). Motivating parents to prevent caries in their young children: One-year findings. *Journal of the American Dental Association*, 135 (6), 731–738.

Weinstein, P., Harrison, R., & Benton, T. (2006). Motivating mothers to prevent caries: Confirming the beneficial effect of counseling. *Journal of the American Dental Association*, 137, 789–793.

Diabetes

Channon, S., Smith, V. J., & Gregory, J. W. (2003). A pilot study of motivational interviewing in adolescents with diabetes. *Archives of Disease in Childhood*, 88 (8), 680–683.

Clark, M., & Hampson, S. E. (2001). Implementing a psychological intervention to improve lifestyle self-management in patients with type 2 diabetes. *Patient Education and Counseling*, 42, 247–256.

Hokanson, J. M., Anderson, R. L., Hennrikus, D. J., Lando, H. A., & Kendall, D. M. (2006). Integrated tobacco cessation counseling in a diabetes self-management training program: A randomized trial of diabetes and reduction of tobacco. *Diabetes Educator*, 32, 562–570.

Rubak, S., Sandbaek, A., Lauritzen, T., Borch-Johnsen, K., & Christensen, B. (in press). Effect of the motivational interview on measures of quality care in people with screen detected type 2 diabetes: A one-year follow-up of a RCT. *British Journal of General Practice.*

Rubak, S., Sandbaek, A., Lauritzen, T., Borch-Johnsen, K., & Christensen, B. (in press). A RCT study: Effect of »motivational interviewing« on beliefs and behaviour among patients with type 2 diabetes detected by screening. *Scandinavian Journal of Public Health.*

Smith, D. E., Heckemeyer, C. M., Kratt, P. P., & Mason, D. A. (1997). Motivational interviewing to improve adherence to a behavioral weight-control program for older obese women with NIDDM: A pilot study. *Diabetes Care*, 20, 52–54.

Trigwell, P., Grant, P. J., & House, A. (1997). Motivation and glycemic control in diabetes mellitus. *Journal of Psychosomatic Research*, 43, 307–315.

Viner, R. M., Christie, D., Taylor, V., & Hey, S. (2003). Motivational/solution-focused intervention improves HbA 1c in adolescents with type 1 diabetes: A pilot study. *Diabetic Medicine*, 20 (9), 739–742.

West, D. S., DiLillo, V., Bursac, Z., Gore, S. A., & Greene, P. G. (2007). Motivational interviewing improves weight loss with type 2 diabetes. *Diabetes Care*, 30, 1081–1087.

Ernährung/Lipide

Berg-Smith, S. M., Stevens, V. J., Brown, K. M., Van Horn, L., Gernhofer, N., Peters, E., *et al.* (1999). A brief motivational intervention to improve dietary adherence in adolescents. *Health Education Research*, 14, 399–410.

Bowen, D., Ehret, C., Pedersen, M., Snetselaar, L., Johnson, M., Tinker, L., *et al.* (2002). Results of an adjunct dietary intervention program in the women's health initiative. *Journal of the American Dietetic Association*, 102 (11), 1631–1637.

Bowen, D. J., Beresford, S. A. A., Vu, T., Fend, Z. D., Tinker, L., Hart, A., *et al.* (2004). Baseline data and design for a randomized intervention study of dietary change in religious organizations. *Preventive Medicine*, 39, 602–611.

Brug, J., Spikmans, F., Aartsen, C., Breedveld, B., Bes, R., & Fereira, I. (2007). Training dietitians in basic motivational interviewing skills results in changes in their counseling style and in lower saturated fat intakes in their patients. *Journal of Nutrition Education and Behavior*, 39, 8–12.

Fuemmeler, B. F., Masse, L. C., Yaroch, A. L., Resnicow, K., Campbell, M. K., Carr, C., *et al.* (2006). Psychosocial mediation of fruit and vegetable consumption in the Body and Soul effectiveness trial. *Health Psychology*, 25, 474–483.

Mhurchu, C. N., Margetts, B. M., & Speller, V. (1998). Randomized clinical trial comparing the effectiveness of two dietary interventions with hyperlipidaemia. *Clinical Science*, 95, 479–487.

Resnicow, K., Campbell, M. K., Carr, C., McCarty, F., Wang, T., Periasamy, S., *et al.* (2004). Body and soul: A dietary intervention conducted through African-American churches. *American Journal of Preventive Medicine*, 27, 97–105.

Resnicow, K., Coleman-Wallace, D., Jackson, A., Digirolamo, A., Odom, E., Wang, T., *et al.* (2000). Dietary change through black churches: Baseline results and program description of the Eat for Life trial. *Journal of Cancer Education*, 15, 156–163.

Resnicow, K., Jackson, A., Blissett, D., Wang, T., McCarty, F., Rahotep, S., *et al.* (2005). Results of the Healthy Body Healthy Spirit trial. *Health Psychology*, 24, 339–348.

Resnicow, K., Jackson, A., Wang, T., De, A. K., McCarty, F., Dudley, W. N., *et al.* (2001). A motivational interviewing intervention to increase fruit and vegetable intake through Black churches: Results of the Eat for Life trial. *American Journal of Public Health*, 91, 1686–1693.

Resnicow, K., Taylor, R., Baskin, M., & McCarty, F. (2005). Results of Go Girls: A weight control program for overweight African-American adolescent females. *Obesity Research*, 13, 1739–1748.

Richards, A., Kettelmann, K. K., & Ren, C. R. (2006). Motivating 18- to 24-year-olds to increase their fruit and vegetable consumption. *Journal of the American Dietetic Association*, 106, 1405–1411.

Wen, D. B., Ehret, C., Pedersen, M., Snetselaar, L., Johnson, M., Tinker, L., *et al.* (2002). Abstract results of an adjunct dietary intervention program in the Women's Health Initiative. *Journal of the American Dietetic Association*, 102 (11), 1631–1637.

West, D. S., DiLillo, V., Bursac, Z., Gore, S. A., & Greene, P. G. (2007). Motivational interviewing improves weight loss with type 2 diabetes. *Diabetes Care*, 30, 1081–1087.

Woollard, J., Burke, V., Beilin, L. J., Verheijden, M., & Bulsara, M. K. (2003). Effects of a general practice–based intervention on diet, body mass index and blood lipids in patients at cardiovascular risk. *Journal of Cardiovascular Risk*, 10, 31–40.

Häusliche Gewalt

Kennerley, R. J. (2000). *The ability of a motivational pre-group session to enhance readiness for change in men who have engaged in domestic violence.* Unpublished doctoral dissertation.

Kistenmacher, B. R. (2000). *Motivational interviewing as a mechanism for change in men who batter: A randomized controlled trial.* Unpublished doctoral dissertation, University of Oregon.

Doppeldiagnose (Substanzmißbrauchstörung und psychische Störung)

Baker, A., Bucci, S., Lewin, T., Kay-Lambkin, F., Constable, P. M., & Carr, V. J. (2006). Cognitive-behavioral therapy for substance use disorders in people with psychotic disorders: Randomized clinical trial. *British Journal of Psychiatry*, 188, 439–444.

Baker, A., Lewin, T., Reichler, H., Clancy, R., Carr, V., Garrett, R., *et al.* (2002). Evaluation of a motivational interview for substance use within psychiatric in-patient services. *Addiction*, 97 (10), 1329–1337.

Barrowclough, C., Haddock, G., Tarrier, N., Lewis, S. W., Moring, J., O'Brien, R., *et al.* (2001). Randomized controlled trial of motivational interviewing, cognitive behavior therapy, and family intervention for patients with comorbid schizophrenia and substance use disorders. *American Journal of Psychiatry*, 158, 1706–1713.

Brown, R. A., Ramsey, S. E., Strong, D. R., Myers, M. G., Kahler, C. W., Lejuez, C. W., *et al.* (2003). Effects of motivational interviewing on smoking cessation in adolescents with psychiatric disorders. *Tobacco Control*, 12 (Suppl. 4), 3–10.

Carey, K. B., Carey, M. P., Maisto, S. A., & Purnine, D. M. (2002). The feasibility of enhancing psychiatric outpatients' readiness to change their substance use. *Psychiatric Services*, 53, 602–608.

Daley, D. C., Salloum, I. M., Zuckoff, A., Kirisci, L., & Thase, M. E. (1998). Increasing treatment adherence among outpatients with depression and cocaine dependence: Results of a pilot study. *American Journal of Psychiatry*, 155, 1611–1613.

Daley, D. C., & Zuckoff, A. (1998). Improving compliance with the initial outpatient session among discharged inpatient dual diagnosis clients. *Social Work*, 43, 470–473.

Graeber, D. A., Moyers, T. B., Griffith, G., Guajardo, E., & Tonigan, J. S. (2003). A pilot study comparing motivational interviewing and an educational intervention in patients with schizophrenia and alcohol use disorders. *Community Mental Health Journal*, 39, 189–202.

Haddock, G., Barrowclough, C., Tarrier, N., Moring, J., O'Brien, R., Schofield, N., *et al.* (2003). Cognitive-behavioural therapy and motivational intervention for schizophrenia and substance misuse: 18-month outcomes of a randomized controlled trial. *British Journal of Psychiatry*, 183, 377–378.

Hulse, G. K., & Tait, R. J. (2002). Six-month outcomes associated with a brief alcohol intervention for adult in-patients with psychiatric disorders. *Addiction*, 21, 105–112.

Hulse, G. K., & Tait, R. J. (2003). Five-year outcomes of a brief alcohol intervention for adult in-patients with psychiatric disorders. *Addiction*, 98, 1061–1068.

Kavanagh, D. J., Young, R., White, A., Saunders, J. B., Wallis, J., Shockley, N., *et al.* (2004). A brief motivational intervention for substance misuse in recent-onset psychosis. *Drug and Alcohol Review*, 23, 151–155.

Kreman, R., Yates, B. C., Agrawal, S., Fiandt, K., Briner, W., & Shurmur, S. (2006). The effects of motivational interviewing on physiological outcomes. *Applied Nursing Research*, 19, 167–170.

Martino, S., Carroll, K. M., Nich, C., & Rounsaville, B. J. (2006). A randomized controlled pilot study of motivational interviewing for patients with psychotic and drug use disorders. *Addiction*, 101, 1479–1492.

Martino, S., Carroll, K. M., O'Malley, S. S., & Rounsaville, B. J. (2000). Motivational interviewing with psychiatrically ill substance abusing patients. *American Journal on Addictions*, 9, 88–91.

Santa Ana, E. J. (2005). *Efficacy of group motivational interviewing (GMI) for psychiatric inpatients with chemical dependence.* Unpublished doctoral dissertation.

Swanson, A. J., Pantalon, M. V., & Cohen, K. R. (1999). Motivational interviewing and treatment adherence among psychiatric and dually-diagnosed patients. *Journal of Nervous and Mental Disease, 187,* 630–635.

Tapert, S. F., Colby, S. M., Barnett, N. P., Spirito, A., Rohsenow, D. J., Myers, M. G., et al. (2003). Depressed mood, gender, and problem drinking in youth. *Journal of Child and Adolescent Substance Abuse, 12* (4), 55–68.

Zuckoff, A., Shear, K., Frank, E., Daley, D. C., Seligman, K., & Silowash, R. (2006). Treating complicated grief and substance use disorders: A pilot study. *Journal of Substance Abuse Treatment, 30,* 205–211.

Eßstörung/Fettleibigkeit

Dunn, E. C., Neighbors, C., & Larimer, M. (2006). Motivational enhancement therapy and self-help treatment for binge eaters. *Psychology of Addictive Behaviors, 20,* 44–52.

Feld, R., Woodside, D. B., Kaplan, A. S., Olmsted, M. P., & Carter, J. C. (2001). Pretreatment motivational enhancement therapy for eating disorders: A pilot study. *International Journal of Eating Disorders, 29,* 393–400.

Long, C. G., & Hollin, C. R. (1995). Assessment and management of eating disordered patients who over-exercise: A four-year follow-up of six single case studies. *Journal of Mental Health, 4,* 309–316.

Pung, M. A., Niemeier, H. M., Cirona, A. C., Barrera, A. Z., & Craighead, L. W. (2004).Motivational interviewing in the reduction of risk factors for eating disorders: A pilot study. *International Journal of Eating Disorders, 35* (4), 396–397.

Smith, D. E., Heckemeyer, C. M., Kratt, P. P., & Mason, D. A. (1997). Motivational interviewing to improve adherence to a behavioral weight-control program for older obese women with NIDDM: A pilot study. *Diabetes Care, 20,* 52–54.

Treasure, J. L., Katzman, M., Schmidt, U., Troop, N., Todd, G., & De Silva, P. (1999). Engagement and outcome in the treatment of bulimia nervosa: First phase of a sequential design comparing motivation enhancement therapy and cognitive behavioural therapy. *Behaviour Research and Therapy, 37,* 405–418.

Notaufnahme/Trauma/Verletzungsprävention

Dunn, C., Droesch, R. M., Johnston, B. D., & Rivara, F. P. (2004). Motivational interviewing with injured adolescents in the emergency department: In-session predictors of change. *Behavioural and Cognitive Psychotherapy, 32* (1), 113–116.

Johnston, B. D., Rivara, F. P., & Droesch, R. M. (2002). Behavior change counseling in the emergency department to reduce injury risk: A randomized, controlled trial. *Pediatrics, 110,* 267–274.

Schermer, C. R., Moyers, T. B., Miller, W. R., & Bloomfield, L. A. (2006). Trauma center brief interventions for alcohol disorders decrease subsequent driving under the influence arrests. *Journal of Trauma, 60,* 29–34.

Zatzick, D., Roy-Byrne, P., Russo, J., Rivara, F., Droesch, R., Wagner, A., et al. (2004). A randomized effectiveness trial of stepped collaborative care for acutely injured trauma survivors. *Archives of General Psychiatry, 61* (5), 498–506.

Familie/Beziehungen

Cordova, J. V., Scott, R. G., Dorian, M., Mirgain, S., Yeager, D., & Groot, A. (2005). The marriage check-up: An indicated preventive intervention for treatment-avoidant couples at risk for marital deterioration. *Behavior Therapy*, 36, 301–309.

Kelly, A. B., Halford, W. K., & Young, R. M. (2000). Maritally distressed women with alcohol problems: The impact of a short-term alcohol-focused intervention on drinking behaviour and marital satisfaction. *Addiction*, 95, 1537–1549.

Naar-King, S., Wright, K., Parsons, J. T., Frey, M., Templin, T., Lam, P., *et al.* (2006). Healthy choices: Motivational enhancement therapy for health risk behaviors in HIV-positive youth. *AIDS Education and Prevention*, 18, 1–11.

O'Leary, C. C. (2001). *The early childhood family check-up: A brief intervention for at-risk families with preschool-aged children*. Unpublished doctoral dissertation.

Rao, S. O. (1999). *The short-term impact of the family check-up: A brief motivational intervention for at-risk families*. Unpublished doctoral dissertation.

Slavert, J. D., Stein, L. A. R., Klein, J. L., Colby, S. M., Barnett, N. P., & Monti, P. M. (2005). Piloting the family check-up with incarcerated adolescents and their parents. *Psychol. Services*, 2, 123–132.

Uebelacker, L. A., Hecht, J., & Miller, I. W. (2006). The family check-up: A pilot study of a brief intervention to improve family functioning in adults. *Family Process*, 45, 223–236.

Spielsucht

Hodgins, D. C., Currie, S. R., & el-Guebaly, N. (2001). Motivational enhancement and selfhelp treatments for problem gambling. *Journal of Consulting and Clinical Psychology*, 69, 50–57.

Hodgins, D. C., Currie, S., el-Guebaly, N., & Peden, N. (2004). Brief motivational treatment for problem gambling: A 24-month follow-up. *Psychology of Addictive Behaviors*, 18, 293–296.

Kuentzel, J. G., Henderson, M. J., Zambo, J. J., Stine, S. M., & Schuster, C. R. (2003). Motivational interviewing and fluoxetine for pathological gambling disorder: A single case study. *North American Journal of Psychology*, 5 (2), 229–248.

Wulfert, E., Blanchard, E. B., Freidenberg, B. M., & Martell, R. S. (2006). Retaining pathological gamblers in cognitive behavior therapy through motivational enhancement: A pilot study. *Behavior Modification*, 30, 315–340.

Gesundheitsförderung/Körpertraining/Fitneß

Bennett, J. A., Lyons, K. S., Winters-Stone, K., Nail, L. M., & Scherer, J. (2007). Motivational interviewing to increase physical activity in long-term cancer survivors: A randomized controlled trial. *Nursing Research*, 56, 18–27.

Brodie, D. A., & Inoue, A. (2005). Motivational interviewing to promote physical activity for people with chronic heart failure. *Journal of Advanced Nursing*, 50, 518–527.

Butterworth, S., Linden, A., McClay, W., & Leo, M. C. (2006). Effect of motivational interviewing–based health coaching on employees' physical and mental health status. *Journal of Occupational Health Psychology*, 11, 358–365.

Elliot, D. L., Goldberg, L., Duncan, T. E., Kuehl, K. S., & Moe, E. L. (2004). The PHLAME firefighters' study: Feasibility and findings. *American Journal of Health Behavior*, 28, 13–23.

Elliot, D. L., Goldberg, L., Kuehl, K. S., Moe, E. L., Breger, R. K., & Pickering, M. A. (2007). The PHLAME (Promoting Healthy Lifestyles: Alternative Models' Effects) firefighter study: Outcomes of two models of behavior change. *Journal of Occupational and Environmental Medicine*, 49, 204–213.

Harland, J., White, M., Drinkwater, C., Chinn, D., Farr, L., & Howel, D. (1999). The Newcastle Exercise Project: A randomised controlled trial of methods, to promote physical activity in primary care. *British Medical Journal*, 319, 828–832.

Hillsdon, M., Thorogood, N., White, I., & Foster, C. (2002). Advising people to take more exercise is ineffective: A randomised controlled trial of physical activity promotion in primary care. *International Journal of Epidemiology*, 31, 808–815.

Hudec, J. C. (2000). *Individual counseling to promote physical activity*. Unpublished doctoral dissertation.

Kolt, G. S., Oliver, M., Schofield, G. M., Kerse, N., Garrett, N., & Latham, N. K. (2006). An overview and process evaluation of Telewalk: A telephone-based counseling intervention to encourage walking in older adults. *Health Promotion International*, 21, 201–208.

Ludman, E. J., Curry, S. J., Meyer, D., & Taplin, S. H. (1999). Implementation of outreach telephone counseling to promote mammography participation. *Health Education and Behavior*, 26, 689–702.

Moe, E. L., Elliot, D. L., Goldberg, L., Kuehl, K. S., Stevens, V. J., Breger, R. K. R., *et al.* (2002). Promoting healthy lifestyles: Alternative models' effects (PHLAME). *Health Education Research*, 17 (5), 586–596.

Thevos, A. K., Kaona, F. A. D., Siajunza, M. T., & Quick, R. E. (2000). Adoption of safe water behaviors in Zambia: Comparing educational and motivational approaches. *Education for Health* (joint issue with the *Annual of Behavioral Sciences and Medical Education*), 13, 366–376.

Thevos, A. K., Olsen, S. J., Rangel, J. M., Kaona, F. A. D., Tembo, M., & Quick, R. E. (2002–2003). Social marketing and motivational interviewing as community interventions for safe water behaviors: Follow-up surveys in Zambia. *International Quarterly of Community Health Education*, 21, 51–65.

Thevos, A. K., Quick, R. E., & Yanjuli, V. (2000). Motivational interviewing enhances the adoption of water disinfection practices in Zambia. *Health Promotion International*, 15, 207–214.

Valanis, B., Whitlock, E. E., Mullooly, J., Vogt, T., Smith, S., Chen, C. H., *et al.* (2003). Screening rarely screened women: Time-to-service and 24-month outcomes of tailored interventions. *Preventive Medicine*, 37 (5), 442–450.

Valanis, B. G., Glasgow, R. E., Mullooly, J., Vogt, T. M., Whitlock, E. P., Boles, S. M., *et al.* (2002). Screening HMO women overdue for both mammograms and Pap tests. *Preventive Medicine*, 34, 40–50.

van Vilsteren, M. C., de Greef, M. H. G., & Huisman, R. M. (2005). The effects of a low-to-moderate intensity pre-conditioning exercise programme linked with exercise counselling for sedentary haemodialysis patients in the Netherlands: A randomized clinical trial. *Nephrology Dialysis Transplantation*, 20, 141–146.

Wilhelm, S. L., Stepans, M. B., Hertzog, M., Rodehorst, T. K., & Gardner, P. (2006). Motivational interviewing to promote sustained breastfeeding. *Journal of Obstetrical, Gynecological, and Neonatal Nursing*, 35, 340–348.

HIV/Aids

Aharonovich, E., Hartzenbuehler, M. L., Johnston, B., O'Leary, A., Morgenstern, J., Wainberg, M. L., *et al.* (2006). A low-cost, sustainable intervention for drinking reduction in the HIV primary care settings. *AIDS Care: Psychological and Socio-Medical Aspects of AIDS/HIV*, 18, 561–568.

Baker, A., Heather, N., Wodak, A., Dixon, J., & Holt, P. (1993). Evaluation of a cognitive behavioral intervention for HIV prevention among injecting drug users. *AIDS*, 7, 247–256.

Carey, M. P., Braaten, L. S., Maisto, S. A., Gleason, J. R., Forsyth, A. D., Durant, L. E., *et al.* (2000). Using information, motivational enhancement, and skills training to reduce the risk of HIV infection for low-income urban women: A second randomized clinical trial. *Health Psychology*, 19, 3–11.

Carey, M. P., Maisto, S. A., Kalichman, S. C., Forsyth, A. D., Wright, E. M., & Johnson, B. T. (1997). Using information, motivational enhancement, and skill training to reduce the risk of HIV infection for low-income urban women: A second randomized clinical trial. *Journal of Consulting and Clinical Psychology*, 65, 531–541.

Dilorio, C., Resnicow, K., McDonnell, M., Soet, J., McCarty, F., & Yeager, K. (2003). Using motivational interviewing to promote adherence to antiretroviral medications: A pilot study. *Journal of the Association of Nurses in AIDS Care*, 14 (2), 52–62.

Golin, C. E., Earp, J. L., Tien, H. C., Stewart, P., Porter, C., & Howie, L. (2006). A 2-arm, randomized, controlled trial of a motivational interviewing–based intervention to improve adherence to antiretroviral therapy (ART) among patients failing or initiating ART. *Journal of Acquired Immune Deficiency Syndrome*, 42, 42–51.

Kalichman, S. C., Cherry, C., & Browne-Sperling, F. (1999). Effectiveness of a video-based motivational skills–building HIV risk-reduction intervention for inner-city African American men. *Journal of Consulting and Clinical Psychology*, 67, 959–966.

Knight, J. R., Sherritt, L., Van Hook, S., Gates, E. C., Levy, S., & Chang, G. (2005). Motivational interviewing for adolescent substance use: A pilot study. *Journal of Adolescent Health*, 37, 167–169.

Koblin, B., Chesney, M., Coates, T., & Team, E. S. (2004). Effects of a behavioural intervention to reduce acquisition of HIV infection among men who have sex with men: The EXPLORE randomised controlled study. *Lancet*, 364, 41–50.

Naar-King, S., Wright, K., Parsons, J. T., Frey, M., Templin, T., Lam, P., *et al.* (2006). Healthy choices: Motivational enhancement therapy for health risk behaviors in HIV-positive youth. *AIDS Education and Prevention*, 18, 1–11.

Parsons, J. T., Rosof, E., Punzalan, J. C., & DiMaria, I. (2005). Integration of motivational interviewing and cognitive behavioral therapy to improve HIV medication adherence and reduce substance use among HIV-positive men and women: Results of a pilot project. *AIDS Patient Care and STDs*, 19, 31–39.

Patterson, T. L., Semple, S. J., Fraga, M., Bucardo, J., Davila-Fraga, W., & Strathdee, S. A. (2005). An HIV-prevention intervention for sex workers in Tijuana, Mexico: A pilot study. *Hispanic Journal of Behavioral Sciences*, 27, 82–100.

Picciano, J. F., Roffman, R. A., Kalichman, S. C., Rutledge, S. E., & Berghuis, J. P. (2001). A telephone based brief intervention using motivational enhancement to facilitate HIV risk reduction among MSM: A pilot study. *AIDS and Behavior*, 5, 251–262.

Robles, R. R., Reyes, J. C., Colon, H. M., Sahai, H., Marrero, C. A., Matos, T. D., *et al.* (2004). Effects of combined counseling and case management to reduce HIV risk behaviors among Hispanic drug injectors in Puerto Rico: A randomized controlled trial. *Journal of Substance Abuse Treatment*, 27, 145–152.

Samet, J. H., Horton, N. J., Meli, S., Dukes, K., Tripps, T., Sullivan, L., *et al.* (2005). A randomized controlled trial to enhance antiretroviral therapy adherence in patients with a history of alcohol problems. *Antiviral Therapy*, 10, 83–93.

Stein, M. D., Anderson, B., Charuvastra, A., Maksad, J., & Friedman, P. D. (2002). A brief intervention for hazardous drinkers in a needle exchange program. *J. of Substance Abuse Treatment*, 22, 23–31.

Thrasher, A. D., Golin, C. E., Earp, J. A. L., Tien, H., Porter, C., & Howie, L. (2006). Motivational interviewing to support antiretroviral therapy adherence: The role of quality counseling. *Patient Education and Counseling*, 62, 64–71.

Medikamentenadhärenz

Aliotta, S. L., Vlasnik, J. J., & Delor, B. (2004). Enhancing adherence to long-term medical therapy: A new approach to assessing and treating patients. *Advances in Therapy*, 21, 214–231.

Bennett, J. A., Perrin, N. A., & Hanson, G. (2005). Healthy aging demonstration project: Nurse coaching for behavior change in older adults. *Research in Nursing and Health*, 28, 187–197.

Berger, B. A., Liang, H., & Hudmon, K. S. (2005). Evaluation of software-based telephone counseling to enhance medication persistency among patients with multiple sclerosis. *Journal of the American Pharmacists Association*, 45, 466–472.

Broers, S., Smets, E. M. A., Bindels, P., Evertsz, F. B., Calff, M., & DeHaes, H. (2005). Training general practitioners in behavior change counseling to improve asthma medication adherence. *Patient Education and Counseling*, 58, 279–287.

Hayward, P., Chan, N., Kemp, R., & Youle, S. (1995). Medication self-management: A preliminary report on an intervention to improve medication compliance. *Journal of Mental Health*, 4, 511–518.

Kreman, R., Yates, B. C., Agrawal, S., Fiandt, K., Briner, W., & Shurmur, S. (2006). The effects of motivational interviewing on physiological outcomes. *Applied Nursing Research*, 19, 167–170.

Robles, R. R., Reyes, J. C., Colon, H. M., Sahai, H., Marrero, C. A., Matos, T. D., *et al.* (2004). Effects of combined counseling and case management to reduce HIV risk behaviors among Hispanic drug injectors in Puerto Rico: A randomized controlled trial. *Journal of Substance Abuse Treatment*, 27, 145–152.

Rose, J., & Walker, S. (2000). Working with a man who has Prader–Willi syndrome and his support staff using motivational principles. *Behavioural and Cognitive Psychotherapy*, 28, 293–302.

Psychische Gesundheit

Arkowitz, H., Westra, H. A., Miller, W. R., & Rollnick, S. (Hg.). (2008). *Motivational interviewing in the treatment of psychological problems*. New York: Guilford Press; dt. (2010): *Motivierende Gesprächsführung bei der Behandlung psychischer Störungen*. Weinheim: Beltz.

Humphress, H., Igel, V., Lamont, A., Tanner, M., Morgan, J., & Schmidt, U. (2002). The effect of a brief motivational intervention on community psychiatric patients' attitudes to their care, motivation to change, compliance and outcome: A case control study. *Journal of Mental Health*, 11, 155–166.

Kemp, R., Hayward, P., Applewhaite, G., Everitt, B., & David, A. (1996). Compliance therapy in psychotic patients: Randomised controlled trial. *British Medical Journal*, 312, 345–349.

Kemp, R., Kirov, G., Everitt, B., Hayward, P., & David, A. (1998). Randomised controlled trial of compliance therapy: 18-month follow-up. *British Journal of Psychiatry*, 172, 413–419.

Ludman, E., Simon, F., Tutty, S., & Von Korff, M. (2007). A randomized trial of telephone psychotherapy and pharmacotherapy support for depression: Continuation and durability of effects. *Journal of Consulting and Clinical Psychology*, 75, 257–266.

Murphy, R. T., & Cameron, R. P. (2002). Development of a group treatment for enhancing motivation to change PTSD syndrome. *Cognitive and Behavioral Practice*, 9, 308–316.

Simon, G., Ludman, E. J., Tutty, S., Operskalski, B., & Von Korff, M. (2004). Telephone psychotherapy and telephone care management for primary care patients starting antidepressant treatment: A randomized controlled trial. *Journal of the American Medical Association*, 292, 935–942.

Westra, H. A., & Phoenix, E. (2003). Motivational enhancement therapy in two cases of anxiety disorder: New responses to treatment refractoriness. *Clinical Case Studies*, 2 (4), 306–322.

Strafgefangene

Harper, R., & Hardy, S. (2000). An evaluation of motivational interviewing as a method of intervention with clients in a probation setting. *British Journal of Social Work*, 30, 393–400.

Mann, R., & Rollnick, S. (1996). Motivational interviewing with a sex offender who believed he was innocent. *Behavioural and Cognitive Psychotherapy*, 24, 127–134.

Marques, P. R., Voas, R. B., Tippetts, A. S., & Beirness, D. J. (1999). Behavioral monitoring of DUI offenders with the alcohol ignition interlock recorder. *Addiction*, 94 (12), 1861–1870.

Sinha, R., Easton, C., Renee-Aubin, L., & Carroll, K. M. (2003). Engaging young probation-referred marijuana-abusing individuals in treatment: A pilot trial. *American Journal on Addictions*, 12 (4), 314–323.

Slavert, J. D., Stein, L. A. R., Klein, J. L., Colby, S. M., Barnett, N. P., & Monti, P. M. (2005). Piloting the family check-up with incarcerated adolescents and their parents. *Psychological Services*, 2, 123–132.

Stein, L. A. R., Colby, S. M., Barnett, N. P., Monti, P. M., Golembeske, C., Lebeau-Craven, R., *et al.* (2006). Enhancing substance abuse treatment engagement in incarcerated adolescents. *Psychological Services*, 3, 25–34.

Stein, L. A. R., & Lebeau-Craven, R. (2002). Motivational interviewing and relapse prevention for DWI: A pilot study. *Journal of Drug Issues*, 32 (4), 1051–1069.

Schmerz

Ang, D., Kesavalu, R., Lydon, J. R., Lane, K. A., & Bigatti, S. (in press). Exercise-based motivational interviewing for female patients with fibromyalgia: A case series. *Clinical Rheumatology*, 26.

Sexualverhalten

Kiene, S. M., & Barta, W. D. (2006). A brief individualized computer-delivered sexual risk reduction intervention increases HIV/AIDS preventive behavior. *Journal of Adolescent Health*, 39, 404–410.

Mann, R., & Rollnick, S. (1996). Motivational interviewing with a sex offender who believed he was innocent. *Behavioural and Cognitive Psychotherapy*, 24, 127–134.

Orzack, M. H., Voluse, A. C., Wolf, D., & Hennen, J. (2006). An ongoing study of group treatment for men involved in problematic Internet-enabled sexual behavior. *Cyberpsychology and Behavior*, 9, 348–360.

Peterson, R., Albright, J., Garrett, J. M., & Curtis, K. M. (2007). Pregnancy and STD prevention counseling using an adaptation of motivational interviewing: A randomized controlled trial. *Perspectives on Sexual Reproductive Health*, 39 (1), 21–28.

Yahne, C. E., Miller, W. R., Irvin-Vitela, L., & Tonigan, J. S. (2002). Magdalena pilot project: Motivational outreach to substance abusing women street sex workers. *Journal of Substance Abuse Treatment*, 23 (1), 49–53.

Sprech- und Stimmtherapie

Behrman, A. (2006). Facilitating behavioral change in voice therapy: The relevance of motivational interviewing. *American Journal of Speech–Language Pathology*, 15, 215–225.

Nikotinkonsum

Ahluwalia, J. S., Nollen, N., Kaur, H., James, A. S., Mayo, M. S., & Resnicow, K. (2007). Pathway to health: Cluster-randomized trial to increase fruit and vegetable consumption among smokers in public housing. *Health Psychology*, 26, 214–221.

Ahluwalia, J. S., Okuyemi, K., Nollen, N., Choi, W. S., Kaur, H., Pulvers, K., *et al.* (2006). The effects of nicotine gum and counseling among African American light smokers: A 2 × 2 factorial design. *Addiction*, 101, 833–891.

Baker, A., Richmond, R., Haile, M., Lewin, T. J., Carr, V. J., Taylor, R. L., *et al.* (2006). A randomized controlled trial of a smoking cessation intervention among people with a psychotic disorder. *American Journal of Psychiatry*, 163, 1934–1942.

Boardman, T., Catley, D., Grobe, J. E., Little, T. D., & Ahluwalia, J. S. (2006). Using motivational interviewing with smokers: Do therapist behaviors relate to engagement and therapeutic alliance? *Journal of Substance Abuse Treatment*, 31, 329–339.

Borelli, B., Novak, S., Hecht, J., Emmons, K., Papandonatos, G., & Abrams, D. (2005). Home health care nurses as a new channel for smoking cessation treatment: Outcomes from Project CARES. *Preventive Medicine*, 41, 815–821.

Brown, R. A., Ramsey, S. E., Strong, D. R., Myers, M. G., Kahler, C. W., Lejuez, C. W., *et al.* (2003). Effects of motivational interviewing on smoking cessation in adolescents with psychiatric disorders. *Tobacco Control*, 12 (Suppl. 4), 3–10.

Butler, C. C., Rollnick, S., Cohen, D., Bachmann, M., Russell, I., & Stott, N. (1999). Motivational consulting versus brief advice for smokers in general practice: A randomized trial. *British Journal of General Practice*, 49, 611–616.

Chan, S. S., Lam, T. H., Salili, F., Leung, G. M., Wong, D. C., Botelho, R. J., *et al.* (2005). A randomized controlled trial of an individualized motivational intervention on smoking cessation for parents of sick children: A pilot study. *Applied Nursing Research*, 18, 178–181.

Cigrang, J. A., Severson, H. H., & Peterson, A. L. (2002). Pilot evaluation of a populationbased health intervention for reducing use of smokeless tobacco. *Nicotine and Tobacco Research*, 4 (1), 127–131.

Colby, S. M., Barnett, N. M., Monti, P. M., Rohsenow, D. J., Weissman, K., Spirito, A., *et al.* (1998). Brief motivational interviewing in a hospital setting for adolescent smoking: A preliminary study. *Journal of Consulting and Clinical Psychology*, 66, 574–578.

Colby, S. M., Monti, P. M., & Tevyaw, T. O. (2005). Brief motivational intervention for adolescent smokers in medical settings. *Addictive Behaviors*, 30, 865–874.

Curry, S. J., Ludman, E. J., Graham, E., Stout, J., Grothaus, L., & Lozano, P. (2003). Pediatric-based smoking cessation intervention for low-income women: A randomized trial. *Archives of Pediatrics and Adolescent Medicine*, 157, 295–302.

Emmons, K. M., Hammond, S. K., Fava, J. L., Velicer, W. F., Evans, J. L., & Monroe, A. D. (2001). A randomized trial to reduce passive smoke exposure in low-income households with young children. *American Academy of Pediatrics*, 108, 18–24.

Ershoff, D. H., Quinn, V. P., Boyd, N. R., Stern, J., Gregory, M., & Wirtschafter, D. (1999). The Kaiser Permanente prenatal smoking-cessation trial: When more isn't better, what is enough? *American Journal of Preventive Medicine*, 17, 161–168.

Gariti, P., Alterman, A., Mulvaney, F., Mechanic, K., Dhopesh, V., Yu, E., *et al.* (2002). Nicotine intervention during detoxification and treatment for other substance use. *American Journal of Drug and Alcohol Abuse*, 28, 673–681.

George, T. P., Ziedonis, D. M., Feingold, A., Pepper, W. T., Satterburg, C. A., Winkel, J., *et al.* (2000). Nicotine transdermal patch and atypical antipsychotic medications for smoking cessation in schizophrenia. *American Journal of Psychiatry*, 157, 1835–1842.

Glasgow, R. E., Whitlock, E. E., Eakin, E. G., & Lichtenstein, E. (2000). A brief smoking cessation intervention for women in low-income planned parenthood clinics. *American Journal of Public Health*, 90, 786–789.

Haug, N. A., Svikis, D. S., & DiClemente, C. C. (2004). Motivational enhancement therapy for nicotine dependence in methadone-maintained pregnant women. *Psychology of Addictive Behaviors*, 18, 289–292.

Helstrom, A., Hutchinson, K., & Bryan, A. (2007). Motivational enhancement therapy for high-risk adolescent smokers. *Addictive Behaviors*, 32, 2404–2410.

Hokanson, J. M., Anderson, R. L., Hennrikus, D. J., Lando, H. A., & Kendall, D. M. (2006). Integrated tobacco cessation counseling in a diabetes self-management training program: A randomized trial of diabetes and reduction of tobacco. *Diabetes Educator*, 32, 562–570.

Hollis, J. F., Polen, M. R., Whitlock, E. P., Lichtenstein, E., Mullooly, J., Velicer, W. F., *et al.* (2005). Teen Reach: Outcomes from a randomized controlled trial of a tobacco reduction program for teens seen in primary medical care. *Pediatrics*, 115, 981–989.

Horn, K., Dino, G., Hamilton, C., & Noerachmanto, N. (2007). Efficacy of an emergency department–based teenage smoking intervention. *Prevention of Chronic Disease*, 4, A08.

Kelley, A. B., & Lapworth, K. (2006). The HYP program: Targeted motivational interviewing for adolescent violations of school tobacco policy. *Preventive Medicine*, 43, 466–471.

Luna, L. (2005). *The effectiveness of motivational enhancement therapy on smoking cessation in college students.* Unpublished doctoral dissertation.

Nollen, N. L., Mayo, M. S., Sanderson Cox, L., Okuyemi, K. S., Choi, W. S., Kaur, H., *et al.* (2006). Predictors of quitting among African American light smokers enrolled in a randomized, placebo-controlled trial. *Journal of General Internal Medicine*, 21, 590–595.

Okuyemi, K., Cox, L. S., Nollen, N. L., Snow, T. M., Kaur, H., Choi, W. S., *et al.* (2007). Baseline characteristics and recruitment strategies in a randomized clinical trial of African-American light smokers. *American Journal of Health Promotion*, 21, 183–189.

Okuyemi, K. S., James, A. S., Mayo, M. S., Nollen, N., Catley, D., Choi, W. S., *et al.* (2007). Pathways to health: A cluster randomized trial of nicotine gum and motivational interviewing for smoking cessation in low-income housing. *Health Education and Behavior*, 34, 43–54.

Okuyemi, K. S., Thomas, J. L., Hall, S., Nollen, N. L., Richter, K. P., Jeffries, S. K., *et al.* (2006). Smoking cessation in homeless populations: A pilot clinical trial. *Nicotine a. Tobacco Research*, 8, 689–699.

Pbert, L., Osganian, S. K., Gorak, D., Druker, S., Reed, G., O'Neill, K. M., *et al.* (2006). A school nurse-delivered adolescent smoking cessation intervention: A randomized controlled trial. *Preventive Medicine*, 43, 312–320.

Persson, L. G., & Hjalmarson, A. (2006). Smoking cessation in patients with diabetes mellitus: Results from a controlled study of an intervention programme in primary healthcare in Sweden. *Scandinavian Journal of Primary Health Care*, 24 (2), 75–80.

Richter, K. P., McCool, R. M., Catley, D., Hall, M., & Ahluwalia, J. S. (2005). Dual pharmacotherapy and motivational interviewing for tobacco dependence among drug treatment patients. *Journal of Addictive Diseases*, 24, 79–90.

Rigotti, N. A., Park, E. R., Regan, S., Chang, Y., Perry, K., Loudin, B., *et al.* (2006). Efficacy of telephone counseling for pregnant smokers: A randomized controlled trial. *Obstetrics and Gynecology*, 108, 83–92.

Rohsenow, D. J., Martin, R. A., Monti, P. M., Abrams, D. B., Colby, S. M., & Sirota, A. D. (2004). Brief advice versus motivational interviewing for smoking with alcoholics in treatment [Abstract]. *Alcoholism: Clinical and Experimental Research*, 28, 76A.

Smith, S. S., Jorenby, D. E., Fiore, M. C., Anderson, J. E., Mielke, M. M., Beach, K. E., *et al.* (2001). Strike while the iron is hot: Can stepped-care treatments resurrect relapsing smokers? *Journal of Consulting and Clinical Psychology*, 69, 429–439.

Soria, R., Legido, A., Escolano, C., Yeste, A. L., & Montoya, J. (2006). A randomised controlled trial of motivational interviewing for smoking cessation. *British Journal of General Practice*, 56, 768–774.

Steinberg, M. L., Ziedonis, D. M., Krejci, J. A., & Brandon, T. H. (2004). Motivational interviewing with personalized feedback: A brief intervention for motivating smokers with schizophrenia to seek treatment for tobacco dependence. *Journal of Consulting and Clinical Psychology*, 72 (4), 723–728.

Stotts, A. L., DeLaune, K. A., Schmitz, J. M., & Grabowski, J. (2004). Impact of a motivational intervention on mechanisms of change in low-income pregnant smokers. *Addictive Behaviors*, 29, 1649–1657.

Stotts, A. L., DiClemente, C. C., & Dolan-Mullen, P. (2002). One-to-one: A motivational intervention for resistant pregnant smokers. *Addictive Behaviors*, 27, 275–292.

Supplee, P. D. (2005). The importance of providing smoking relapse counseling during the postpartum hospitalization. *Journal of Obstetric, Gynecologic and Neonatal Nursing*, 34, 703–712.

Tappin, D. M., Lumsden, M. A., Gilmour, W. H., Crawford, F., McIntyre, D., Stone, D. H., *et al.* (2005). Randomised controlled trial of home based motivational interviewing by midwives to help pregnant smokers quit or cut down. *British Medical Journal*, 331, 373–377.

Thyrian, J. R., Freyer-Adam, J., Hannover, W., Roske, K., Mentzel, F., Kufeld, C., *et al.* (2007). Adherence to the principles of motivational interviewing, clients' characteristics and behavior outcome in a smoking cessation and relapse prevention trial in women postpartum. *Addictive Behaviors*, 32, 2297–2303.

Thyrian, J. R., Hanover, W., Grempler, J., Roske, K., John, U., & Hapke, U. (2006). An intervention to support postpartum women to quit smoking or remain smoke-free. *Journal of Midwifery and Women's Health*, 51, 45–50.

Town, G. I., Fraser, P., Graham, S., McSweeney, W., Brockway, K., & Kirk, R. (2000). Establishment of a smoking cessation programme in primary and secondary care in Canterbury. *New Zealand Medical Journal*, 113, 117–119.

Valanis, B., Lichtenstein, E., Mullooly, J. P., Labuhn, K., Brody, K., Severson, H. H., *et al.* (2001). Maternal smoking cessation and relapse prevention during health care visits. *American Journal of Preventive Medicine*, 20 (1), 1–8.

Wakefield, M., Oliver, I., Whitford, H., & Rosenfeld, E. (2004). Motivational interviewing as a smoking cessation intervention for patients with cancer: Randomized controlled trial. *Nursing Research*, 53, 396–405.

Winickoff, J. P., Hillis, V. J., Palfrey, J. S., Perrin, J. M., & Rigotti, N. A. (2003). A smoking cessation intervention for parents of children who are hospitalized for respiratory illness: The stop tobacco outreach program. *Pediatrics*, 111 (1), 140–145.

Woodruff, S. I., Conway, T. L., Edwards, C. C., Elliott, S. P., & Crittenden, J. (2006). Evaluation of an Internet virtual world chat room for adolescent smoking cessation. *Addictive Behaviors*, 32, 1769–1786.

Ziedonis, D., Harris, P., Brandt, P., Trudeau, K., George, T., Rao, S., *et al.* (1997). Motivational enhancement therapy and nicotine replacement improve smoking cessation outcomes for smokers with schizophrenia or depression. *Addiction*, 92, 633.

Stichwortverzeichnis

Über die Autoren

Stephen Rollnick, PhD, ist klinischer Psychologe und *Professor of Health Care Communication* (»Professor für Kommunikation in der Gesundheitspflege«) im *Department of Primary Care and Public Health* an der *Cardiff University* in Wales, Großbritannien. Er war 16 Jahre lang in der ärztlichen Grundversorgung tätig und arbeitete dann als Lehrer und Forscher im Bereich der Kommunikation im Gesundheitswesen. Dr. Rollnick hat Bücher über Motivierende Gesprächsführung (*Motivational Interviewing*) und gesundheitsfördernde Verhaltensänderungen publiziert, und sein besonderes Interesse gilt schwierigen Konsultationen im gesundheitlichen und sozialpsychologischen Bereich. Stephen Rollnick ist Autor zahlreicher Beiträge in wissenschaftlichen Zeitschriften und hat in vielen Ländern Therapeuten und Trainer ausgebildet.

William R. Miller, PhD, ist *Emeritus Distinguished Professor of Psychology and Psychiatry* an der *University of New Mexico* (UNM), in deren Fakultät er im Jahre 1976 eintrat. Er war als *Director of Clinical Training* des von der *American Psychological Association* gebilligten Doktoratsstudiums in klinischer Psychologie der UNM sowie als Co-Direktor des *Center on Alcoholism, Substance Abuse, and Addictions* (CASAA) der UNM tätig. Dr. Miller hat 35 Bücher und über 400 Artikel in Fachzeitschriften und Buchbeiträge veröffentlicht. Im Jahre 1983 stellte er das Konzept des *Motivational Interviewing* erstmals in einem Artikel vor. Das *Institute for Scientific Information* nennt ihn einen der meistzitierten Wissenschaftler weltweit.

Christopher C. Butler, MD, ist *Professor of Primary Care Medicine* und Leiter des *Department of Primary Care and Public Health* der *Cardiff University*. Er hat seine medizinische Ausbildung an der *University of Cape Town* und seine Ausbildung in klinischer Epidemiologie an der *University of Toronto* erhalten. Im Rahmen seines Doktoratsstudiums beschäftigte er sich unter Anleitung von Stephen Rollnick mit auf Verhaltensänderung zielender Beratung von Rauchern und untersuchte, wie diese Klientel entsprechende Ratschläge von Ärzten aufnahm. Dr. Butler hat über 70 Aufsätze publiziert, die sich hauptsächlich mit gesundheitsrelevanten Verhaltensänderungen und mit verbreiteten Infektionskrankheiten beschäftigen. Er betreibt in einer früheren Kohlebergbaustadt in Süd-Wales eine allgemeinmedizinische Praxis.

Eine ausführliche Präsentation sämtlicher lieferbaren und geplanten Titel unseres Verlages finden Sie im Internet unter *www.gp-probst.de*

TITELLISTE – Auswahl

Band 02 – Emerson & Hopper: *Trauma-Yoga* (5. Aufl.)
Band 03 – Williams & Poijula: *Das PTBS-Arbeitsbuch* (3. Aufl.)
Band 04 – Rosengren: *Arbeitsbuch Motivierende Gesprächsführung* (3. Aufl.)
Band 10 – Hyman & Pedrick: *Arbeitsbuch Zwangsstörungen* (2. Aufl.)
Band 12 – Putnam: *Handbuch Dissoziative Identitätsstörung* (2. Aufl.)
Band 13 – Scaer: *Das Trauma-Spektrum* (2. Aufl.)
Band 23 – van der Kolk: *Verkörperter Schrecken* (10. Aufl.)
Band 24 – Emerson: *Trauma-Yoga in der Therapie* (2. Aufl.)
Band 26 – McBride: *Werde ich jemals gut genug sein* (3. Aufl.)
Band 29 – Porges: *Die Polyvagal-Theorie und die Suche nach Sicherheit* (6. Aufl.)
Band 30 – Burns: *Feeling Good in zehn Schritten*
Band 34 – Schwartz: *Arbeitsbuch Komplexe PTBS* (3. Aufl.)
Band 35 – Najavits: *Trauma, Sucht und die Suche nach Sicherheit* (2. Aufl.)
Band 36 – Dana: *Die Polyvagal-Theorie in der Therapie* (4. Aufl.)
Band 37 – Anderson et al.: *Therapeutische Arbeit im System d. Inneren Familie* (2. Aufl.)
Band 40 – Mischke-Reeds: *Somatische Psychotherapie – ein Werkzeugkasten* (2. Aufl.)
Band 43 – Dana: *Arbeiten mit der Polyvagal-Theorie* (3. Aufl.)
Band 44 – Dana: *Leben mit der Polyvagal-Theorie*
Band 45 – Delahooke: *Mehr als Verhalten* (2. Aufl.)
Band 46 – Schwartz: *Vom Trauma genesen – ein Übungsbuch*
Band 47 – Miller: *Gut(es) Zuhören*
Band 48 – Porges: *Heilen mit der Polyvagal-Theorie* (2. Aufl.)
Band 50 – Fisher: *Traumaspuren transformieren*
Band 51 – Dana: *Flipchart Polyvagal-Theorie* (2. Aufl.)
Band 53 – Schwartz: *Die Praxis der Behandlung komplexer PTBS*
Band 56 – Schwartz: *Therapeutisches Yoga und Polyvagal-Theorie*
Band 57 – Delahooke: *Brain-Body Parenting*
Band 58 – Truitt: *Die heilende Macht des Self-Havening*
Band 59 – Porges & Porges: *Sicherheit und Heilung finden*
Band 62 – Schwartz: *Traumabehandlung mit Yoga*
Band 63 – Porges & Onderko: *Das Safe and Sound Protokoll*